Tumor Precision Medicine
Genomic Clinical Analysis and Diagnosis

肿瘤精准医学
基因组临床分析与诊断

[美]李彪如　　[美]陆　静　主编

清华大学出版社
北京

内 容 简 介

如何为肿瘤患者提供个性化治疗即量身定制最佳治疗方案，是近年来国际肿瘤治疗领域的研究热点和难点。美国临床肿瘤学和临床生物信息学专家李彪如教授及其中美团队具有三十多年的肿瘤个体化治疗临床经验，其团队以系统生物学和肿瘤标本为基础，通过现代生物样本学、现代生物信息学、临床细胞工程学等具自主知识产权的医学大数据，为肿瘤性疾病的预测和预防、各种治疗方案的预后评估及个体化精准治疗提供新型个体化精准方案。本书是作者多年临床治疗经验的理论总结，根据肿瘤个体化治疗的设计，总结了从临床取样、分析mRNA基因组表达、通过系统建模发现特异性基因表达特征并从药物库中发现敏感药物用于临床治疗全过程（附三个案例），并对目前技术的局限和未来的发展做了深度探讨。

本书适合从事肿瘤治疗的临床医师和从事相关研究领域专业人士阅读，可从生物学角度了解肿瘤个体化治疗的理论基础，了解目前国际肿瘤个体化治疗先进技术和未来发展方向。

北京市版权局著作权合同登记号　　　图字：01-2024-6501

版权所有，侵权必究。举报：010-62782989，beiqinquan@tup.tsinghua.edu.cn。

图书在版编目（CIP）数据

肿瘤精准医学：基因组临床分析与诊断 / (美) 李彪如, (美) 陆静主编. -- 北京：清华大学出版社，2024.11. -- ISBN 978-7-302-67641-6

Ⅰ. R73

中国国家版本馆CIP数据核字第20248P1F63号

责任编辑：肖　军
封面设计：钟　达
责任校对：李建庄
责任印制：宋　林

出版发行：清华大学出版社
　　　　　网　　　址：https://www.tup.com.cn, https://www.wqxuetang.com
　　　　　地　　　址：北京清华大学学研大厦 A 座　　　邮　　编：100084
　　　　　社 总 机：010-83470000　　　　　　　　邮　　购：010-62786544
　　　　　投稿与读者服务：010-62776969，c-service@tup.tsinghua.edu.cn
　　　　　质量反馈：010-62772015，zhiliang@tup.tsinghua.edu.cn
印 装 者：三河市龙大印装有限公司
经　　销：全国新华书店
开　　本：185mm×260mm　　　印　　张：20.5　　　字　　数：405 千字
版　　次：2024 年 12 月第 1 版　　　　　　印　　次：2024 年 12 月第 1 次印刷
定　　价：198.00 元

产品编号：109552-01

主　编　李彪如　陆　静 ///

编　　委（以姓氏笔画排名）

李彪如　美国佐治亚州癌症中心和佐治亚医　　施建婷　上海剑秋知识产权代理有限公司
　　　　学院儿童医院　　　　　　　　　　　姚　越　上海鑫宸医疗科技有限公司
杨　帅　上海鑫宸医疗科技有限公司　　　　钱新荣　上海鑫宸医疗科技有限公司
张逸飞　上海鑫宸医疗科技有限公司　　　　徐　方　上海鑫宸医疗科技有限公司
陆　静　美国加利福尼亚州洛杉矶阿卡迪亚
　　　　妇产科及不孕不育诊所

学术编辑　施建婷　姚　越　钱新荣 /////////////////////////////////////

癌症是一种异质性疾病，在其发展的过程中，人体细胞经历了相当复杂的变化。当前对基因组的研究揭示了癌症发生和发展的大致过程：起初是基因组的微小变化，例如驱动基因的变异。随着时间的推移，这些变异逐渐累积，导致肿瘤增殖基因的改变，随后引发肿瘤转移基因的改变。在某些情况下，人体暴露于辐射或接触基因毒性化学物质或被致癌微生物感染后，也可能因为染色体破碎和重排而引发癌症。根据2022年世界卫生组织报告，癌症作为非传染性疾病（NCD），其致死率已超过传染病，成为"全球头号杀手"。每两秒钟就有一人死于癌症，特别是在发展中国家，这一数字预计将持续上升。为应对癌症，世界卫生组织提出了两项关键任务：一是深入理解致癌机制，以便早期发现和预防；二是开发个体化的精准治疗方法，以解决晚期肿瘤治疗的难题。

20世纪，癌症的细胞和分子机制研究取得了显著进展。1914年，Theodor Boveri 提出了染色体异常理论。1960年，Peter Nowell 和 David Hungerford 在慢性粒细胞白血病中发现了费城染色体异常。这些发现使"癌症是一种染色体疾病"的概念逐渐被科学界所接受。1971年，Alfred Knudson 提出了肿瘤抑制基因多重打击假说，J. Michael Bishop 和 Harold E. Varmus 在20世纪70年代早期鉴定了原癌基因。1982年，首个人类致癌基因 K-RAS 被克隆，1986年，首个肿瘤抑制基因 RB1 也被克隆。鉴于以上研究成果，在20世纪80年代，"癌症是一种遗传和表观遗传畸变疾病"的概念逐步形成，也为21世纪的癌症分子生物学的发展奠定了坚实基础。

20世纪90年代末癌症研究出现了转折。从对单一基因和染色体改变的研究，发展到利用高通量技术解码癌症基因组。人类基因组计划最初是通过Sanger法测序进行的，后来通过大规模并行测序进行，并于2003年成功完成。此后，癌症基因组研究计划启动，旨在识别体细胞获得性序列变异和突变，以发现在癌症发展中起关键作用的基因。2008年国际癌症基因组联盟（ICGC）成立，致力于提供50种癌症中的所有突变信息，包括拷贝数变化、插入和缺失。迄今为止，众多癌症基因组和表观基因组研究已经对多种癌症类型进行了测序，使我们对肿瘤生物学背后的分子机制有了更深入的了解。现在，我们认为癌症的起始是基因组中所有导致恶性转化的驱动因素的集合；虽然癌细胞中含有很多突变的基因，但是只有一小部分与癌症的发生发展有密切的联系，我们称之为驱动基因，已发现的驱动基因组的改变超出了基因组中2%的蛋白质编码基因的范围，它们可能位于基因组活跃转录区域的非编码RNA分子中，包括piRNA、 microRNA和长非编码RNA。因此，当前的观点是："癌症是一种基因组改变的疾病"。

对癌症生物学的深入理解正在彻底改变癌症患者的临床管理。癌症总体生存率正在提高，得益于早期发现、早期诊断和早期治疗。治疗的手段也从单一治疗发展到多模块治疗（化疗、放疗、激素治疗、免疫治疗等）或联合治疗。靶向分子治疗的发展，特别是与多模块治疗的结合，已经提高了某些癌症的疗效，例如使用格列卫（甲磺酸伊马替尼）治疗慢性粒细胞白血病、厄洛替尼治疗EGFR突变的非小细胞肺癌、赫赛汀（曲妥珠单抗）治疗*HER2/neu*基因扩增的乳腺癌，以及BRAF抑制剂治疗转移性黑色素瘤。目前，有大量基因组衍生药物正在进行临床试验，与此同时，慢性癌症患者也能保持较高的生活质量。

随着大规模并行测序技术的应用，我们现在能够在单核苷酸水平上读取癌症的基因组、表观基因组和转录组数据。精准肿瘤医学已经诞生，我们需要进一步发展精准医学的基因组临床分析与诊断，以配合个体化肿瘤的治疗，有效地防治这种基因组异质性疾病。

本书名为《肿瘤精准医学的基因组临床分析与诊断》，旨在填补癌症基因组临床诊断和个体化治疗临床诊断和临床管理理论的空白。我们的目标是：①建立肿瘤的临床早期精准防治方法；②发展精准治疗的个体化临床管理，以解决晚期肿瘤的个体化临床治疗和个体化订制治疗的问题。

特别鸣谢 H. D. Preisler 医师，我们建立的实体瘤和白血病单细胞肿瘤基因组图谱临床基因组分析模式，以及使用CFU-GEMM（粒细胞、红细胞、单核细胞、巨核细胞的集落形成单位）评价药物敏感度都是在 H. D. Preisler 医师的支持下完成的。

自1989年起，我们在上海第二医科大学（现上海交通大学医学院）开始了肿瘤组织的细胞分离和冻存工作。在临床领域里，我们是国内第一个运用肿瘤患者实体瘤来源的 TIL 细胞进行临床治疗并建立肿瘤细胞原代培养系统的研究团队；1995年，在 H. D. Preisler 医师的支持下，我们建立了一个以生物样本库为基础的和以临床应用为目的的肿瘤细胞分离与基因组谱临床研究方法。现在我们致力于为临床基因组分析建立第二代整合基因组数据库平台、4D-5D肿瘤模型个体化治疗领域平台，以及为临床基因组建立新的治疗方法。

需要指出的是，本书中提及的商品名称和商业产品，其目的仅在于提供特定的信息，并不代表任何形式的推荐或暗示。我们的目标是确保读者能够获得准确且有用的知识，以助于他们对相关领域有更深入的了解。

对于所有参与本书编写、审校、设计和制作工作的人员，我们表示最诚挚的感谢。没有他们的付出和努力，本书是不可能完成的。

李彪如　陆　静

我从事以临床样品为基础的临床诊断与治疗研究已经三十多年了。关于我从事"临床样品临床诊断与治疗"的研究相当有戏剧性，源于1989年我在上海第二医医科大学（现上海交通大学医学院）硕士研究生毕业论文《鸭坏死性肝炎动物模型》答辩时与导师们的一番讨论，从中引出了我一生的课题。由此我经历了临床样品诊断与治疗的三个阶段：从上海第二医医科大学临床肿瘤样品和以主要组织相容性复合体（MHC）特异性为基础的"肿瘤浸润淋巴细胞的临床治疗"，到佛罗里达大学（University of Florida）和Rush癌症研究所（Rush Cancer Institute）以多肽特异性为基础的病毒展示系统"筛选临床样品肿瘤标记物的特异性诊断与靶向治疗"，最后从事临床样品的以肿瘤基因组学为基础、以个体化精准医学（个体药物定制）为目的的"肿瘤精准医学的基因组临床分析与诊断"课题。这三个阶段的工作同时也见证了临床样品的临床诊断学和特异性靶向/精准治疗学的飞速发展。

第一阶段相当有戏剧性。当时，我的研究生论文答辩会由导师沈鼎鸿教授与童善庆老师安排；陆德源老师、闻玉梅老师与叶天星老师是论文评审小组专家。由于我的论文已获得上海市科研成果三等奖，答辩很顺利，但我的研究课题有一个缺陷，以肝坏死为模型的肝细胞再生研究缺乏再生因子数据，该数据应该由微生物教研室另一个博士研究生提供，但他没有在鸭体内分离到鸭的肝再生因子，使我的动物模型研究没法进一步深入地进行下去。由于当时免疫所的单克隆抗体技术相当成熟，闻玉梅老师、陆德源老师和沈鼎鸿教授都是具有前瞻性思维的科学家，答辩会上，他们建议研究具有MHC与组织特异性相关的肿瘤浸润淋巴细胞（TIL）的培养。因为1987年美国NIH的TIL细胞培养在世界范围内首次成功，并且已经应用于黑色素瘤的临床试验。我的老师们建议：如果我们国家也能培养TIL细胞，把鸭HBsAb的mRNA克隆插入到T淋巴细胞的CD3内，这样可应用TIL细胞的CD3携带并可识别人乙肝病毒（HBV）抗原（HBsAg）的鸭乙肝病毒抗体（HBsAb），通过TIL细胞体外增殖培养，再回输给患者以达到对肝癌细胞（HBV造成肝癌）特异性杀伤，同时研究肝细胞坏死的再生（图0-1-1）。我对此建议相当感兴趣，为了支持这项工作，我的师母（沈鼎鸿教授的太太）开始在她们的第二结核病医院给我找了很多肺癌手术的实体肿瘤样品；陆德源老师用他的工资给我买了IL-2做TIL细胞培养；生化教研室陈诗书老师也支持我，将他们实验室构建的TNF与IL2病毒载体用于我们中国第一例患者基因治疗的研究。在各位老师的大力支持下，实体瘤的TIL培养在中国获得了成功，该研究（我的科研成果）把基础研究推进到了一个崭新的阶段。

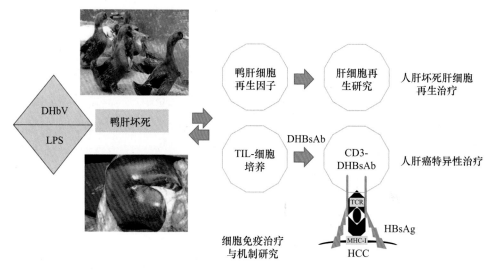

图 0-1-1 导师们对我的 MS/PhD 课题的前瞻性设计

通过三年的努力，我们在TIL细胞的培养上取得了关键性突破，使TIL细胞的数量足够用于肿瘤患者的临床治疗。当时肿瘤浸润淋巴细胞临床治疗方法学的进展也极大地推动了上海地区肿瘤治疗学的发展。在此期间，我们研究团队发表了25篇关于"TIL治疗晚期恶性实体瘤"的中文论文。特别值得一提的是，我们得到了瑞金医院临床医师们的大力支持，包括妇产科的华祖德和陆静医师（图0-1-2），外科的林言箴、尹浩然、顾琴龙医师，以及脑外科的胡炳诚医师。

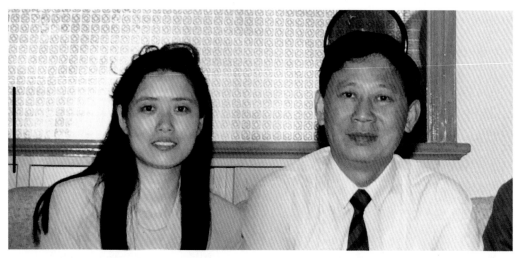

图 0-1-2 1993 年 7 月，时任瑞金医院妇产科主任华祖德医师与当时在医院工作的陆静医师（摄于上海瑞金医院，20 世纪 90 年代，他们在国内将 TIL 治疗首先应用于妇科肿瘤）

第二阶段始于1994年，随着实体瘤TIL细胞培养的成功，我带着特异性靶向细胞的概念来到美国，开展特异性靶向研究课题。在美国，我迅速着手研究针对CD3的T细胞（基于国内的设计）和针对CD34干细胞的特异性靶向病毒载体（基于美国的设计）。由于肿瘤抗体（HBsAb）靶向肿瘤标记物的临床应用范围太窄（美国很少有乙肝型肝癌），我的导师Harvey D. Preisler指导我将研究课题由特定细胞和蛋白靶向技术（我在国内设计用DHBsAb-CD3 TIL治疗肝癌的课题）转变为利用"展示载体系统"（AV/AAV和噬菌体展示系统）的纤毛随机多肽插入技术寻找并设计特异性T细胞治疗肝癌的病毒载体（图0-1-3）。同时，我也利用病毒展示系统筛选合适的肿瘤干细胞靶点，以及寻找适用于该肿瘤干细胞特异性靶向小分子的病毒展示系统。得益于我在中国接受的分子病毒学教育，我建立了多种展示系统，包括噬菌体展示系统、腺病毒（AV）展示系统、腺病毒相关（AAV）展示系统、mRNA差异展示系统（DD）和DNA变异展示系统（VD）。值得一提的是，与我共同建立噬菌体展示系统的师兄兼指导老师乔治·史密斯博士荣获了2018年的诺贝尔化学奖。

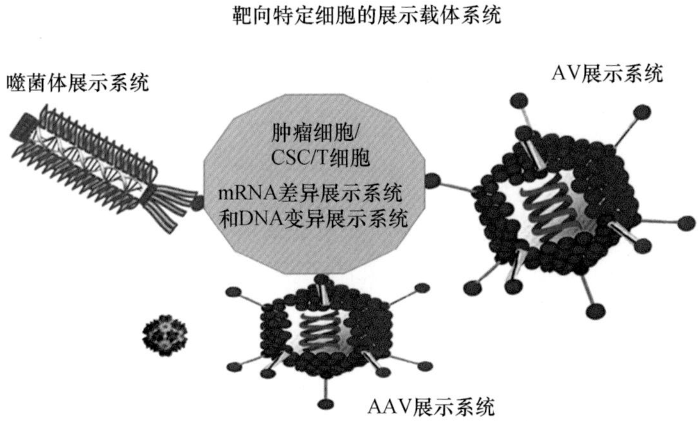

图0-1-3　导师们为我在美国的早期训练提供了出色的设计

第三阶段始于1998年，正值人类基因组计划启动后的第8年。为了加快针对患者特异性标记物的诊断与靶向治疗的步伐，我的导师Dr. Preisler鼓励我更新知识。在导师Dr. Preisler及师母Raza医师的支持下，我通过了考试，获得了美国医师执照，并完成了生物信息学的在职研究生学习。我的知识领域从"实验室"技术扩展到了"生物信息学"技术，因我所掌握的技术结合了原代细胞培养、临床生物样本库、单细胞基因组诊断学和人工智能方法学，成为人类基因组计划成功启动后的第一代临床基因组分析与临床诊断专家。

在近三十五年的工作中，我先后发表了一百多篇学术和临床研究论文，有381分的累积影响因子（impact factors），其中30篇论文是通讯作者，29篇是第一作者。其中，2004年"SRY单活细胞染色"被《科学》杂志评为2004年度世界十大科技新闻之一。

2015年"单细胞RNA二代测序技术"被报道为21世纪重大生物科技成果，同年我被评为美国年度Top-6生物信息学家。2020年我的个体化免疫细胞靶向治疗在欧洲与美国科学促进会（AAAS）上获得了广泛关注。鉴于我的工作涵盖了"MHC"组织特异性，"多肽与小分子"细胞特异性和"人类基因组学"的分子靶向特异性三个阶段，我被联合国评为2023度"永续发展专家"第三名。作为美国佐治亚州儿童医院的终身教授和首席科学家，至今我参与了超过2000例的诊断与治疗研究。为了更好地教育和培养年轻一代的医师科学家，从事以人工智能为基础的肿瘤精准医学的基因组临床分析与诊断和个体化治疗（个体订制治疗），我先后组织和参与编写了12本书籍，并担任了4本专著的英文版主编。其中2020年英文版专著《Personalized Immunotherapy for Tumor Diseases and Beyond》（Bentham Books）在2021、2022连续两年入选福布斯名人排行榜。我的工作起步于中国，现在我希望通过中文首发本书，将三十多年的研究成果回馈给中国的前辈和导师们，以促进中国以人工智能为基础的"肿瘤精准医学的基因组临床分析与诊断"的发展，为将来的个体化治疗（个体订制治疗）服务（图0-1-4）。

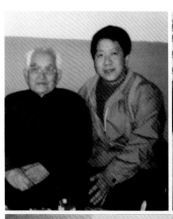
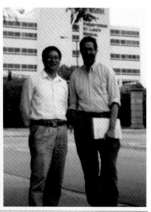
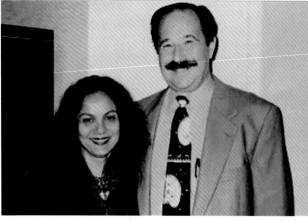

图 0-1-4　我的老师
左上图是我与我的导师沈鼎鸿教授于1999年的合影。沈教授（1910—2011）为中国的微生物免疫学的发展奉献了毕生心血。特别在中国近代微生物免疫学史上辅助汤飞凡教授为新中国微生物疫苗国家体系的建立做出了不朽的功绩。右上图是我与我的师兄乔治·史密斯于1999年去看望我们的导师Dr. Preisler时的合影，当时我的导师已处于癌症晚期。我们共同研究了病毒展示系统，他在2018年获诺贝尔化学奖。下图是我的导师Dr. Preisler（1941—2002）和我的师母Dr. Raza。他们为白血病基因组学与白血病肿瘤干细胞靶向治疗奉献了毕生心血

李彪如

目 录

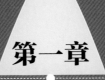

第一章

基因表达系统模型在肿瘤精准治疗中的临床应用

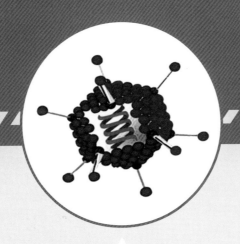

第一节　概　　述

个体化治疗，亦称精准治疗，是一种为患者量身定制的新型医疗模式，旨在"在正确的时间为正确的患者提供正确的治疗"。成功的个体化治疗方案制订建立在精准的临床基因组分析基础上。随着人工智能技术的发展和临床基因组表达分析水平的提高，基因组表达谱和系统建模在个体化治疗中的应用日益增多，为肿瘤疾病的靶向治疗开辟了新途径。本章将详细介绍从临床取样、基因组 mRNA 表达水平分析、诊断，到通过系统建模发现特异性基因表达特征（gene expression signature，GES），最终从药物库中筛选敏感药物并应用于临床的整个过程。随着二代测序（next-generation sequencing，NGS）技术的不断发展，与药物发现相关的系统建模对于新一代治疗方法的开发而言将是至关重要的。

科学家经多年研究已发现，癌症并非单一、同质化的疾病，而是一种多因素导致的复杂疾病，这对癌症治疗的有效性构成了巨大挑战[1]。面对癌症，医师急需引入新一代治疗工具。特别是人工智能技术的发展为个体化用药、提高癌症治疗效果带来了新的突破[2]。"个体化治疗"或称"精准医疗"有别于传统医学僵化的统一用药方式，它是一种基于每个患者个体特点的新型医疗模式。检测患者的基因组信息是实现个体化治疗的前提。基因组学图谱（profile）整合患者基因组信息，预测疾病对药物的敏感度和药物的个体安全性[3]。癌症研究的最新进展使医师和科学家可以通过对单核苷酸多态性（SNP）的全基因组关联研究（GWAS）了解某些类型肿瘤对特异性治疗的反应[4]。

大多数经 FDA 批准的药物都是改变肿瘤细胞表型，这些改变与 mRNA 和蛋白质表达水平相关，而不是针对患者 DNA 中的 SNP 信息进行纠正。因此，SNP 变异导致的 mRNA 变化和蛋白质产物变化，对新一代药物的研发有很大的影响[5]。研究人员还在肿瘤细胞中发现了其他与 mRNA 或蛋白质表达改变有关的基因组学图谱，如表观遗传学谱、microRNA 谱和非编码 DNA 谱（图 1-1-1）[6]。为了明确治疗的靶点，科学家和医师们已经深入研究肿瘤细胞的基因组表达图谱，以及这些表达图谱与其他图谱之间的组合图谱，如转录组—GWAS 谱、转录组—表观遗传学谱、转录组—microRNA 谱和全基因组学谱或称为 DNA 元素百科全书（ENCODE）[7]。更为重要的是，由于许多患者特定的个体因素会影响药物的吸收和代谢[8]，因此最佳治疗效果和最小毒性的最佳剂量选择，取决于该患者个体基因表达水平的动态变化[9]。理论上，在各种基因组表达图谱中，蛋白质组学图谱本应是用来筛选生物标志物和治疗靶点并进行系统建模的最佳参考标准[10]，但是，现有的研究证据（例如临床样本的纯度和检测灵敏度等问题）已经证明蛋白质组学图谱在临床诊断中的应用受到限制[11]。在目前的实践中，基于转录组图谱（如微阵列谱和RNA-seq谱）的合理化系统生物学网络模型已成功应用于个体化治疗诊断领域[12]。

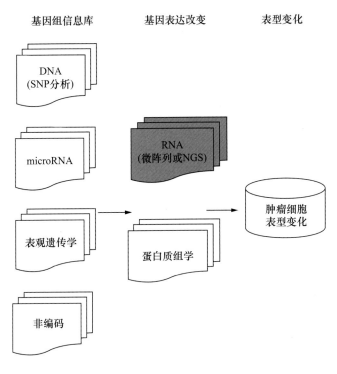

图 1-1-1　三个层次的分析

包括：①基因组信息库（GWAS、microRNA、表观遗传学和非编码基因组）分析；
②包含转录组和蛋白质组学的基因组表达分析；③肿瘤细胞的临床表型变化分析。橙色是本章的重点。

　　根据系统建模的个体化治疗的工作流程（图 1-1-2），本章将介绍：①临床基因组表达分析技术，这是个体化治疗的基石。②阐述临床基因组诊断的重要性、诊断的精确性对于提高基因组图谱的精度和基因表达水平至关重要，这为后续的系统建模打下了基础。③详细讨论系统模型，包括系统模型的发展和个体化化疗的最新系统模型。④简要阐述与系统建模相关的药物靶向和个体化治疗的多种验证方法。在结论部分，探讨基于系统建模的个体化治疗方法所面临的挑战，并展望其未来的发展方向。

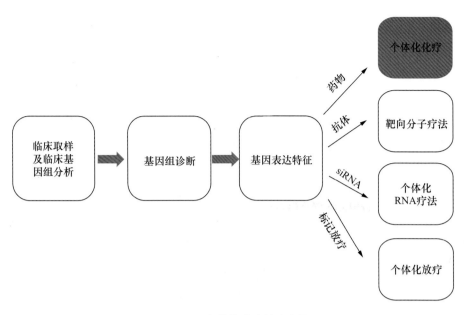

图 1-1-2　个体化治疗的流程图

包括：①临床取样及临床基因组表达分析；②临床基因组诊断；③基因表达特征挖掘；④包括个体化化学治疗、小分子和抗体的靶向分子治疗、个体化RNA治疗和个体化放射治疗的个体化治疗。橙色是本章的重点

基因组分析的临床取样

众所周知，临床样本由混合的多种细胞组成，这种混合细胞群可显著影响基因组诊断和基因组表达分析的准确性。为了建立用于个体化治疗的可靠系统模型，首先必须解决复杂的临床样本问题。单细胞水平的基因组学提供了一种可行的解决方案。根据我们以往的基因组分析经验，以及其他实验室的文献报道[13, 14]，我们总结了多种临床取样方法，包括：体外临床取样（in vitro）（从临床样本中直接获得单细胞进行单细胞基因组分析）、离体临床取样（ex vivo）（从临床样本中获得原代细胞进行纯化/扩增培养后再进行基因组分析），以及借助计算机直接进行临床基因组表达分析（in silico）（通过使用不同的生物信息学模型直接分析基因组表达水平，进而从给定的组织水平的肿瘤细胞中获得基因组数据）。

一、用于基因组分析的体外临床取样

体外临床取样的样本的基因组表达分析的步骤包括临床肿瘤细胞分离和下游基因组表达分析，其中临床肿瘤细胞分离的技术包括流式细胞分选（FACS）[15]、磁性细胞分离（MACS）[16]、激光捕获显微切割（LCM）[17]和浮力激活细胞分选（BACS）[18]。

FACS利用细胞表面的特异性生物标志物来分离肿瘤细胞或癌症干细胞（CSC），例如CSC的CD133/CD44[19]和循环肿瘤细胞（CTC）的EpCAM[20]。多色FACS通过组合生物标志物选择性地收集同质细胞，可以提高其研究特定类型的肿瘤细胞基因表达谱的能力。

MACS技术和FACS技术相似，也是通过细胞表面生物标志物对CSC和CTC进行选择性区分。MACS可以使用多重标记抗体来选择性收集同质细胞，因此也越来越多地被应用于在肿瘤组织水平上揭示特定类型细胞基因表达水平的研究中。

在LCM技术中，LCM可以根据细胞形态变化或对内源性细胞mRNA/蛋白质生物标志物检测区分肿瘤细胞类别，还可以在体内（in vivo）环境中特异性选择肿瘤细胞[21]。包括免疫组织化学（IHC）和免疫细胞化学（ICC）在内的抗体染色技术，结合DNA/RNA的荧光原位杂交（FISH）染色技术可进一步增强这些生物标志物的细胞特异性。随着LCM技术本身的发展以及不同CSC和肿瘤细胞特异性生物标志物的发现，LCM在临床取样的实际应用中发展迅速，包括：①从固定的细胞发展至活细胞，挑选出来的CSC或肿瘤活细胞可进一步培养以便用于下游的基因组表达分析[22]；②越来越多的自动化LCM系统被应用于生物标志物的高通量筛选中[23]。

BACS则是利用与抗体结合的低密度颗粒（微泡）进行细胞分离的方法。浮力激活的微泡由核心的气体和外壳的聚合物、脂质和蛋白质组成。整个技术可以相对缩短时间和减少成本[24]。

◦ 二、用于基因组分析的离体临床取样 ◦

离体临床样本基因组分析的步骤包括CSC或原代肿瘤细胞培养以及下游基因组分析。1977年，Hamburger和Salmon首先建立了原代肿瘤细胞培养技术，以测定肿瘤患者的药物敏感度。当时是一种在软琼脂上支持人肿瘤干细胞的集落生长的简单的新方法，适用于不同组织病理的各种肿瘤细胞的培养。不同类型肿瘤产生的肿瘤干细胞集落具有不同的生长特性和集落形态，培养的干细胞集落可用于抗癌药物或放射对人肿瘤干细胞影响的临床研究[25]。之后原代肿瘤细胞培养技术不断地发展完善。1994年，我们也报告了50例用于药物敏感度测定的原代培养肿瘤细胞技术的案例[26]。现在，我们已经能常规地使用这项技术来增加原代细胞的数量以进行临床基因组分析的研究。随着针对CSC和原代肿瘤细胞的培养技术的不断研发，用于下游基因组分析的临床样本的肿瘤细胞培养系统将在个体化治疗中发挥越来越重要的作用。令人鼓舞的是，来自培养细胞系统的离体药物敏感度测定的结果可以进一步验证个体化化疗的效果，因此造血系统和实体肿瘤CSC成功的离体培养技术案例也越来越多地被报道，这将为个体化化疗带来光明的前景。

◦ 三、临床基因组的生物信息学直接分析 ◦

就目前的肿瘤样本取样技术而言，大多数临床样本在手术切除后就已经直接低温速冻。如前所述，肿瘤组织由混合细胞组成，肿瘤组织的基因组数据是混合了各种细胞基因组数据的大杂烩。如果组织水平的样本是通过微阵列和RNA-Seq进行检测的，那么用基于基因组学大数据建立的生物信息软件直接分析临床测序数据对于肿瘤细胞基因组的诠释将是非常重要的一步。根据文献报道以及我们的研究结果[27]可知，可以通过两种组合的生物信息学技术来提高来自异质性细胞临床基因组分析的准确度：第一种是在层次聚类、主成分分析（principal component analysis，PCA）和自组织映射（self-organizing map，SOM）基础上设计的组织水平分析；第二种是在基于肿瘤生物标志物的监督学习（supervised learning）和肿瘤生物标志物随时间的变化基础上设计的分子水平分析。临床基因组生物信息学分析软件的增多，为基因组数据的解释提供了新的工具。

第三节 临床基因组诊断

经过二十多年的基因组分析技术的研发，特别是人类基因组二代测序（NGS）、特异性基因变异识别技术和定量基因组表达技术的发展，导致了基于基因组学的诊断测试的爆发式增长[28]。这些诊断测试在直接干预治疗方面展现出巨大潜力。例如，一个由英国研究人员领导的国际团队对150例病例进行了NGS检测，发现超过1/5的病例为新确诊的，而传统的筛查方法并未发现这些病例[29]。此外，一些基因组分析方法已根据标准要求开发了为临床服务的诊断测试方案。例如，临床基因组和外显子测序（clinical genome and exome sequencing，CGES）可用于研究来自患者的数千种CGES测试结果[30, 31]，其中的工作包括：①为CGES的顺序做标示；②评估"CGES结果"；③解释和传达"CGES结果"；④解释"偶然发现"。然而，由于缺乏足够的临床实践和验证，临床工作者难以区分哪些测试结果对改善实践具有最大价值，导致了基因组诊断测试的重要性被低估。

肿瘤组织分析所面临的主要挑战是识别纯DNA改变和mRNA基因表达的改变。为了解决这些问题，科学家们评估了来自15种肿瘤类型的815对配对的肿瘤样本-正常样本，证实了全外显子组的NGS结果的敏感度>95%，特异性>99.99%。相比之下，仅对肿瘤样本进行测序的方法不能确切地识别肿瘤易感基因的变化，并且在靶点和外显子组分析中分别产生了31%和65%的假阳性结果[32]。这些数据表明，肿瘤样本-正常样本的配对测序分析对于变异的精确鉴定和诠释至关重要，也是对肿瘤患者进行诊断和治疗的关键步骤。

同样，转录组数据在个体化治疗的临床应用也需要一个验证过程。用于基因组数据质量控制的"微阵列质量控制（microarray quality control，MAQC）"项目[33]将在下一节进行讨论，这里只简单展示一些基本证据，如基因组表达谱的特异性和敏感度测试以及其分辨率所面临的挑战。例如，多篇报道表明用上调基因进行敏感度测试，其基因上调的范围在54%～97%，但很少有根据临床试验的标准要求来进行特异性测试的报告[34]。

为了解决基因组表达水平分析的这些问题，我们评估了三组转录组图谱：通过LCM获得心脏肉瘤的肿瘤细胞和与之配对的正常细胞，分别对15个基因进行敏感度测试，对14个基因进行了特异性测试，结果表明敏感度和特异性分别为87%和60%（图1-3-1）。相比之下，非配对的肿瘤细胞（非小细胞肺癌的活检样本和小细胞肺癌的手术样本，分别使用10~20个基因进行敏感度测试，13~20个基因进行特异性测试）的基因组表达水平表明，敏感度分别为70%和91%，特异性分别为47%和31%。

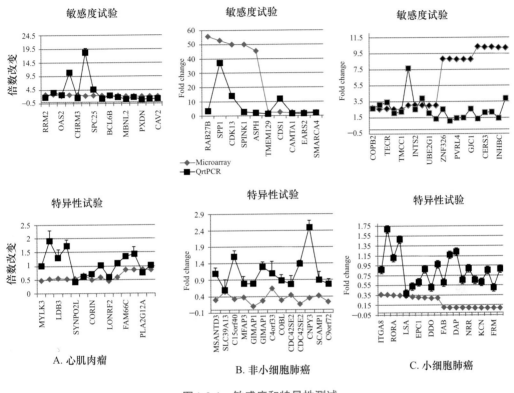

图1-3-1　敏感度和特异性测试

A. 由LCM分离的配对肿瘤细胞-正常细胞的敏感度和特异性；B. 从NSCLC活检样本中获得的非配对肿瘤细胞-正常细胞的敏感度和特异性；C. 从SCLC手术中获得的非配对肿瘤细胞-正常细胞的敏感度和特异性。深色是Qrt-PCR数据，蓝色是转录组数据。

这些数据表明，尽管配对的肿瘤样本-正常样本基因组表达分析的特异性高于非配对的基因组表达分析的特异性，但是配对的肿瘤样本-正常样本基因组分析的敏感度与非配对的基因组分析的敏感度差异并不明显。上述比较研究结果表明，将转录组数据用于临床诊断测试时，需要对基因表达特征（GES）和治疗靶点进行进一步的Qrt-PCR验证。

第四节 系统建模和基因表达特征

GWAS是首批预测治疗靶点的模型之一[35]。如图1-4-1A所示，GWAS旨在预测治疗靶点。对每个样本的DNA进行SNP微阵列或DNA-seq检测后，对配对的病例-对照样本进行统计分析可以确定标记处的等位基因是否可以预测表型。如果重复多次的检测结果达到统计学显著性，则可以认为该变异与表型相关。如果基因组某区域中的SNP与肿瘤疾病相关，则可以利用该SNP进一步预测相应的靶向分子疗法，例如小分子和抗体。尽管基因组学的技术创新在不断地扩展，但系统生物学的大规模整合需要具有更强大的潜力来定义治疗靶点以便研究未治愈的肿瘤疾病（图1-4-1B）。本节将深入讨论系统生物学的发展、系统建模的概念，以及系统建模的拓扑分析网络在个体化治疗中的应用。

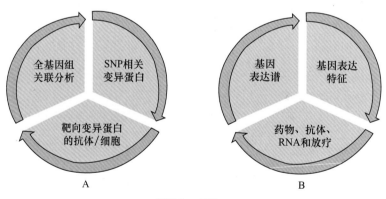

GWAS vs GES

图1-4-1　个体化治疗的流程图

A. GWAS及其用于靶向分子治疗和分析的抗体；B. GES及其药物、抗体和RNA靶向分析

○ 一、系统生物学的发展和系统建模的概念 ○

Ludwig Von Bertalanffy是系统生物学的先驱。随后Alan Hodgkin和Andrew Huxley

在1952年建立了数学模型来解释这种可能性[36,37]，他们也因此共同获得了1963年的诺贝尔生理学或医学奖。此后，Mihajlo Mesarovic于1966年在俄亥俄州克利夫兰举行的一次国际研讨会上进一步提出了"系统理论家"学说[38]。随着基因组学的诞生，自1990年以来，系统生物学已广泛应用于基因组分析中[39]。

系统生物学是一种复杂生物系统的数学模型。是一种基于生物学的复杂相互作用，涉及到代谢网络或细胞信号网络的整体方法[40]。生物网络为在生态、进化和生理研究中发现的相互关联性提供了数学分析基础[41]，对生物网络的研究已经从以前只研究普通对象发展到目前研究人类疾病的网络医学的新领域。肿瘤系统生物学是网络医学的组成部分，它具有研究肿瘤发生和治疗肿瘤的特定目的[42,43]。将肿瘤系统生物学应用于精准医疗可以更好地诊断肿瘤并预测个体化治疗的预后。肿瘤系统建模是肿瘤系统生物学跨学科的应用，用以构建系统模型并在精准医疗过程中指导个体化治疗方案的制订[44]。

○ 二、系统建模和 GES ○

建立系统模型后，"基因表达特征（GES）"（单个或组合的基因表达改变）即为系统模型中用于诊断、预后或预测治疗反应的特异性靶点[45,46]。这个科学术语已越来越多地被用于肿瘤生物学、预测肿瘤疾病的进展并根据患者的个体差异选择最适合的治疗方案。本章将重点介绍如何将系统建模应用于临床上的患者治疗[47]。

网络是细胞内生物组成成分和分子成分，以及它们在系统建模中作为纽带的直接或间接相互作用的形象化体现[48]。不同类型的功能细胞代表了不同类型的细胞内分子和生物网络。有许多不同类型的网络可用于系统建模，例如有向或无向、布尔网络（Boolean network）和斯坦纳树（Steiner tree）[49]。为了深度覆盖这些数据结构和算法，生物信息学使来自许多不同研究的数据整合到单个框架中成为可能。例如，可以直接从时间序列数据或扰动数据生成网络。网络拓扑可作为直接将数据表变为mRNA表达/蛋白质数量变化的"模拟工程师"，它们可以定义在治疗反应系统模型中经过验证的特异性GES[50]。目前，一些软件工具有助于分析GES：例如Cytoscape平台和公共链接：Pajek（http://vlado.fmf.uni-lj.si/pub/networks/pajek/）、GraphViz（http://www.graphviz.org/）和yEd（http://www.yworks.com/products/yed/）[51~53]。

三、用GES确定个体化治疗的药物靶点

网络的拓扑结构使我们能够通过GES找到肿瘤细胞的关键靶点。网络拓扑结构包括节点的一般属性和特定属性、边的属性、网络整体属性（全局拓扑属性）和网络内的模块（图1-4-2A）[54, 55]，介绍如下：

（1）节点的属性：包括连接度（connectivity degree，CD，即每个节点的连接数）、中介中心度（betweenness centrality，BC，即在所有可能相连的节点对间通过一个节点的最短路径的数量）、邻近中心度（closeness centrality，从一个节点到所有其他节点的平均最短路径）和特征向量中心度（eigenvector centrality，一种更复杂的中心度量，用于评估与紧密连接的节点间的邻近度）。

（2）边的属性：包括节点间关系的类型（通过磷酸化、结合、一对节点之间的基因调控来激活或抑制）和边的方向性（上游或下游）。

（3）网络的全局拓扑属性：包括连接性分布（connectivity distribution，显示节点及其连接的直方图）、路径长度（path length，Floyd-Warshall算法或Dijkstra算法）和聚类系数（clustering coefficient，通过测量整个网络中平均每个节点与其邻居的连接性来计算交互的局部密度）。

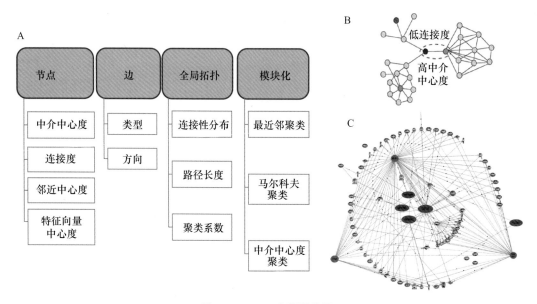

图1-4-2 GES定量网络图

A. 整个定量网络分析；B. 具有较高"中介中心度"和较低"连接度"的GES；C. 具有较高"中介中心度"和较低"连接度"的GES举例。红色是具有较高的"中介中心度"和较低"连接度"的Ⅰ型靶点，绿色是具有较低的"中介中心度"和较高"连接度"的Ⅱ型靶点

（4）模块（或网络群集）：包括无监督的群集算法，例如最近邻居群集、马尔可夫群集和基于中介中心度的群集（通过高的中介中心度和低的连接度来分隔群集）。

在了解了上述网络结构和拓扑分析参数之后，在临床上，应选择对生物网络中的肿瘤细胞具有最佳治疗效果且对正常细胞毒性最小的GES作为靶点。尽管许多参数都可以用来评估网络中节点的重要性，例如，具有高中介中心度（BC）和高连接度（CD）的节点都可以用作有效的药物靶点，但具有高CD值的靶点也可能由于在全系统中具有广泛的影响而对正常细胞具有毒性，因此我们寻找的作为GES的治疗靶点应具有较高的中介中心度以获得治疗的有效性，且具有较低的连接度以获得较低的毒性，从而降低对整个系统的影响（图1-4-2B）[56]。结果如图1-4-2C所示，网络拓扑类型为Ⅰ型的GES靶点基因可用于进一步的个体化治疗分析[57]。

第五节 个体化治疗

GES可用于识别肿瘤和药物的靶向标志物及其剂量依赖性细胞反应。如前文所述，GES还可预示应回避的毒理学通路。挖掘GES之后，可以通过与GES相关联的药物库筛选经FDA批准的药物。

一、从GES到药物靶点

在2007年之前，微阵列技术的临床应用受限于测定数据的误差。例如，在不同微阵列平台上杂交的同一RNA样品可能会产生相互矛盾的结果。为了使基因组数据更好地应用于包括靶向药物筛选在内的临床实践，需要统一基因组数据，于是FDA发起了名为"微阵列质量控制（MAQC）"的项目，来自51个学术机构和行业合作伙伴的137名研究人员参加了该项目，旨在系统地解决不同实验室和不同微阵列平台之间微阵列检测技术的可重复性问题[58]。最终结果显示，在不同测试地点使用同一平台检测差异表达基因可获得平均89%的重叠率，使用不同的微阵列平台则有74%的重叠率[59]。经过十多年的努力，尤其是将二代测序技术引入这一新领域之后，基于准确基因组数据的系统建模和GES挖掘为肿瘤疾病个体化治疗的药物筛选和新药研究作出了巨大的贡献。目前，几个常用的公共链接在证明药物靶点方面趋于完善：例如Genecards（http://www.genecards.org/）、Drug-bank（http://www.drugbank.ca/）以及一些商业软件工具，例如GeneGo和Pathway Studio[60, 61]。

尽管第一代基因组研究和二代测序都可用于临床的抗癌药物的发现，但它们在很大程度上仍不是最佳选择，例如还存在临床应答与病理应答方面的问题、联合化疗与单一药物的选择问题[62-65]。然而，GES数据在改善肿瘤疾病的临床管理和增进我们对肿瘤生物学机制的理解方面仍具有巨大潜力。尽管FDA已经批准了一些用于临床的表达谱分析平台，但要想使这些特征（signature）具有更强的临床价值，仍然需要增加大量的验证和病例报告。

二、药物靶点的确认

一旦从药物库平台筛选出了推荐的药物，就会有一套流程来确认该药物是对肿瘤细胞普遍有作用，还是对特定类型的肿瘤具有特异性作用。根据Chibon F等的报告[65]，当推荐的抗癌药物从药物库中筛选出后，该药物在被用于每个个体化治疗前都必须进行独立验证。Chibon为每个个体化治疗设置了三个步骤来验证抗癌药物：特征鉴定、特征验证和临床验证，并通过被称为"自上而下法""自下而上法"和"候选基因法"的三个模块来进行。

（1）"自上而下法"是一种监督法，通过鉴定与转移和生存率相关的表达谱来建立预测模型。René Bemards的团队是最早使用这种方法的小组之一，于2002年报告了对乳腺癌预后特征的鉴定[66]。他们报告了一种三段式方法，即鉴定所有样本中的基因（5000个）、与转移相关的特征基因（231个）以及作为最佳预测因子的最终特征基因（70个）。"自上而下法"的第二个例子是套细胞淋巴瘤，其中28/48个基因（58%）可作为淋巴瘤细胞增殖特征基因[67]。

（2）"自下而上法"不同于"自上而下法"的监督法，它是一种生物学假说。通过这种方法鉴定出677个与细胞周期、细胞运动和细胞外基质重塑有关的基因[68]。

（3）"候选基因法"是一种代表性基因法，通过PCR和免疫组织化学技术在福尔马林固定、石蜡包埋的肿瘤（FFPE）样本中检测少量具有代表性的基因[69]。

用以上三种方法完成特征鉴定之后，方可进入临床实践阶段，从而可以更有效地验证下游的个体化治疗。

尽管Chibon的"三个步骤和三个方法"可以被病理学家和临床肿瘤学家应用于临床领域，但是用于指导临床医师采用推荐的抗肿瘤药物进行临床个体化治疗仍存在争议。目前，针对个体化治疗的预测抗肿瘤药物的验证被越来越多地报道[70]。根据已发布的临床应用，本文总结了大多数验证方法，如图1-5-1和表1-5-1所示。

表1-5-1 验证GES药物的敏感度和治疗靶点

方法	技术	优点	缺点
间接确认	Qrt-PCR 或 ICC/IHC 染色	简单便宜	间接数据
计算机验证	生物信息学模块	生物信息学支持	模拟数据
离体验证	原代肿瘤细胞或 CSC 培养	不同药物的客观应答	技术困难
体内验证	人肿瘤细胞的异种移植	不同药物的客观应答	成本很高，受时间限制
体外验证	肿瘤细胞系培养	不同药物简单易用	非个体化反应

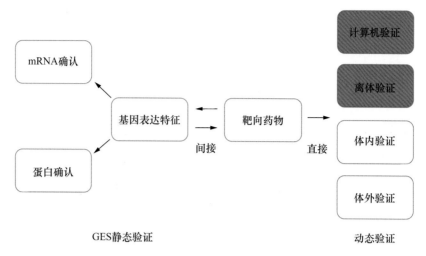

图 1-5-1　个体化治疗的验证流程图

包括：①通过 Qrt-PCR 和蛋白质水平进行 GES 确认的间接方法；
②计算机验证、离体验证、体内验证和体外验证的直接方法。橙色主要用于实验室

1．间接方法

鉴定可作为药物靶点的 GES 的技术至关重要，例如 PCR、免疫组织化学和蛋白质组学[71]。基于上述敏感度和特异性的结果，我们常规地将 Qrt-PCR 测定作为 GES 和药物挖掘后的必要验证步骤。此外，在 2007 年我们还报道了蛋白质组学作为应用于发现生物标志物和治疗靶点的候选方法。遗憾的是，如前所述，蛋白质组学与基因组数据（25/750 个基因）的重叠率非常低[57, 72]。

2．直接方法

直接的验证分析也可预测药物的功效，直接验证包括计算机验证（in silico）、离体验证（ex vivo）、体内验证（in vivo）和体外验证（in vitro）。

（1）计算机验证：与药物发现有关的网络已有大量报道。Zheng J 等首先建立了一个基于 python 的网络模型，使用评分分析系统来研究肿瘤细胞系的增殖情况，然后使用该模型对网络中的药物进行评分[73]。2015 年，我们进一步报告了该模型用于患有三阴性乳腺癌（TNBC）的患者基因组分析的案例。令人兴奋的是，在通过 python 模型进行预测和验证-模拟分析后，发现并确认了两组适合患者的药物，该患者在 3 个月的推荐药物治疗后获得了完全缓解，如图 1-5-2A 和 1-5-2B 所示[74]。一些实验室进行了类似的药物挖掘和验证工作，例如，在 2013 年，Riddick G 等利用计算机模拟筛选结合胶质母细胞瘤 CSC 验证的方法建立了用于药物应答的预测模型。通过计算机筛选，他们报告了 185 种化合物，其中，7 种化合物的应答在胶质瘤细胞系中得到了验证，21 种化合物的应答在 3 种胶质母细胞瘤干细胞中得到了验证[75]。

（2）离体验证：如前所述，在我们实验室中工作超过 20 年的 Hamburger 和 Salmon

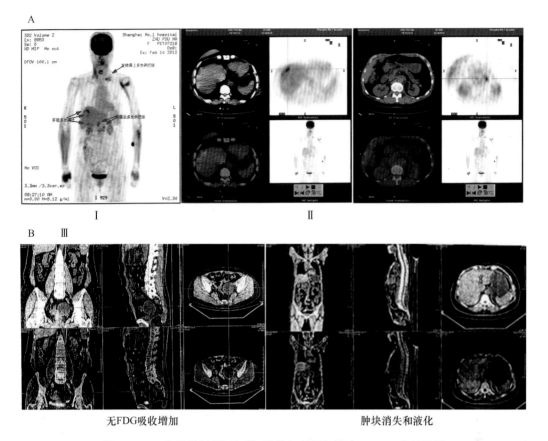

图 1-5-2　正电子发射断层扫描/计算机断层扫描（PET/CT）的结果

A. 显示了个体化治疗之前的多个转移病灶；B. 显示了个体化治疗5个月后反应良好。

建立了包括原代肿瘤细胞在内的临床细胞培养方法以进行药物敏感度测定。至今，已有好几种原代肿瘤细胞培养的方法及其技术可应用于个体化治疗的验证系统[76]。因此，尽管技术非常复杂，但离体模块提供了一个很好的系统来验证用于个体化治疗的推荐药物。

（3）体内验证：人体肿瘤细胞的异种移植也是验证药物的良好模型。一些科学家开发了人类肿瘤细胞的异种移植物以验证药物。例如，科学家选择性分离了原发性肿瘤的转移肿瘤细胞亚群进行基因表达谱分析。通过这种方式，他们发现了一种乳腺癌转移和侵袭的特异性GES，称为人类入侵特征（human invasion signature，HIS）。通过独立的生物学重复试验，他们证实了这些功能基因在转移性肿瘤细胞中被上调。他们还通过患者来源的乳腺肿瘤证明了体内侵袭所必需的特定基因的功能。最后，他们使用统计分析表明该特征可以有效预测乳腺癌转移的风险[77]。虽然该模型可能很有价值，但体内模块验证药物的成本很高。

（4）体外验证：特定药物的敏感度可能会严重影响治疗方案的决策。一些科学家开发了肿瘤细胞系作为模型来验证患者的应答。例如，结直肠癌中基于耐药性的评分系统可以将患者对三种一线抗癌药物（5-FU、奥沙利铂和伊立替康）的应答进行排名[78]。

这些耐药性细胞系的基因表达模式为开发特异性耐药性GES提供了坚实的基础。由于肿瘤细胞系的遗传背景/突变有助于对被测药物产生耐药性，因此特殊的基因表达模式表明不同药物的耐药性机制不同。尽管已报道肿瘤细胞系可用于药物筛选，但该模型可能仅能在肿瘤细胞系中并且在遗传背景/突变的有限范围内对治疗靶点进行分类。

个体化治疗或精准治疗的问世，使医师能够根据患者个体自身的基因组数据进行个体化治疗。全面合理的个人基因组信息分析对于此项新颖工具的成功应用至关重要。在这里，我们列出一些需要进一步解决的问题：

一、用于基因组分析的临床取样需要改进

用于基因组分析的临床取样，有几个方面需要改进。

（1）利用体外临床取样进行基因组表达分析需要在细胞表面、细胞质蛋白、mRNA或DNA上有更多特异性的生物标志物。

（2）利用离体临床取样进行基因组表达分析需要开发用于原代肿瘤细胞和CSC培养的标准培养技术和培养系统。我们已经在长达25年的时间里大量报道了来自肺、肝、结肠、脑、胰腺和肾脏的包括原代肿瘤细胞、CSC和干细胞在内的临床细胞培养技术。不同的样本需要不同的培养条件，例如化疗前和化疗后收集的原代细胞培养方法就有所不同，"一刀切"的培养系统无法适应个体化治疗，因此需要更多有经验的专家来进行临床取样。幸运的是，德克萨斯大学MD安德森癌症中心（UT MD Anderson Cancer Center）最近报告了一些简化个体化治疗方案的设想。在不久的将来，我们相信用于基因组表达分析的离体临床细胞培养技术将越来越多地用于个体化治疗。

（3）利用计算机软件直接进行临床基因组表达分析则需要更多操作性强的能获取全面临床生物信息的使用工具。

大多数临床样本在手术切除后直接在肿瘤组织水平被低温冷冻，如何更好地通过这些临床样本获得更多的生物学信息需要我们去研究。

二、临床基因组诊断需要常规化的特异性和敏感度测试

在直接的治疗干预中，基于基因组学的诊断测试已经得到了很大的发展。许多病例在临床基因组学分析的指导下治疗效果有了很大改善。在此基础上，科学家和医师们将进一步开发临床基因组诊断测试方法，为患者提供常规的个体化治疗选择。如上所述，转录组水平分析的基因组数据用于临床所面临的挑战是如何提高肿瘤组织中肿瘤细胞的纯度。根据当前的数据，作为常规临床测试，应为每个样本的敏感度和特异性建立标准。

三、系统建模和GES需要更多的改进

肿瘤研究的最新发展使医师和科学家能够使用不同的基因组数据，例如GWAS、微阵列和RNA-Seq的转录组谱、表观遗传学谱、microRNA谱和非编码DNA谱。此外，ENCODE也已出现在基因组分析中。为了将来建立合理的个体化治疗网络，基于转录组的系统生物学还应包括基因组档案，例如GWAS、表观遗传学谱或microRNA谱。定量网络评分系统应涵盖所有基因组学图谱，包括转录组、GWAS、表观遗传学和microRNA。

四、药物靶向疗法和个体化疗法需要增加其他的可选项

挖掘GES之后，通过关联的药物库首先选择经FDA批准的药物用于临床靶向治疗。如图1-1-2所示，其他三种个体化疗法（用抗体进行的靶向分子疗法的抗体、个体化RNA疗法和个体化放射疗法）尚未广泛用于临床患者。临床医师应在不同分子水平（RNA水平、抗体抗蛋白水平和针对分子的药物水平）上研究个体化疗法并开展精准治疗的临床应用。

（张逸飞　陆　静　李彪如）

参考文献

［1］ Rodríguez-Antona C, Taron M. Pharmacogenomic biomarkers for personalized cancer treatment [J]. J Intern Med, 2015, 277(2): 201-217.

［2］ SchilskyRL.Opinion: Personalized medicine in oncology: the future is now [J]. Nature Reviews Drug Discovery, 2010, 9: 363-366.

［3］ HudsonTJ. Genome variation and personalized cancer medicine [J]. J Intern Med, 2013, 274(5): 440-450.

［4］ Yoshida T, Ono H, Kuchiba A, et al. Genome-wide germline analyses oncancer susceptibility and GeMDBJ database: Gastric cancer as an example [J]. Cancer Sci, 2010, 101(7): 1582-1589.

［5］ Quetglas IM, Moeini A, Pinyol R, et al. Integration of genomic information in the clinicalmanagement of HCC [J]. Best Pract Res Clin Gastroenterol, 2014, 28(5): 831-842.

［6］ Peterson SM, Thompson JA, Ufkin ML, et al. Commonfeatures of microRNA target prediction tools [J]. Front Genet, 2014, 5: 23.

［7］ Pazin MJ. Using the ENCODE Resource for Functional Annotation of Genetic Variants [J]. Cold Spring HarbProtoc, 2015, 6: 522-536.

［8］ Ben-Horin S, Chowers Y. Review article: loss of response to anti-TNF treatments in Crohn′s disease [J]. Aliment Phanmacol Ther, 2011, 33(9): 987-995.

［9］ Wu P, Walker BA, Brewer D, et al. A gene expression-based predictor for myeloma patients at high risk of developing bone disease on bisphosphonate treatment [J]. Clin Cancer Res, 2011, 17(19): 6347-6355.

［10］ PolotskaiaA, Xiao G, Reynoso K, et al. Proteome-wide analysis of mutant p53 targets in breast cancer identifies new levels of gain-of-function that influence PARP, PCNA, and MCM4 [J]. Proc Natl Acad Sci USA, 2015, 112(11): E1220-E1229.

［11］ Calvo K R, Liotta L A, Petricoin E F. Clinical Proteomics: From Biomarker Discovery and Cell Signaling Profiles to Individualized Personal Therapy [J]. Bioscience Reports, 2005, 25(1-2): 107-125.

［12］ Kim J, Vasu V T, Mishra R, et al. Bioinformatics-driven discovery of rational combination for overcoming EGFR-mutant lung cancer resistance to EGFR therapy [J]. Bioinformatics, 2014, 30(17): 2393-2398.

［13］ Li B. A strategy to identify genomic expression at single-cell level or a small number of′ cells [J]. Journal of Biotechnology, 2005, 8(1): 71-81.

［14］ Li B. Clinical Genomic Analysis and Diagnosis-Genomic Analysis Ex Vivo, in Vitro and in Silico [J]. Clinical Medicine and Diagnostics, 2012, 2(4): 37-44.

［15］ Ormerod M. Flow Cytometry: A practical approach [M]. Oxford: Oxford University Press, 2000.

［16］ Bacon K, Lavoie A, Rao B M, et al. Past, Present, and Future of Affinity-based Cell Separation Technologies [J]. Acta Biomater, 2020, 112: 29-51.

［17］ Emmert-Buck M R, Bonner R F, Smith P D, et al. Laser capture microdissection [J]. Science, 1996, 274(5289): 998-1001.

［18］ Liou Y, Wang Y, Lee C, et al.Buoyancy-activated cell sorting using targeted biotinylated albumin microbubbles [J]. PLoS One, 2015, 10(5): e0125036.

［19］ Pustovalova M, Blokhina T, Alhaddad L, et al. CD44$^+$and CD133$^+$ Non-Small Cell Lung Cancer Cells Exhibit DNA Damage Response Pathways and Dormant Polyploid Giant Cancer Cell Enrichment Relating to Their p53 Status [J]. Int J Mol Sci, 2022, 23(9): 4922.

［20］ Magbanua M J, Park J W. Isolation of circulating tumor cells by immunomagnetic enrichment and fluorescence-activated cell sorting (IE/FACS) for molecular profiling [J]. Methods, 2013, 64(2): 114-118.

［21］ Niyaz Y, Stich M, Sagm. Isolation of circulating tumor cells by immunomagnetic enrichment and fluorescence-activated cell sorting (IE/FACS) for molecular profiling [J]. Methods, 20 Mol Med, 2005, 114: 1-24.

［22］ Steen J, Morrison J A, Kulesa P M. Multi-position photoactivation and multi-time acquisition for large-scale cell tracing in avian embryos [J]. Cold Spring Harb Protoc, 2010, 10: 101-110.

［23］ Vandewoestyne M, Van Hoofstat D, Van Nieuwerburgh F, et al. Automatic detection of spermatozoa for laser capture microdissection [J]. Int J Legal Med, 2009, 2: 169-175.

［24］ Shi G, Liu Y. Laboratory-Scale Production of Sterile Targeted Microbubbles [J]. Methods Mol Biol, 2022, 2394: 591-599.

［25］ Hamburger A W, Salmon S E. Primary bioassay of human tumor stem cells [J]. Science, 1977, 97(4302): 461-463.

［26］ Li B R, Tong S Q, Zhang X H, et al. A new experimental and clinical approach of combining usage of highly active tumor-infiltrating lymphocytes and highly sensitive antitumor drugs for the advanced malignant tumor [J]. Chin Med J (Engl), 1994, 107(11): 803-807.

［27］ Lähdesmaki H, Shmulevich L, Dun mire V, et al. In silico microdissection of microarray data from heterogeneous cell populations [J]. BMC Bioinformatics, 2005, 6: 54-58.

［28］ Roundtable on Translating Genomic-Based Research for Health, Board on Health Sciences Policy, Institute of Medicine. Refining Processes for the Co-Development of Genome-Based Therapeutics and Companion Diagnostic Tests: Workshop Summary [R]. Washington (DC): National Academies Press (US), 2014.

［29］ Sharma V P, Fenwick A L, Brockop M S, et al. Mutations in TCF12, encoding a basic helix-loop-helix partner of TWIST1, are a frequent cause of coronal craniosynostosis [J]. Nature Genetics, 2013, 45(3): 304-307.

［30］ Trubetskoy V, Rodriguez A, Dave U, et al. Consensus Genotype for Exome Sequencing (CGES): improving the quality of exome variant genotypes [J]. Bioinformatics, 2015, 31(2): 187-193.

［31］ Liu Z, Zhang L, Ren C, et al. Whole genome and exome sequencing identify NDUFV2 mutations as a new cause of progressive cavitating leukoencephalopathy [J]. J Med Genet, 2022, 59(4): 351-357.

［32］ Jones S, Anagnostou V, Lytle K, et al. Personalized genomic analyses for cancer mutation discovery and interpretation [J]. Sci Transl Med, 2015, 7(283): 283.

［33］ Shi L, Campbell G, Jones W D, et al. The Micro-Array Quality Control (MAQC)-Ⅱ study of common practices for the development and validation of microarray-based predictive models [J]. Nat Biotechnol, 2010, 28(8): 827-838.

［34］ Cabanski C R, Qi Y, Yin X, et al. SWISS MADE: Standardized Within Class Sum of Squares to evaluate methodologies and dataset elements [J]. PLoS One, 2010, 5(3): e9905.

［35］ Yang Z, Paschou P, Drineas P. Reconstructing SNP allele and genotype frequencies from GWAS summary statistics [J]. Sci Rep, 2022, 12(1): 8242.

［36］ Drack M, Ludwig von Bertalanffy's organismic view on the theory of evolution [J]. J Exp Zool B Mol Dev Evol, 2015, 324(2): 77-90.

［37］ Raju T N. The Nobel chronicles. 1963: Sir Alan Lloyd Hodgkin(1914-98), Sir Andrew Fielding Huxley (b 1917), and Sir John Carew Eccles (1903-97) [J]. Lancet, 1999, 354(9174): 263.

［38］ Rosen R. A Means Toward a New Holism [J]. Science, 1968, 161(3836): 34-35.

［39］ Yu D, Kim M, Xiao G, et al. Review of biological network data and its applications [J]. Genomics Inform, 2013, 11(4): 200-210.

［40］ Liu G, Qin Y, Li Z, et al. Development of highly efficient, low-cost lignocellulolytic enzyme systems in the post-genomic era [J]. Biotechnol Adv, 2013, 31(6): 962-975.

［41］ Kueffer C, Py Li Z, et al. Development of highly efficient, low-cost lignocellulolytic enzyme systems in the post-genomic era [J]. Biotechnol Adv, 2013, 31(6): 962-975.

［42］ Costantini S, Colonna G, Castello G. A holistic approach to study the effects of natural antioxidants on inflammation and liver cancer [J]. Cancer Treat Res, 2014, 159: 311-323.

［43］ Pathmanathan S, Grozavu I, Lyakisheva A, et al. Drugging the undruggable proteins in cancer: A systems biology approach [J]. Curr Opin Chem Biol, 2022, 66: 102079.

［44］ Novosyadlyy R, Leroith D. Insulin-like growth factors and insulin: at the crossroad between tumor development and longevity [J]. J GerontolA Biol Sci Med Sci, 2012, 67(6): 640-651.

［45］ Fumagalli D, Blanchet-Cohen A, Brown D, et al. Transfer of clinically relevant gene expression signatures in breast cancer: from Affymetrix microarray to Illumina RNA-Sequencing technology [J]. BMC Genomics, 2014, 15: 1008.

［46］ Latha NR, Rajan A, Nadhan R, et al. Gene expression signatures: A tool for analysis of breast cancer prognosis and therapy [J]. Crit Rev Oncol Hematol, 2020, 151: 102964.

［47］ Shah N, Lankerovich M, Lee H, et al. Exploration of the gene fusion landscape of glioblastoma using transcriptome sequencing and copy number data [J]. BMC Genomics, 2013, 14: 818.

［48］ Proulx S R, Promislow D E L, Phillips P C. Network thinking in ecology and evolution [J]. Trends in Ecology and Evolution, 2005, 20(6): 345-353.

［49］ Ballerstein K, Haus U U, Lindquist J A, et al. Discrete, qualitative models of interaction networks [J]. Front Biosci (Schol Ed), 2013, 5: 149-166.

［50］ Janjić V, Pržulj N. The topology of the growing human interactome data [J]. J Integr Bioinform, 2014, 11(2): 238.

［51］ Sanders E, Diehl S. Analysis and interpretation of transcriptomic data obtained from extended Warburg effect genes in patients with clear cell renal cell carcinoma [J]. Oncoscience, 2015, 2(2): 151-186.

［52］ Zhao J H. Pedigree-drawing with R and graphviz [J]. Bioinformatics, 2006, 22(8): 1013-1014.

［53］ Helaers R, Bareke E, De Meulder B, et al. gViz, a novel tool for the visualization of co-expression networks [J]. BMC Res Notes, 2011, 4: 452.

［54］ Olesen J M, Bascompte J. The modularity of pollination networks [J]. PNAS, 2007, 104(50): 19891-19896.

［55］ Telesford Q K, Simpson S L, Burdette J H, et al. The brain as a complex system: using network science as a tool for understanding the brain [J]. Brain Connect, 2011, 1(4): 295-308.

［56］ Hu G, Zhou J, Yan W, et al. The topology and dynamics of protein complexes: insights from intra-molecular network theory [J]. Curr Protein Pepl Sci, 2013, 14(2): 121-132.

［57］ Li B, Senzer N, Rao D, et al. Bioinformatics Approach to Individual Cancer Target Identification, 11th Annual Meeting of the American Socicty of Gene Therapy [J], 2008, 8: 45-46.

［58］ MAQC Consortium, Shi L, Reid L H, et al. The MicroArray Quality Control (MAQC) project shows inter- and intraplatform reproducibility of gene expression measurements [J]. Nat Biotechnol, 2006, 24(9): 1151-1161.

［59］ Patterson T A I, Lobenhofer E K, Fulmer-Smentek S B, et al. Performance comparison of one-color and two-color platforms within the Micro-Array Quality Control (MAQC) project [J]. Nat Biotechnol, 2006, 24(9): 1140-1150.

［60］ Wishart D S, Knox C, Guo A C, et al. Drug Bank: a knowledgebase for drugs, drug actions and drug targets [J]. Nucleic Acids Res, 2008, 36 (Database issue): D901-D906.

［61］ Harel A, Dalah I, Pietrokovski S, et al. Omics data management and annotation [J]. Methods Mol Biol, 2011, 719: 71-96.

［62］ Sotirioul C, Piccart M J. Opinion: Taking gene-expression profiling to the clinic: when will molecular signatures become relevant to patient care? [J]. Nature Reviews Cancer, 2007, 7: 545-553.

［63］ Ulahannan D, Kovac M B, Mulholland P J, et al. Technical and implementation issues in using next-generation sequencing of cancers in clinical practice [J]. Br J Cancer, 2013, 109(4): 827-835.

［64］ De M G, Pasello G, Dono M, et al. The storm of NGS in NSCLC diagnostic-therapeutic pathway: How to sun the real clinical practice [J]. Crit Rev Oncol Hematol, 2022, 169: 103561.

［65］ Chibon F. Cancer gene expression signatures-The rise and fall? [J]. European Journal of Cancer, 2013, 49(8): 2000-2009.

［66］ van't Veer LJ, Dai H, van de Vijver MJ, et al. Gene expression profiling predicts clinical outcome of breast cancer[J]. Nature, 2002, 415: 530-536.

［67］ Rosenwald A, Wright G, Wiestner A, et al. The proliferation gene expression signature is a quantitative integrator of oncogenic events that predicts survival in mantle cell lymphoma [J]. Cancer Cell 2003, 3(2): 185-197.

［68］ Ramaswamy S, Ross K N, Lander E S, et al. A molecular signature of metastasis in primary solid tumors [J]. Nat Genet, 2003, 33(1): 49-54.

［69］ Paik S, Shak S, Tang G, et al. A multigene assay to predict recurrence of tamoxifen-treated, node-negative breast cancer [J]. N Engl J Med, 2004, 351(27): 2817-2826.

肿瘤精准医学：基因组临床分析与诊断

［70］ Vari S, Pilotto S, Maugeri-SaccA multigene Advances towards the design and development of personalized non-small-cell lung cancer drug therapy [J]. Expert Opin Drug Discov, 2013, 8(11): 1381-1397.

［71］ Lossos I S, Czerwinski D K, Alizadeh A A, et al. Prediction of survival in dirfuse large-B-cell lymphoma based on the expression of six genes [J]. N Engl J Med, 2004, 350(18): 1828-1837.

［72］ Tan D S, Thomas G V, Garrett M D, et al. Biomarker-driven early clinical trials in oncology: a paradigm shift in drug development [J]. Cancer J, 2009, 15(5): 406-420.

［73］ Zheng J, Zhang D, Przytycki PF, et al. SimBoolNet-a Cytoscape plugin for dynamic simulation of signaling networks [J]. Bioinformatics, 2010, 26(1): 141-142.

［74］ Hu H, Zhang Q, Li S, et al. A Therapeutic Targeting Identification from Microarray Data and Quantitative Network Analysis [J]. The Open Access Journal of Science and Technology, 2015, 3: 1-10.

［75］ Riddick G, Song H, Holbeck S L, et al. An in silico screen links gene expression signatures to drug response in glioblastoma stem cells [J]. Pharmacogenomics J, 2014, 61: 10.

［76］ Dairkec S H, Ji Y G, Ben Y. A molecular 'signature' of primary breast cancer cultures; patterns resembling tumor tissue [J]. BMC Genomics, 2004, 5: 47.

［77］ Patsialou A, Wang Y R, Lin J. Selective gene-expression profiling of migratory tumor cells in vivo predicts clinical outcome in breast cancer patients [J]. Breast Cancer Res, 2012, 14(5): R139.

［78］ Zheng Y, Zhou J, Tong Y. Gene signatures of drug resistance predict patient survival in colorectal cancer [J]. The Pharmacogenomics Journal, 2015, 15, 135-143.

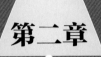

第二章
个体化精准医学的单核
苷酸多态性检测

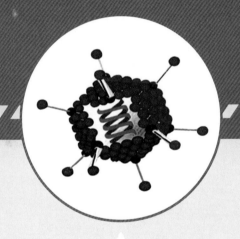

第一节 概 述

通过基因组关联研究（GWAS）对单核苷酸多态性（SNP）进行的基因组图谱分析，我们对肿瘤的发生与发展有了更深的理解。本章我们将着重解释与个体化治疗的SNP相关的系统生物学，包括与靶向治疗相关的系统和局部SNP检测。与SNP相关的系统生物学是复杂生物系统的数学模型。根据个体化精准医学的方案，整个流程包括临床取样、GWAS基因组学分析及其诊断、系统建模进行SNP特征挖掘以及从药物库中筛选出敏感度药物以供临床应用。

如何对肿瘤、遗传性疾病和其他系统性疾病进行有效的预防，以及一旦这些疾病发生发展后，如何进行有效的治疗管理[1]，对人类是一个巨大的挑战。近年来，由于"个体化治疗"[2]和"靶向治疗"[3]的兴起，在提高治疗效果方面取得了突破性进展。个体化治疗是一种新型的医学模式，为每位患者量身定制治疗方案，而非传统的统一治疗方法。检测患者的基因组图谱是个体化治疗的重要基础。临床医师以基因组图谱的信息为基础，可根据患者个体的基因组变化而进行更有效的预防和治疗[4]。临床研究的最新发展使医师能够通过GWAS对SNP进行分析，根据基因组图谱了解相关的肿瘤疾病的发生和发展机制，实施差异化的预防和治疗策略[5]。化疗也是个体化治疗的一种形式，通过干扰细胞分裂发挥作用。由于大多数化疗药物的治疗指数均较低，因此现代临床医师的目标是将个体化疗法与靶向疗法结合起来，该结合在此称为个体化靶向疗法（personalized targeted therapy，PTT）。此外，SNP图谱与其他基因组图谱进行整合来研究靶向治疗也是非常重要的，如基因组图谱组合，包括GWAS-转录组图谱、GWAS-microRNA图谱、GWAS-转录组-表观遗传学图谱、全基因组图谱（GWAS-表观遗传学-microRNA-转录组-蛋白质组）或ENCODE[6]。目前，如果PTT组合成功，则"个体化"和"靶向"的双重作用可以更特异性地在针对疾病治疗的同时，降低靶向治疗的毒性。遵守严谨的PTT工作流程（图2-1-1）是个体化靶向疗法有效的基础，在本章中，我们将首先介绍：①用于SNP和基因组技术的临床取样；②临床SNP检测相关的分析与诊断；③与SNP特征相关的系统模型，包括系统模型概念，用于个体化治疗和临床应用的现有系统模型；④与不同验证方法有关的个体化靶向疗法。在结论部分，我们将针对个体化靶向治疗的SNP相关系统模型的未来发展进行讨论。

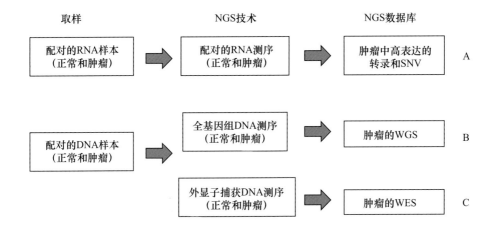

图 2-1-1　二代测序

A. 来自配对肿瘤细胞-正常细胞的RNA-Seq；B. 来自配对肿瘤细胞-正常细胞的全基因组测序（WGS）；

C. 来自配对肿瘤细胞-正常细胞的全外显子组测序（WES）

第二章　个体化精准医学的单核苷酸多态性检测

用于SNP和基因组分析的临床取样

临床样本中的混合细胞群可能会给基因组实验结果的诊断分析带来困难。必须首先对临床样本进行SNP和基因组分析。根据已有的临床基因组分析报告，几种取样技术可用于临床SNP和基因组分析中[7, 8]，包括体外临床取样（用于SNP和基因组分析的单细胞取样）、离体临床取样（从临床样本中获得的离体纯化/扩增的原代细胞用于SNP和基因组分析）以及在计算机上直接进行临床SNP和基因组分析（使用不同的生物信息学模型进行SNP和基因组分析，以便在组织水平上研究SNP和基因组数据）。

一、体外临床取样

用于下游SNP和基因组分析的体外临床取样技术——临床细胞分离（包括流式细胞分选（FACS）[9]、磁性细胞分离（MACS）[10]、激光捕获显微切割（LCM）[11]和浮力激活细胞分选（BACS）[12]）。FACS可以通过细胞表面和细胞内部组分的特异性生物标志物分离临床细胞，例如用于CSC分离的CD133/CD44[13]和用于CTC分离的EpCAM[14]。目前，多色FACS可以通过组合的生物标志物特异性地将已识别的细胞收集在小瓶中，从而增强其挖掘SNP和基因组图谱的能力。MACS技术，与FACS类似，主要通过细胞表面生物标志物进行原代细胞的分选，并可通过多重标记抗体的方法对表达特定表面生物标志物的细胞进行阴性或阳性筛选，从而在组织水平上识别并纯化特定细胞进行下游的SNP和基因组图谱分析。LCM根据细胞的形态学变化或依靠特定的mRNA/蛋白质生物标志物来获得特定的临床细胞。还可以利用LCM技术在体内环境中特异性地收集临床细胞[15]。另外，根据相应的生物标志物结合使用LCM与抗体染色剂及DNA/RNA FISH染色技术，可以提高所分离细胞的特异性。在过去的几年中，随着LCM技术和原代细胞生物标志物鉴定技术的发展，LCM已迅速从以前仅能挑选固定的死细胞发展至可以挑选活细胞，选出来的活细胞可以进一步进行原代培养用于下游的基因组分析[16]；此外，LCM还可用于自动化系统进行高通量筛选[17]。

BACS技术是基于与抗体结合的微泡进行细胞分离。浮力激活的微气泡是由核心的气体和外壳的聚合物、脂质和蛋白质组成。BACS可以相对缩短分离细胞的时间和减少成本[18]。

二、离体临床取样

用于下游SNP和基因组分析的离体临床取样主要通过临床原代细胞培养实现。1977年，Hamburger和Salmon首次建立了从临床患者肿瘤样本中取样进行细胞培养的技术，这是一种在软琼脂上支持人肿瘤干细胞集落生长的方法，适用于不同组织病理类型的肿瘤细胞培养。不同类型肿瘤产生的肿瘤干细胞集落具有不同的生长特性和集落形态。用该方法培养的肿瘤干细胞集落可用于抗癌药物或放射对人肿瘤干细胞影响的临床研究，从而可测定肿瘤患者对药物的敏感度[19]。1994年，我们实验室报道了50例患者肿瘤细胞的原代培养及其在药物敏感度测定中的应用[20]。目前，已有多种技术使用扩增原代细胞进行临床基因组和SNP分析。随着原代肿瘤细胞、干细胞、CSC和其他原代细胞培养技术及下游基因组分析技术的发展，它们将在个体化治疗中发挥重要作用。此外，细胞培养系统的离体敏感度测定还可以验证那些被推荐用于个体化治疗的靶向分子药物。

三、计算机进行临床SNP和基因组分析

在外科和妇科领域，大多数临床样本在外科切除后直接在组织水平被冷冻。如果样本在组织水平上用SNP芯片和NGS检测，那么使用计算机对临床SNP和基因组进行分析就显得非常重要，因为样本的SNP和基因组数据来自具有不同SNP和基因组图谱的混合细胞。根据已发表的数据[21]，两种组合的生物信息学技术可以提高混合细胞中临床基因组表达分析的准确性：一种是基于层次聚类、主成分分析（PCA）以及自组织（SOM）映射进行的组织水平的分析，另一种是基于细胞生物标志物及其跟随时间变化不断监督的机器学习所进行的分子水平的分析。目前，越来越多的分析临床基因组生物信息软件已经问世。

临床GWAS检测与分析

SNP是所有基因变异中最常见的变异类型。SNP是特定位点的单个碱基对突变，通常涉及两个等位基因（其中罕见等位基因发生率＞1%）[22]。国际人类基因组单体型图计划（简称HapMap计划）中的SNP将提供人类疾病基因型所需的最少SNP集。SNP与许多人类疾病的发展有关，可以为药物遗传学治疗提供相关依据。

为了清楚地解释个体化靶向治疗（personalized targeted therapy，PTT）的过程，在这里，我们总结了一些检测手段及分析方法，包括以下由系统方法（基因组水平的全部SNP检测）和局部方法（经设计的SNP基因检测）定义的SNP图谱。在系统SNP分析中，已将几种新技术用于全部SNP检测（或称为全局基因组水平测定），包括：将互补DNA探针与SNP位点杂交的SNP微阵列，通过对样本进行分组来读取整个基因组的NGS技术[23, 24]，以及更新发展的三代、四代测序技术[25]。

SNP微阵列是高密度寡核苷酸SNP阵列，有成千上万个探针排列在一个小芯片上，以检测一对临床DNA样本中全部的SNP。目前，Affymetrix和Illumina公司提供此类产品，例如Affymetrix的人类SNP 6.0基因芯片含有超过90万个SNP以及超过94万个用于检测拷贝数变异的探针；Illumina的Infinium™ CytoSNP-850K v1.2 BeadChip覆盖85万个15倍冗余的SNP位点。由于SNP等位基因仅在一个核苷酸上有差异，并且由于很难为阵列上的所有探针获得最佳的杂交条件，因此可能出现探针与目标DNA的错配，错配的探针对目标DNA的检测可能构成影响，这是SNP微阵列技术最大的难点。为了解决错配问题，商业公司在设计微阵列探针时，会在一个SNP位点上设计多个不同对照探针，其中包含SNP等位基因中的错配。通过比较目标DNA与这些多重对照探针各自杂交的差异量，可以帮助确定特定的纯合和杂合等位基因。

NGS系统是第二个可以进行全部SNP检测的系统，由于其通量比SNP微阵列更高，所以发展快速，它可以使用从NGS数据中获得的单核苷酸变体（single nucleotide variants，SNV）数据来识别配对样本中的所有SNV。如图2-1-1所示，我们已发表的论文和已出版的专著采用了三种NGS技术用于SNP的检测，包括全基因组DNA测序（whole genomic DNA-Seq，WGS）、全外显子组测序（whole exome-Seq，WES）和RNA测序（RNA-Seq）[26~28]。如图2-3-1所示，计算技术已经成功应用于从对比样本中识别出稀有SNP，以及从单个个体的多个组织样本中检测出SNV[29]。这三种检测SNV的NGS方法具有不同的优缺点。例如，RNA-Seq可以同时检测转录组和SNV（图2-1-1A），这可能有助于下游的系统模型发现SNP特征，但缺点是实验所用的初始样本是容易降解的RNA；而DNA-Seq（包括WGS和WES两种技术）的优点是初始样本是非常稳定且易于扩增的DNA；这三种方法中WGS的通量最高（图2-1-1B），可检测包括编码和非编码DNA在内的序列的所有SNV，而WES（图2-1-1C）比WGS的性价比要高一些，但获得的关键信息仅相当于WGS的2%左右，因此通量要低于WGS。

另一方面，经设计的SNP检测的技术也正在迅速发展。Preisler于2002年为用于诊断白血病的一组特定的SNP的检测方法申请了专利。在那之后的20年中，许多用于SNP基因分型组合的新技术得到了长足的发展。近年来，SNP可以在各种疾病病程中被很容易地检测到。经设计的SNP基因分型方案包括如图2-3-2[30]所示的三个步骤：目标片段扩增、等位基因识别和产物检测/鉴定。除了"入侵者"技术（invader technology）以外，几乎可以使用所有的PCR技术对目标DNA拷贝进行10^9倍的扩增。等位基因识别是SNP基因分型的关键。由DNA聚合酶和DNA连接酶产生的识别力可以高特异性、高准确性地区分匹配和错配的DNA双链体。等位基因识别可以利用杂交、连接和DNA聚合酶的5′核酸酶活性结合其PCR来实现，从而创建了分子信标（molecular beacons）法、Taq-Man法和FRET-DOL法的PCR技术。这些单步操作的一孔/一管式分析步骤可以简化自动化的操作流程。这些方法的特异性和准确性主要取决于反应体系中使用的酶：最佳特异性排名依次为DNA连接酶、核酸内切酶和等位基因特异性杂交，但DNA聚合酶的特异性因不同酶的活性不同而有异。最后一步是检测和鉴定等位基因特异性产物。DNA扩增产物经过额外的纯化步骤后，可以通过质谱、荧光共振能量转移（FRET）、荧光偏振（FP）、发光、吸收度和解链温度进行产物检测和鉴定。大多数检测系统具有内置设置，可以对大量样本进行重复性检测，例如在96和384孔板上检测大量样本或在固体膜上同时进行大量杂交反应[31-34]。

由于市场上可供使用的产品较多，临床科学家和医师在选择合适产品时可能会面临困惑。本章表2-3-1总结了一些SNP技术和试剂盒，归纳其优/缺点、等级/通量以及这些技术的临床应用成本。当然，我们的重点是放在SNP检测的治疗应用中，这将在下一部分进行介绍。

表2-3-1　PTT常规SNP检测试剂盒的比较

类型	方法	规模（SNP）	样本数	优点	缺点	成本
局部	Taq Man	1～10	96～384	简单且易于自动化	低通量	经济
	Sequenom	10～300	50～1000	中通量	高设备成本	经济
	Illumina Golden Gate	384～3072	96～1000	中通量	高设备成本	经济
	Captured-seq	针对所有SNP疾病	视情况而定	高通量	高设备成本	取决于样本尺寸

续表

类型	方法	规模（SNP）	样本数	优点	缺点	成本
全局	SNP 微阵列	全部	1	高通量	昂贵的设备和生物信息学	昂贵
	WGS	全部	1	编码和非编码	昂贵的设备和生物信息学	昂贵
	WES	全部	1	外显子组	昂贵的设备和生物信息学	昂贵
	RNA-Seq	全部	1	SNV和转录组	昂贵的设备和生物信息学	昂贵

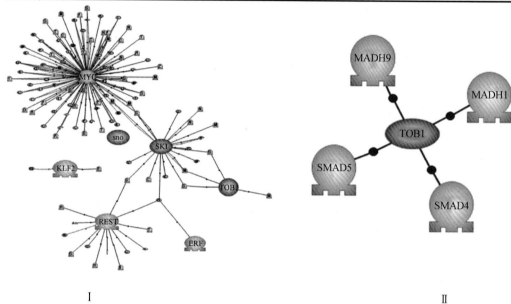

Ⅰ Ⅱ

图 2-3-1　定量网络的系统建模示意图

SKI＝Ⅰ型靶标，具有较高"中介中心度"和较低"连接度"示例。

TOB1＝Ⅱ型靶标，具有较低的"中介中心度"和较高的"连接度"。

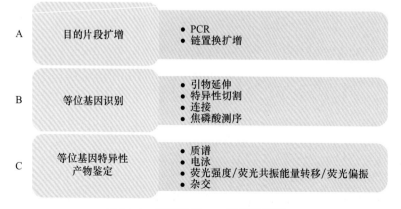

图 2-3-2　经设计的 SNP 检测流程图

A. 通过 PCR 进行目标片段扩增；B. 通过连接酶、切割和延伸进行等位基因识别反应；

C. 通过质谱、电泳、荧光和杂交对等位基因特异性产物进行鉴定

第四节 SNP 相关的系统建模

在通过局部和全局方法检测到 SNP 之后，尤其是从 NGS 数据中挖掘出 SNV 之后，如果目的是使用 SNP 来预测易患者的易患疾病，则可将患者 SNP 信息与该疾病人群的 GWAS 数据库进行比较分析，这是确定疾病位点的第一步[35]。通过 GWAS 数据库进行配对病例-对照样本的统计分析，可以确定标记的等位基因是否可以预测表型。如果在多次测试后 GWAS 达到统计显著性，则认为该变体与该疾病相关联。目前，已经能够成功地通过 GWAS 利用风险预测模型和人群分析手段来推测疾病的易感性。

在将患者的全部 SNV 与 GWAS 数据库进行比较，识别与特定疾病相关的 SNP 之后，为了进一步发现与疾病有因果关系的 SNP，我们采用功能性 SNP 技术（例如使用 POLYPHEN、POLYPHEN-2、SIFT 和 MUTATIONAL TASTER 等平台）进行研究并结合了严谨的临床设计（例如考虑性别相关的 X 或 Y 染色体上的 SNP，某些临床特征和与现象相关的功能性 SNP）[36]。与疾病易感性有关的 GWAS SNV 和与疾病有关的功能性 SNP 在疾病的预测和预防中起着重要作用。然而，大多数治疗性药物和靶向药物是针对表型改变的（例如与 mRNA 和蛋白质表达水平异常有关的肿瘤细胞功能改变），而不是针对 DNA SNP 信息档案的[37]。如果能将 SNP 图谱与基于特定疾病的基因表达和表型改变的系统生物学有机地结合起来，则可以通过使用 SNP 或 SNV 来发现明确的治疗靶点。

为了确定与治疗靶点相关的 SNP，我们将详细介绍系统生物学，然后解释它的有关拓扑分析的网络及其在个体化靶向治疗中的应用。最后，我们将简要介绍与靶向治疗相关的全局和局部 SNP 检测。

系统生物学是复杂生物系统的数学模型。这些复杂生物系统相互作用通常涉及代谢网络或细胞信号网络[38]。借助系统生物学可以更好地对肿瘤疾病进行诊断并更好地预测个体化治疗的疗效。系统建模是构建系统并指导制订个体化治疗方案的跨学科方法[39]。系统建模的方法是利用已知的生物学信息，以细胞内成分为节点，它们之间的相互作用为连接而构建网络[40]。不同类型的细胞内分子和生物学网络可以代表不同类型的疾病。网络的拓扑可以直接根据基因量的变化进行"模拟工程"。当前，系统建模是由 Cytoscape 平台通过插件功能软件来执行的，用以检测目标基因[41]。在

第二章 个体化精准医学的单核苷酸多态性检测

035

临床上，测定结果将选择对肿瘤细胞具有最佳治疗效果且对生物网络中的正常细胞具有最小毒性的靶向基因。如图2-3-1所示[42, 43]，这种有效的靶向基因具有高的中介中心度（BC）和低的连接度（CD）。因此，与靶向基因相关的SNP特征可以通过基于检测数据的三种方法发现：①SNP和转录组图谱：例如，RNA-Seq可以同时检测转录组和SNV，在通过系统建模从转录组中提取GES后，可以结合GES和SNV数据来挖掘SNP特征，而SNP特征是锁定靶向基因（与SNP相关联的目标基因）的关键[44]；②通过WGS和WES检测获得的SNV数据：可通过结合SNV数据和与SNV相关的功能基因数据确定SNP特征[45]；③通过经设计的SNP检测获得的特异性SNP数据，结合疾病网络和经设计的SNP检测，发现与靶向基因相关的SNP的结果如表2-4-1所示[46]。

表2-4-1　某些肿瘤疾病的网络示例

疾病	通路
脑肿瘤	Notch、mTOR
口腔肿瘤	Wnt/J3-Catenin通路
非小细胞肺癌（NSCLC）	Wnt、EGFR通路
小细胞肺癌（SCLC）	Hedgehog信号
食管癌	E2F-1
胃癌	NF-κB、Wnt/J3-catenin和增殖/干细胞
结肠癌	Wnt、CdhE、前列腺素、EGFR、TGF-BetaR、DCC
肝癌	Wnt/J3-catenin信号通路、YAP and Hippo信号通路
肾癌	VHL、VEGFR和mTOR、HGF/c-MET和Wnt/J3-catenin
膀胱癌	NOTCH通路
前列腺癌	Akt-调节通路
卵巢癌	Wnt/J3-catenin通路、Akt通路、PI3K/Akt/mTOR通路、MET/HGF信号通路
子宫内膜癌	PI3K/Akt/mTOR通路、Wnt/J3-catenin通路
子宫颈癌	Hedgehog
乳腺癌	HER2通路、Ras/MAPK通路、PI3激酶通路、p53通路
甲状腺癌	p16/p38MAPK/p53/Wipl通路
垂体腺瘤	GHI和ERK

第五节 个体化靶向治疗的SNP特征

如上所述，虽然大量报道显示SNP可以预测治疗靶点，但SNP仅代表遗传信息DNA的变异。理论上讲，通过系统建模发现的与SNP特征相关的基因可以作为个体化治疗的潜在靶点，包括个体化化疗、个体化RNA治疗和个体化靶向治疗。值得注意的是，个体化靶向治疗相较于其他治疗方式，具有更低的毒性副作用，因此它不仅可以用于治疗，还可以用于预防。目前，还可以使用基因卡（Genecard）、药物库和一些商业软件（如GeneGo和Pathway Studio）来发现小分子、抗体和药物[47~49]。

表2-5-1列出了临床上常用的几种靶向药物。尽管药物公司迅速开发了具有给药系统的靶向药物，并且通过SNP检测及其系统建模分析也发现了靶向基因及其靶向药物，但我们仍然需要谨慎地对患者进行从实验室到临床的个体化治疗的转化。例如，推荐的小分子、抗体和药物是否能预测对患者肿瘤细胞的反应需要加以确认。现在，针对个体化治疗的抗肿瘤药应答的验证方法已有越来越多地被报道[50]。根据已公布的报告，在这里我们列出了各种验证方法，包括"间接验证和直接验证"。间接验证：鉴别药物靶向的SNP特征至关重要，例如Qrt-PCR和免疫组织化学可用于测定与SNP相关基因的表达[51]，我们已常规性地将Qrt-PCR测定作为必不可少的验证步骤；直接验证：这种方法被报道已可成功地预测药物的治疗效果，包括计算机验证、离体验证、体内验证和体外验证四种方法。

表2-5-1 现有靶向疗法举例

类型	例子	机制	现有应用
酪氨酸激酶抑制剂	甲磺酸伊马替尼	BCL/ABL区域	慢性粒细胞白血病（CML）和胃肠道肿瘤（GI）
	吉非替尼	EGFR	非小细胞肺癌（NSCLC）
	厄洛替尼盐霉素	EGFR	非小细胞肺癌（NSCLC）
		癌症干细胞	癌症干细胞
丝氨酸/苏氨酸激酶	替西罗莫司	mTOR	肾癌
	依维莫司	mTOR	肾癌、三阴性乳腺癌
	威罗非尼他米替尼	B-Raf激酶/Mek	黑色素瘤

类型	例子	机制	现有应用
小分子药物结合物	文塔佛利特	叶酸受体	卵巢癌和非小细胞肺癌
单克隆抗体	利妥昔单抗	CD20	NHL
	曲妥珠单抗	Her2/neu	乳腺癌
	西妥昔单抗	EGFR	结肠癌和非小细胞肺癌
	贝伐单抗	EGFR	乳腺癌、脑癌、结肠癌和非小细胞肺癌

（1）计算机验证：与药物发现有关的生物网络已被大量报道，Zheng Jie等科学家首先建立了基于python的网络，使用评分分析法研究肿瘤细胞系的增殖[52]。2015年，我们报告了一例采用计算机模型分析治疗患有三阴性乳腺癌（雌激素受体、孕激素受体和HER2阴性）并伴有肝脏、骨骼和其他器官中发生多处转移的患者的案例。令人兴奋的是，在通过python模型进行预测和验证-模拟分析之后，为该患者发掘和确认了两组药物，在3个月的推荐药物治疗后该患者获得了完全缓解[53]。

（2）离体验证：如上所述，Hamburger和Salmon已经建立了包括原代肿瘤细胞在内的临床细胞培养技术来测定药物的敏感度。现在，几种原代肿瘤细胞培养方案及其技术将用于个体化治疗的验证系统[54]。因此，离体模块展示了一个很好的系统，可以验证用于个体化治疗的推荐化学药物。

（3）体内验证：人肿瘤细胞的异种移植也是验证不同药物的很好的模型。一些科学家开发了人类肿瘤细胞的在体异种移植模型，以验证化学药物的作用[55]。尽管目前这种模型比较昂贵，但是在不久的将来当其成本降低并成为常规模式后，该模型可发挥巨大的价值。

（4）体外验证：特定药物在肿瘤中的药物敏感度检测结果对治疗方案的制订具有重要的参考价值，因此一些科学家开发了肿瘤细胞系模型来验证对应答的分类。例如，用于结直肠癌的基于耐药性的评分系统可以将患者对三种一线抗癌化合物（5-FU、奥沙利铂和伊立替康）的应答进行排名[56]。这些耐药性细胞系的基因模式为开发特定的耐药性基因特征提供了坚实的基础，因为既然肿瘤细胞系中的SNP有助于挖掘被测药物，那么该药物的耐药机制也可能和与该SNP相关的特定基因有关。这种模型也有一定的局限性，只能在肿瘤细胞系中通过检测和确定SNP来对治疗靶点进行分类。

个体化治疗是一种新兴的医疗模式，它基于个体基因组数据来指导个体患者的治疗。当个体化治疗与靶向治疗相结合时，能够产生所谓的"叠加效应"。尽管个体化靶向治疗发展迅猛，但仍面临一些需要解决的问题。以下我们将讨论所面临的几个挑战：

首先，在临床取样上需要进一步改进：例如，①体外临床取样需要更多的特异性生物标志物。②离体临床取样需要有针对原代细胞生长的改良培养技术。在超过25年的工作中，我们大量报道了临床原代细胞培养技术，培养的细胞包括原代肿瘤细胞、CSC和临床干细胞。由于化疗前后原代细胞培养的要求不同，所以其复杂的培养条件和技术对于许多实验室来说是很不容易掌握的。幸运的是，UT MD安德森癌症中心最近报告了一些可用于个体化治疗的更为简单的原代细胞培养方法。③大多数临床样本在手术切除后直接在肿瘤组织水平上被冷冻，因此借助计算机进行的临床基因组分析需要更多可操作的临床生物信息学工具。

其次，临床SNP和基因组诊断需要相当可靠且高性价比的分析方法，如基于基因组学的诊断检测已在直接的治疗性干预措施中得到了很大发展。随着成功案例的积累，我们可以减少成本，将临床基因组诊断检测技术常规化，为患者的个体化治疗提供更多的选择。

此外，系统建模和GES/SNP特征挖掘技术需要进一步改进。肿瘤研究的最新发展使医师和科学家能够使用不同的基因组数据进行分析，例如GWAS、来自于微阵列和RNA-Seq的转录组、表观遗传学、microRNA谱和非编码DNA测序谱。虽然ENCODE可应用于基因组分析，但目前的个体化治疗还主要使用与GWAS和转录组相关的SNV。未来，为了建立更精准的个体化治疗网络，系统生物学将更多地纳入ENCODE系统信息，并建立囊括所有基因组数据（包括转录组、SNP、基因遗传学和microRNA等）的定量网络评分系统。相应地，如果建立了更多的疾病网络，则局部SNP检测与来自不同疾病网络的系统建模相结合，也将大大有助于GES/SNP特征的发现。

（张逸飞　陆　静　钱新荣　李彪如）

参考文献

［1］ Rodríguez-Antona C, Taron M. Pharmacogenomic biomarkers for personalized cancer treatment [J]. J Intern Med, 2015, 277(2): 201-217.

［2］ Schilsky R L. Opinion: Personalized medicine in oncology: the future is now [J]. Nature Reviews Drug Discovery, 2010, 9: 363-366.

［3］ Yap T A, Bjerke L, Clarke P A, et al. Drugging PI3K in cancer: refining targets and therapeutic strategies [J]. Curr Opin Pharmacol, 2015, 23: 98-107.

［4］ Hudson T J. Genome variation and personalized cancer medicine [J]. J Intern Med, 2013, 274(5): 440-450.

［5］ Yoshida T, Ono H, Kuchiba A, et al. Genome-wide germline analyses on cancer susceptibility and GeMDBJ database: Gastric cancer as an example [J]. Cancer Sci, 2010, 101(7): 1582-1589.

［6］ Pazin M J.Using the ENCODE Resource for Functional Annotation of Genetic Variants [J]. Cold Spring Harb Protoc, 2015, 6: 522-536.

［7］ Li B. A strategy to identify genomic expression at single-cell level or a small number of' cells [J]. J Biotech, 2005, 8(1): 71-81.

［8］ Li B. Clinical Genomic Analysis and Diagnosis-Genomic Analysis Ex Vivo, in Vitro and in Silico [J]. Clinical Medicine and Diagnostics, 2012, 2(4): 37-44.

［9］ Ormerod M G. Flow Cytometry: A practical approach [M]. Oxford: Oxford University Press, 2000.

［10］ Bacon K, Lavoie A, Rao B M, et al. Past, Present, and Future of Affinity-based Cell Separation Technologies [J]. Acta Biomater, 2020, 112: 29-51.

［11］ Emmert-Buck M R, Bonner R F, Smith P D, et al. Laser capture microdissection [J]. Science, 1996, 274(5289): 998-1001.

［12］ Liou Y, Wang Y, Lee C, et al.Buoyancy-activated cell sorting using targeted biotinylated albumin microbubbles [J]. PLoS One, 2015, 10(5): e0125036.

［13］ Pustovalova M, Blokhina T, Alhaddad L, et al. CD44[+] and CD133[+] Non-Small Cell Lung Cancer Cells Exhibit DNA Damage Response Pathways and Dormant Polyploid Giant Cancer Cell Enrichment Relating to Their p53 Status [J]. Int J Mol Sci, 2022, 23(9): 4922.

［14］ Magbanua M J, Park J W. Isolation of circulating tumor cells by immunomagnetic enrichment and fluorescence-activated cell sorting (IE/FACS) for molecular profiling [J]. Methods, 2013, 64(2): 114-118.

［15］ Niyaz Y, Stich M, Sagmüller B, et al. Noncontact laser microdissection and pressure catapulting: sample preparation for genomic, transcriptomic, and proteomic analysis [J]. Methods Mol Med, 2005, 114: 1-24.

［16］ Steen J, Morrison J A, Kulesa P M. Multi-position photoactivation and multi-time acquisition for large-scale cell tracing in avian embryos [J]. Cold Spring Harb Protoc, 2010, 10: 101-110.

［17］ Vandewoestyne M, Van Hoofstat D, Van Nieuwerburgh F, et al. Automatic detection of spermatozoa for laser capture microdissection [J]. Int J Legal Med, 2009, 2: 169-175.

［18］ Shi G, Liu Y. Laboratory-Scale Production of Sterile Targeted Microbubbles [J]. Methods Mol Biol, 2022, 2394: 591-599.

［19］ Hamburger A W, Salmon S E. Primary bioassay of human tumor slem cells [J]. Science, 1977, 97(4302): 461-463.

［20］ Li B R, Tong S Q, Zhang X H, et al. A new experimental and clinical approach of combining usage of highly active tumor-infiltrating lymphocytes and highly sensitive antitumor drugs for the advanced malignant tumor [J]. Chin Med J (Engl), 1994, 107(11): 803-807.

［21］ Lähdesmäki H, Shmulevich L, Dunmire V, et al. In silico microdissection of microarray data from heterogeneous cell populations [J]. BMC Bioinformatics, 2005, 6: 54.

［22］ Gorlova O Y, Xiao X, Tsavachidis S, et al. SNP characteristics and validation success in genome wide association studies [J]. Hum Genet, 2022, 141(2): 229-238.

［23］ Montano C, Cassini T, Ziegler S G, et al. Diagnosis and discovery: Insights from the NIH Undiagnosed Diseases Program. [J]. J Inherit Metab Dis, 2022, doi: 10.1002.

［24］ He B, Wang L, Wu Q, et al. Clinical application of NGS-based SNP haplotyping for PGT-M of methylmalonic acidemia [J]. Syst Biol Reprod Med, 2022, 68(1): 80-88.

［25］ Kumar K R, Cowley M J, DavisR L. Next-Generation Sequencing and Emerging Technologies [J]. Semin Thromb Hemost, 2019, 45(7): 661-673.

［26］ Hollegaard M V, Grauholm J, Nielsen R, et al. Archived neonatal dried blood spot samples can be used for accurate whole genome and exome-targeted next-generation sequencing [J]. Mol Genet Metab, 2013, 110(1-2): 65-72.

［27］ Koparir A, Karatas O F, Atayoglu A T, et al. Whole-exome sequencing revealed two novel mutations in Usher syndrome [J]. Gene, 2015, 563(2): 215-218.

［28］ Li W, Calder R B, Mar J C, et al. Single-cell transcriptogenomics reveal transcriptional exclusion of ENU-mutated alleles [J]. Mutat Res, 2015, 772: 55-62.

［29］ Pras E, Krista D, Shoshany N, et al. Rare genetic variants in Tunisian Jewish patients suffering from age-related macular degeneration [J]. J Med Gene, 2015, 52(7): 484-492.

［30］ Kwok P Y, Chen X. Detection of single nucleotide polymorphisms [J]. Curr Issues Mol Biol, 2003, 5(2): 43-60.

［31］ Bjorheim J, Ekstrøm P O. Review of denaturant capillary electrophoresis in DNA variation analysis [J]. Electrophoresis, 2005, 26(13): 2520-2530.

［32］ Winchester L, Yau C, Ragoussis J. Comparing CNV detection methods for SNP arrays [J]. Brief Funct Genomic Proteomic, 2009, 8(5): 353-366.

［33］ Witherden E A, Kunde D, Tristram S G. An evaluation of SNP-based PCR methods for the detection of β-lactamase-negative ampicillin-resistant Haemophilus influenzae [J]. J Infect Chemother, 2012, 18(4): 451-455.

［34］ Knez K, Spasic D, Janssen K P, et al. Emerging technologies for hybridization based single nucleolide polymorphism detection [J]. Analyst, 2014, 139(2): 353-370.

［35］ Yang Z, Paschou P, Drineas P. Reconstructing SNP allele and genotype frequencies from GWAS summary statistics [J]. Sci Rep, 2022, 12(1): 8242.

［36］ Altman R B, Bromberg Y. Collective judgment predicts disease-associated single nucleotide varianis [J]. BMC Genomics, 2013, 3: S2.

［37］ Quetglas I M, Moeini A, Pinyol R, et al. Integration of genomic information in the clinical management of HCC [J]. Best Pract Res Clin Gastroenterol, 2014, 28(5): 831-842.

［38］ Liu G, Qin Y, Li Z, et al. Development of highly efficient, low-cost lignocellulolytic enzyme systems in the post-genomic era [J]. Biotechnol Adv, 2013, 31(6): 962-975.

［39］ Novosyadlyy R, Leroith D. Insulin-like growth factors and insulin: at the crossroad between tumor development and longevity [J]. J GerontolA Biol Sci Med Sci, 2012, 67(6): 640-651.

［40］ Proulx S R, Promislow D E L, Phillips P C. Network thinking in ecology and evolution [J]. Trends in Ecology and Evolution, 2005, 20(6): 345-353.

［41］ Zhao J H. Pedigree-drawing with R and graphviz [J]. Bioinformatics, 2006, 22(8): 1013-1014.

［42］ Hu G, Zhou J, Yan W, Chen J, Shen B. The topology and dynamics of protein complexes: insights from intra-molecular network theory [J]. Curr Protein Pepl Sci, 2013, 14(2): 121-132.

［43］ Li B, Senzer N, Rao D, et al. Bioinformatics Approach to Individual Cancer Target Identification, 11th Annual Meeting of the American Society of Gene Therapy [J], 2008, 8: 45-46.

［44］ Soderlund C A, Nelson W M, Goff S A. Allele Workbench: transcriptome pipeline and interactive graphics for allele-specific expression [J]. PLoS One, 2014, 9(12): e115740.

［45］ Koh Y, Kim D, Jung W J, et al. Revealing Genomic Profile That Underlies Tropism of Myeloma Cells Using Whole Exome Sequencing [J]. Int J Genomics, 2015, 2015: 675379.

［46］ Fenger M, Linneberg A, Jeppesen J. Network-based analysis of the sphingolipid metabolism in hypertension [J]. Front Genet, 2015, 6: 84.

［47］ Wishart D S, Knox C, Guo A C, et al. DrugBank: a knowledgebase for drugs, drug actions and drug targets [J]. Nucleic Acids Res, 2008, 36 (Database issue): D901-D906.

［48］ Harel A, Dalah I, Pietrokovski S, et al. Omics data management and annotation [J]. Methods Mol Biol, 2011, 719: 71-96.

［49］ Vari S, Pilotto S, Maugeri-Saccà M, et al. Advances towards the design and development of personalized non-small-cell lung cancer drug therapy [J]. Expert Opin Drug Discov, 2013, 8(11): 1381-1397.

［50］ Lossos I S, Czerwinski D K, Alizadeh A A, et al. Prediction of survival in diffuse large-B-cell lymphoma based on the expression of six genes [J]. N Engl J Med, 2004, 350(18): 1828-1837.

［51］ Zheng J, Zhang D, Przytycki P F, et al. SimBoolNet-a Cytoscape plugin for dynamic simulation of signaling networks [J]. Bioinformatics (Oxford, England), 2010, 26(1): 141-142.

［52］ Hu H, Zhang Q, Li S, et al. A Therapeutic Targeting Identification from Microarray Data and Quantitative Network Analysis [J]. The Open Access Journal of Science and Technology, 2015, 3: 1-10.

［53］ Riddick G, Song H, Holbeck S L, et al. An in silico screen links gene expression signatures to drug response in glioblastoma stem cells [J]. Pharmacogenomics J, 2014, 61: 10.

［54］ Dairkec S H, Ji Y G, Ben Y. A molecular 'signature' of primary breast cancer cultures; patterns resembling tumor tissue [J]. BMC Genomics, 2004, 5: 47.

［55］ Patsialou A, Wang Y R, Lin J. Selective gene-expression profiling of migratory tumor cells in vivo predicts clinical outcome in breast cancer patients [J]. Breast Cancer Res, 2012, 14(5): R139.

［56］ Zheng Y, Zhou J, Tong Y. Gene signatures of drug resistance predict patient survival in colorectal cancer [J]. The Pharmacogenomics Journal, 2015, 15, 135-143.

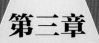

第三章
肿瘤性疾病表观基因组学的临床分析

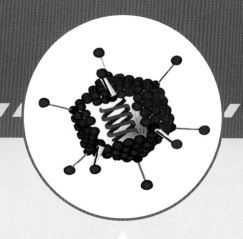

第一节　概　述

　　表观遗传学在预防和治疗肿瘤策略的研究中正发挥着越来越重要的作用。这些策略是基于临床取样、表观遗传学技术以及药物发现等个体化治疗的关键要素而制定的。随着临床表观遗传学技术的研究与开发（R＆D），临床表观遗传学分析的研究结果已被成功应用于治疗多种疾病。本章将系统地回顾用于预防和治疗肿瘤患者的异常表观遗传学和表观基因组。根据当前临床上对肿瘤患者实施的表观遗传学治疗方案以及依赖于表观遗传学数据而进行的肿瘤预防方法，并提供以下指导，包括临床取样、为临床科学家在各种表观遗传学技术中选择最佳的技术、如何使用表观遗传学检测结果进而从相关异常表观遗传学数据库中发现靶向分子/药物。用于检测异常表观遗传学的液体活检和用于检测系统表观基因组的二代测序技术将为肿瘤疾病管理提供有效的预防和治疗策略。

　　通常，肿瘤发生起源于两种类型的基因改变，即肿瘤抑制基因（tumor suppressor gene）的失活或原癌基因（proto-oncogene）/癌基因（oncogene）的激活。肿瘤抑制基因（或称抑癌基因）可保护细胞免于产生肿瘤。当肿瘤抑制基因发生突变时，会导致其保护作用降低或丧失[1]。原癌基因是在正常情况下编码调节细胞生长和分化的蛋白质的正常基因。一旦原癌基因具有激活性突变，它将引起细胞分化异常，最终导致肿瘤发生。此外，原癌基因的过量表达和染色体易位也可能导致肿瘤的发生[2]。

　　尽管对肿瘤抑制基因和原癌基因进行了广泛的研究，但有一些基因改变发生在DNA序列的非编码区，这些基因可被外界或环境因素影响起到激活或沉默（silence）作用。科学家得出的结论是，这些异常的变化被称为表观遗传学（epigenetics，前缀epi——希腊语意指超过、在外面、在周围）的变化。涉及肿瘤抑制基因和原癌基因异常改变的"表观遗传学（epigenetics）"一词出现在20世纪90年代。表观遗传学的概念被描述为"因染色体变化但无DNA序列改变而产生的可稳定遗传的表型"。目前，表观遗传学在肿瘤靶向研究方面聚焦于DNA甲基化和组蛋白修饰[3]。

　　表现遗传学的一个研究热点是DNA甲基化。如图3-1-1所示，DNA甲基化主要发生在CpG［即胞嘧啶（C）-磷酸（p）-鸟嘌呤（G）］二核苷酸的C_5位置，并通过

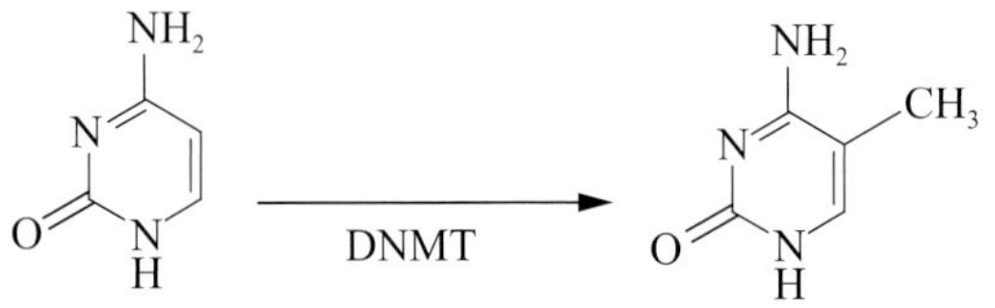

图 3-1-1　DNA 甲基化

胞嘧啶的甲基化是 DNA 的共价修饰，其中胞嘧啶的氢 H5 在 DNA 甲基转移酶（DNMT）的作用下被甲基取代。在哺乳动物中，所有 CpG 中的 60%～90% 被甲基化。甲基化模式控制蛋白质与 DNA 靶位点的结合，影响基因表达和染色质组织的变化，通常使基因沉默，这些因素在生理上协调着分化等过程，从而在病理上导致肿瘤的发生

两大类酶反应完成：维持甲基化（maintenance methylation）和从头甲基化（*de novo* methylation）。维持甲基化对于在 DNA 完成每次复制周期后保持 DNA 甲基化是必要的。如果没有 DNA 甲基转移酶（DNMT），DNA 复制可产生未甲基化的子链，这个现象也被称为"被动去甲基化"。

DNMT 有几种类型：DNMT1 是一种维持甲基转移酶，负责在 DNA 复制过程中将 DNA 甲基化模式复制到甲基化的子链上。DNMT2 是 DNMT1 的同源物，包含与所有 DNA 甲基转移酶相同的全部 10 个序列基序。但是，DNMT2（TRDMT1）不会使 DNA 甲基化，而是使天冬氨酸转移 RNA 的反密码子环中的胞嘧啶 -38 甲基化。DNMT3a 和 DNMT3b 是从头甲基转移酶，可在发育早期执行 DNA 甲基化模式。DNMT3L 是一种与其他 DNMT3 同源但无催化活性的蛋白质，因此 DNMT3L 通过增加其与 DNA 结合的能力并刺激其活性来辅助从头甲基转移酶[4]。目前，肿瘤表观遗传学主要针对 DNMT1。研究发现肿瘤在其发生的过程中出现了 DNA 总体水平的低甲基化，其中肿瘤抑制基因表现为高甲基化而原癌基因表现为低甲基化。通常，肿瘤抑制基因在异常高甲基化状态下的功能是沉默的，类似于肿瘤抑制基因突变发生的沉默。导致肿瘤抑制基因沉默的 DNA 甲基化通常发生在肿瘤抑制基因的蛋白质编码区的启动子上的多个 CpG 位点[5]。

表观遗传学的另一个研究热点是组蛋白修饰。如图 3-1-2 所示，H_2A、H_2B、H_3 和 H_4 构成核心组蛋白，而组蛋白 H1 和 H5 被称为接头组蛋白。核心组蛋白以二聚体形式存在，它由一个具有三个 α 螺旋（通过两个环连接）的折叠域组成。该螺旋结构与四个不同的二聚体相互作用形成一个八聚体核小体核心，该核心包括两个 H_2A-H_2B 二聚体和一个 H_3-H_4 四聚体。H_2A-H_2B 二聚体和 H_3-H_4 四聚体高度保守，带有"螺旋转螺旋转螺旋（helix turn helix turn helix）"基序。它们长的"尾巴"位于氨基酸结构的一端，可被其他酶修饰（包括甲基化、乙酰化、磷酸化和泛素化），从而影响其他调节蛋白（regulatory protein）的功能。结合较少组蛋白的基因通常是活跃的，而紧密结合在组蛋白内的基因通常是无活性的。所有组蛋白都通过赖氨酸（K）和精氨酸（R）带高

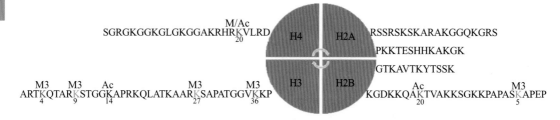

M=甲基化，Ac=乙酰化
红色表示激活，蓝色表示抑制

图 3-1-2　组蛋白转录后修饰

组蛋白 H2A、H2B、H3 和 H4 形成核心组蛋白，它们的一端具有可被酶修饰的长"尾巴"，这些修饰包括甲基化、乙酰化、磷酸化和泛素化，从而调节调节蛋白。肿瘤疾病的组蛋白中了解得最清楚的氨基酸修饰是 H3K4Me3 和 H3K36Me3（激活，红色）和 H3K9me2/3 和 H3K27me3（抑制，蓝色）。K＝赖氨酸，R＝精氨酸

度正电荷的 N 末端残基来调节调节蛋白[6]。如表 3-1-1 和图 3-1-2 所示，组蛋白中大多数带正电荷的氨基酸可通过甲基化来控制激活基因（RNA 聚合酶 II 的 $H_3K_4Me_3$ 和甲基转移酶 Set_2 的 $H_3K_{36}Me_3$）和抑制基因（HP-1 蛋白的 $H_3K_9me_{2/3}$、多梳复合物 PCR1 的 $H_3K_{27}me_3$ 和 HP1 蛋白的 $H_4K_{20}me_3$，其中 HP-1 蛋白即异染色质蛋白-1，其功能是募集组蛋白脱乙酰基酶和组蛋白甲基转移酶）的转录[7]。其他修饰包括磷酸化（如磷酸化 H_2AX 的 139 位丝氨酸，影响 DNA 损伤修复功能）和乙酰化（如乙酰化 H_3 的 56 位赖氨酸，$H_3K_{56}Ac$）。H3 的 10 位丝氨酸和 H_2B 的 10/14 位丝氨酸的磷酸化（phospho-H_3S_{10} 及 phospho-$H_2BS_{10/14}$）可影响 DNA 浓缩过程。通常，在肿瘤发生过程中，组蛋白甲基化作用沉默了肿瘤抑制基因的功能，而组蛋白去甲基化作用激活了癌基因的功能。

表 3-1-1　组蛋白转录后修饰

修饰	H_3K_4	H_3K_9	H_3K_{14}	H_3K_{27}	H_3K_{36}	H_2BK_5	H_2BK_{20}
三甲基化	激活	抑制		抑制	激活	抑制	
乙酰化		激活	激活	激活			激活

我们了解了 DNA 甲基化和组蛋白修饰后，如图 3-1-3 所示，根据用于肿瘤疾病靶向治疗的表观遗传学的临床检测工作流程，本章将系统地介绍：①用于表观遗传学分析的临床取样；②临床表观遗传学和表观基因组学检测方法及其分析；③基于表观遗传学分析可进行的表观遗传学疗法与预防；④在结尾部分，将基于表观遗传学分析讨论靶向治疗的挑战和未来发展。

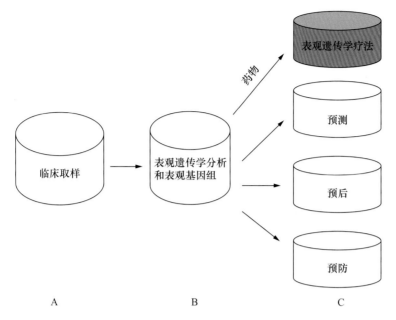

图 3-1-3　临床表观遗传和表观基因组分析

遗传学疗法和肿瘤预防的流程，从取样到表观遗传学和表观基因组的应用。本章将详细讨论表观遗传疗法（橙色）

第二节 用于表观遗传学分析的临床取样

　　肿瘤抑制基因和原癌基因中的表观遗传异常在肿瘤发展中起重要作用。肿瘤细胞特异性CpG岛（富含CpG二核苷酸的区域）的异常甲基化可以用作检测癌细胞的标记。特定基因或基因组的甲基化是表观遗传学疗法的指征。甲基化组还可以预测化学疗法的效果和预后。例如，DNA去甲基化药物已经显示出对多种肿瘤有效。近年来，越来越多的肿瘤组织取样被用于诊断和靶向治疗。由于不同临床样本DNA稳定性不一样，将来自肿瘤患者的非癌组织（例如血浆、血清、尿液和唾液）的甲基化DNA作为一种肿瘤生物标志物也受到关注[8]。随着超敏感技术在过去十年的发展，液体活检（LB）中可操作的基因改变（即突变）的识别已成为一种常规做法，以决定是否应该应用靶向治疗。同样，对整体或特定表观遗传学改变的分析也可能作为诊断、预后甚至癌症药物反应的生物标记物[9]。

　　为了获得用于表观遗传学分析的良好样本，在这里我们将讨论两种类型的临床样本（肿瘤组织样本和非肿瘤组织样本）的获取方法，包括它们的优缺点。

一、从肿瘤组织获取肿瘤细胞样本

　　用于表观遗传学分析的肿瘤组织取样包括体外临床取样、离体临床取样和组织水平取样，然后用计算机对样本进行下游的临床表观遗传学分析。

1. 体外临床取样

　　用于肿瘤细胞分离的体外临床取样技术包括MACS、FACS和LCM[10]。体外临床取样的MACS技术通常通过细胞表面生物标志物（例如CSC的CD133/CD44和CTC的EpCAM）对CSC和CTC进行分类。目前，MACS可以进行多色标记，通过阴性和/或阳性选择来特异性地收集肿瘤细胞和CTC，从而提高特定肿瘤细胞和CTC的收集纯度。FACS既可以像MACS一样，通过肿瘤细胞表面的特异性生物标志物分离肿瘤细胞或CSC，也可以通过不同于MACS的细胞内生物标志物进行分离。目前，多色流式细胞仪可以通过组合生物标志物一步法收集肿瘤细胞和CTC，从而也可以提高用于表观遗传学研究的肿瘤细胞的纯度。LCM依靠肿瘤细胞的形态及其在载玻片上的排列变化而具有明显的优势。LCM技术还可以在体内环境中特异性选择肿瘤细胞。结合抗体的染色方法（IHC/ICC）和基于DNA/RNA的染色可进一步提高具有特异性生物标志物的细胞纯度。在过去的几年中，随着LCM技术的研发和生物标志物的鉴定，LCM越来越多地用于高通量生物标志物筛选中。

2. 离体临床取样

用于表观遗传学分析的离体临床样本包括CSC和原代癌细胞的培养物。1994年，我们报告了50例用于药物敏感度测定的原代培养肿瘤细胞的方法[11]。我们常规地使用了一些增加原代细胞数量的技术，使其可用于下游临床基因组分析和药物筛选，这样使临床样本中的CSC和肿瘤细胞培养及其下游表观遗传学分析在治疗靶向和药物筛选中发挥重要作用。

3. 用于下游计算机临床表观遗传学分析的组织水平取样

在临床上，大多数通过手术切除的临床样本被直接在肿瘤组织水平上用液氮冷冻。如果组织水平的样本要进行表观基因组学分析，由于肿瘤组织中存在着混合细胞，那么用于下游计算机临床表观遗传学分析的组织水平取样对临床表观遗传学分析而言是非常重要的[12]。

◦二、液体活检和体液取样◦

用于表观遗传学分析的非肿瘤组织取样包括体液取样、细胞游离DNA（cfDNA）、CTC和外泌体[13]。尽管外泌体包含RNA、DNA和蛋白质，但我们更关注于DNA取样和检测，因此此处将介绍体液DNA、cfDNA和CTC-DNA的取样。

1. 体液取样

从1990年代末到2000年代初，临床实验室发现肿瘤细胞残留在体液中，例如在尿液、痰液、支气管肺泡灌洗液（BAL）、乳腺抽吸液、唾液和粪便中都发现了肿瘤细胞。从这些肿瘤的脱落细胞中可以检测出残留在体液中的DNA，因此体液样本被广泛应用于表观遗传学检测中[14]。例如，在痰液样本中分析p16的甲基化，在尿液样本中分析谷胱甘肽S-转移酶P1的甲基化，在乳腺抽吸物样本中分析细胞周期蛋白D2、RARb、Twist、GSTP1、p16、p14、RASSFIA和DAPK的甲基化，在唾液样本中分析p16、DAPK和MGMT的甲基化，在尿液样本中分析DAPK、RARb、E-cadherin、APC、RASSF1A和p14的甲基化可以检测膀胱癌[15]。根据临床数据，一些商业产品已越来越多地用患者体液样本分析DNA的改变[16, 17]。

2. 细胞游离DNA

血流中的cfDNA（cell free DNA）被认为起源于凋亡细胞。尽管大多数这种DNA来自非恶性细胞，但晚期癌症患者血浆中的肿瘤细胞cfDNA含量却有所增加。在对cfDNA突变体检测的结果进行了广泛研究之后，我们发现了越来越多的表观遗传学异常[18]。血浆中发现的cfDNA的大小与组蛋白DNA的长度大小一致，为50～180bp。cfDNA的优点是可以从冷冻和新鲜血浆中获取并被分析，缺点是同一患者的cfDNA的丰度比CTC低，并且血液循环中cfDNA的半衰期短且cfDNA浓度易变，因此cfDNA的得率对于患者应用来说仍是一大挑战。此外，受野生型DNA背景中的异常变体的影响也是cfDNA临床应用的一大挑战[19, 20]。为了克服这些困难，现已有很多公司开发了不同的产品和方法来检测cfDNA中的异常基因[21, 22]。另外，操作方式的改进也可以增加样品中cfDNA的量。因为样品的搅动和转移过程可能会使cfDNA从裂解的有核血细胞中释放出来，所以血液凝集过程中发生的细胞裂解可使血浆中的cfDNA量远远优于血清中的[23]。

3. 循环肿瘤细胞

CTC是一种从原发肿瘤部位转移到远端器官的过程中进入血液循环的肿瘤细胞。越来越多的研究显示，乳腺癌、前列腺癌、肺癌和大肠癌患者的循环血液中存在着肿瘤细胞[24]。20多年来，我们一直致力于从肿瘤患者和遗传病患者中富集临床稀有细胞[25]。临床证据表明，具有转移性病变的患者每1毫升全血中的CTC的数量更可能高达1～10个。如上节所述，从大约10毫升的血液中分离CTC的基本步骤包括梯度离心和阴性选择（CD45）/阳性选择（CD326），该过程被称为CTC富集[26, 27]。CTC很脆弱，当收集在标准的真空采血管中时，它们往往会降解。为了解决这一问题，美国食品药品监督管理局（FDA）批准了一种实用的CTC管*Cellsave*，用于收集临床样本，样本抽入*Cellsave*储存管后可保存96小时[28]。

在了解了表观遗传学的临床取样过程之后，我们需要确定哪种患者样本最适合于下游实验的处理分析。由于肿瘤的高度异质性，一旦患者有肿瘤样本可采集，就首先需要对肿瘤组织进行取样以便进行个体化治疗。如果医师需要纵向监测分子变化或需要筛选表观遗传学改变以检测肿瘤生物标志物、预测肿瘤预后和监测患者对肿瘤治疗的应答，则首选液体活检，因为它易于多次获取且具有微创性的优点，表3-2-1总结了用于表观遗传学分析的临床取样方法的应用及优点[29, 30]。

表3-2-1　用于表观遗传学分析的临床取样

方法	肿瘤组织水平			非肿瘤水平		
	体外取样	离体取样	肿瘤组织	体液	液体活检中的cfDNA	CTC-DNA
临床应用	治疗的精准用药			1. 在治疗过程中监测表观遗传学；2. 预防；3. 预测		
优点	精准医疗的特异性和敏感度			易于获取的、微创		

第三节 临床表观遗传学检测和表观基因组学分析

◦ 一、DNA甲基化的临床分析 ◦

DNA甲基化检测非常适用于临床环境。目前，检测DNA甲基化的技术已广泛应用于临床研究。经过将近30年的发展，几乎所有技术都可以涵盖甲基化检测，如图3-3-1所示。甲基化检测技术可以归类为：①局部特定基因甲基化测定；②基于测序技术和微阵列的全基因组水平的基因组区域和全局测定；③全局DNA甲基化测定[31]。在临

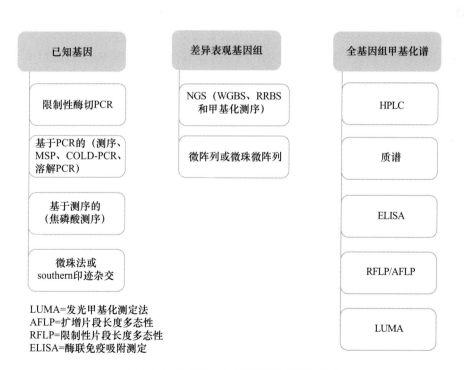

图 3-3-1　表观遗传和表观基因组研究技术

所有DNA甲基化的检测技术可分类为：①已在科研实验室和临床领域成功应用的局部特定基因；②已在科研实验室和临床领域成功应用的基于测序技术和微阵列的全基因组水平的基因组区域和全局测定；③常用于研究科研实验室或临床实验室的全局DNA甲基化测定

床应用中，任何表观遗传学测定方法都需要考虑以下三个方面：测定方法的可行性、已知基因表观遗传学的初始工作流程和未知基因表观基因组的初始工作流程，如下所示。

1. DNA甲基化检测的可行性

临床上，诊断方法的可行性取决于方法的选择，包括：①DNA样本的数量和质量，如福尔马林固定石蜡包埋（FFPE）样本与液体活检样本之间的选择；②临床表观遗传学方法的敏感度和特异性；③测定方法的稳定性和简便性，以及专用设备、试剂和生物信息学软件的可用性。除了上述三个检测甲基化的要求之外，还应考虑临床工作流程，即发现患者发病的起始表观遗传变化的初始工作流程，或监测特定基因甲基化变化的初始工作流程。

2. 已知基因表观遗传学的常规工作流程

对于已知基因，常规工作流程是一个非常实用的过程。目前，所有基于PCR的、焦磷酸测序的、限制性消化酶的测定都可用于检测已知的基因表观遗传学的改变[32]。我们已经报道了限制性消化酶测定方法[33]，在这里我们将介绍另外两种技术。

（1）基于PCR的甲基化检测

目前，至少有四种基于PCR的甲基化检测方法：基于PCR的测序（PCR-based sequencing）、甲基化特异性PCR（methylation-specific PCR）、高分辨率熔解PCR（PCR with high resolution melting）和用于未甲基化岛检测的低温变性共扩增PCR（COLD-PCR）。基于PCR的测序引物是根据CpG岛周围序列设计的（MethPrimer软件，http://www.urogene.org/methprimer），因此可用于亚硫酸氢盐转化的DNA的PCR扩增，所得的PCR产物可以被测序。直到最近，这还是证明感兴趣的CpG岛内单个CpG位点甲基化状态的唯一方法[34, 35]。可用于亚硫酸氢盐转化的DNA的另一种方法是甲基化特异性PCR。这种方法检测甲基化需要设计两对引物：一对引物用于扩增甲基化的DNA，另一对引物用于扩增未甲基化的DNA。每个样本进行两次qPCR反应，然后根据其CT值的差异计算相对甲基化[36]。这种方法的缺点是一次只能评估一个或两个CpG位点的甲基化状态。可以在http://www.urogene.org/methprimer上找到设计甲基化特异性引物的程序。高分辨率熔解PCR和COLD-PCR通常在实验研究中用以检测未甲基化的岛。

（2）基于焦磷酸测序的甲基化检测

焦磷酸测序是另一种已知基因检测技术。可以请Qiagen公司单独设计基因引物或购买其PyroMark CpG Assays试剂盒。获得PCR产物后，进行短读长（short-read）焦磷酸测序反应（～100bp）。根据甲基化CpG的dGTP和未甲基化DNA的dATP的混合信号强度，每个CpG位点的甲基化水平能在测序区域内进行定量。该技术能够测定非常小的甲基化异常（<5%）。对于异质肿瘤样本而言，这是一种很好的技术，因为对

异质肿瘤样本，混合细胞中只有一小部分细胞具有差异化的甲基化基因异常。焦磷酸测序需要一些专用的设备来检测，例如Bio Molecular Systems的Qseq仪或Qiagen公司的PyroMark仪[37]。

3. 从未知基因开始发现表观基因组异常的常规工作流程

在早期，我们通常使用随机限制性酶切消化DNA，并通过指纹（fingerprint）来发现癌前组织中DNA基因组水平上的SNP和表观基因组水平上的甲基化异常[38]。在如今的组学时代，我们可以使用基因组技术来揭示新的肿瘤抑制基因中的过甲基化。当前鉴定差异和未知甲基化区域的方法包括NGS、微阵列技术和Pacbio的SMRT DNA测序技术，如下所述。

（1）基于NGS的检测

目前，亚硫酸氢盐测序被认为是检测临床DNA甲基化异常的较好方法。由于DNA的亚硫酸氢盐处理可以将胞嘧啶转变为尿嘧啶，然后转化为胸腺嘧啶，而5-甲基胞嘧啶（5mC）残基可抵抗这种转变过程，因此甲基化的DNA可保持为胞嘧啶，然后转化为鸟嘌呤。根据这一原理，可以用一对未处理的DNA样本和经过亚硫酸氢盐处理的同一样本进行测序读取，从而可以检测出甲基化的胞嘧啶。随着NGS技术的出现，该方法可以扩展到整个基因组的DNA甲基化分析（称为全基因组亚硫酸氢盐测序，WGBS）。为了增加发现差异甲基化区域的测序覆盖率，科学家们还开发了富集方法，例如用抗甲基胞嘧啶结合蛋白（MBD）或抗5mC的抗体（MeDIP）来富集甲基化DNA。经过这些开发后，另一种可以增加覆盖率（因为CpG位点只存在于基因组中的部分区域）的NGS方法（称为简化代表性亚硫酸氢盐测序技术，RRBS）被用于测序。这种方法就像WGBS一样，可以使用任何可用的NGS平台（例如Illumina和Life Technologies，也包括华大的平台）进行测序，可分离出人类基因组中约85%的CpG岛。成功地进行MspI消化后，RRBS程序通常需要0.1～1μg的DNA[39]。此外，DNA甲基化测序的方法还有重亚硫酸盐处理后接头标记技术（PBAT）[40]、氧化-重亚硫酸盐测序（oxBS-Seq）[41]、TET辅助的重亚硫酸盐测序（TAB-seq）[42]、甲基化敏感度的限制酶测序（MRE-Seq）[43]、HELP-Seq[44]、甲基化DNA免疫共沉淀测序（MeDIP）[45]、甲基化结合域捕获技术（MBD-CAP）[46]和基于探针的靶向富集技术。安捷伦就提供了这种对富含CpG的区域或其他特定区域进行富集的方法，可以使用诱饵序列杂交固定的寡核苷酸，然后进行亚硫酸氢盐转化，这种技术被称为靶向亚硫酸氢盐测序，此类产品已经被市场化（例如，安捷伦的SureSelectXT甲基化测序靶向序列捕获基因组合）[47]。

（2）基于阵列的检测

通过免疫沉淀法获得的基因组甲基化DNA可以用于微阵列杂交。目前，还有两家大公司支持微阵列芯片或微珠，例如Affymetrix的GencChip Human Promoter 1.0R阵列和

GeneChip Human Tiling 2.0R阵列套件[48]。这些阵列可以使用经亚硫酸氢盐转变的DNA来检测基因启动子区域、增强子调控元件和31个非翻译区（31UTRs）内的DNA甲基化。Illumina公司的Infinium MethylationEPIC Kit，每个样品在单核苷酸分辨率超过85万个甲基化位点，且可以定量研究，微珠芯片覆盖99%的已知基因，包括miRNA启动子、51UTR、31UTR、编码区和岛岸，仅需250ng的DNA即可完成实验。从技术上讲，将经过亚硫酸氢盐处理过的基因组DNA与检测寡核苷酸混合，其中一条与由原始未甲基化胞嘧啶而来的尿嘧啶互补，另一条与甲基化位点的胞嘧啶互补。通过杂交，将带有标记的检测寡核苷酸固定在带有条形码的微珠上，然后测量代表甲基化水平的信号。

（3）三代测序的甲基化检测

Pacbio的SMRT DNA测序技术可以直接测到碱基被修饰的状态，即利用动力学原理，聚合酶遇到带有甲基化的碱基，合成速度会明显变慢，而且光谱也会发生改变，可实现甲基化检测[49]。

◦ 二、组蛋白修饰的临床分析 ◦

尽管组蛋白标志物仍在研究中，但组蛋白翻译后修饰（histone posttranslational modification，PTM）的缺陷与肿瘤的发生发展有关。组蛋白修饰的临床分析步骤包括细胞核提取、组蛋白纯化和组蛋白富集。位点特异性修饰组蛋白、表征PTM结合蛋白的基于肽的系统和针对组蛋白修饰的特异性PTM抗体，可用于在体组蛋白修饰成像和各种分析染色质免疫沉淀样本的方法中。例如，一方面如果我们从临床样本中研究组蛋白PTM，则首先需要进行全细胞裂解和细胞核抽提，然后富集组蛋白的组分并纯化组蛋白，最后通过抗体识别对肿瘤组织样本和正常对照进行组蛋白PTM检测。目前，针对57种不同的组蛋白PTM有200种抗体可供选用[50]。另一方面，染色质免疫共沉淀（chromatin immunoprecipitation，ChIP）可以检测特异性PTM组蛋白在基因组中的位置。结合PCR、微阵列和NGS技术，确定特异性PTM组蛋白的基因组位点的方法分别被称为ChIP分析法（结合下游PCR）、ChIP芯片（结合下游微阵列）和Chip-seq（结合下游NGS）[51, 52]。目前，用于检测PTM组蛋白的临床样本的开发并不像检测DNA甲基化那么容易。一个成功的例子是对FFPE组织样本进行ChIP-seq分析[53]。尽管组蛋白修饰测定法在临床分析和诊断方法上的发展缓慢，但通过质谱检测组蛋白PTM已在组蛋白PTM的鉴定和定量临床分析中显示出可行性。最近，MALDI成像质谱法已用于检测患者组织中的组蛋白PTM变异体，因此MALDI原位成像质谱法会在不久的将来被用于临床分析[54]。

表观遗传变异和表观基因组的分析可以为医师的临床应用策略提供指导[55, 56]。为了理解这些策略，在这里，我们总结了几乎所有的临床应用，包括：①表观遗传疗法和②肿瘤预测、预后和预防。

一、表观遗传学疗法

表观遗传异常被发现后，药物的选择取决于它们在药物库中记载的和从患者身上发现的表观遗传学异常之间的联系。

1. 基于甲基化分析的表观学疗法

在控制细胞生长的肿瘤抑制基因沉默时，DNA甲基化增加。如果发现表观遗传异常，异常DNA会将正常细胞转化为恶性肿瘤细胞。这种进展可以用诸如5-氮杂胞苷（AZA）和地西他滨（DEC）等药物通过DNMT1抑制作用来消除[57]。由于DNMT1抑制剂对肿瘤细胞的毒性较低，目前有三种策略可用于增加DNMT1的抑制作用：

（1）低剂量AZA或DEC治疗可长效减少由肿瘤起始细胞（tumor-initiating cell）引起的肿瘤发生，而在细胞周期中无细胞毒性。这种对脱甲基剂的缓慢起效的治疗应答已被报道在急性髓细胞性白血病和骨髓增生异常的治疗中获得了成功，并在治疗后持续存在应答[58]。

（2）脱甲基剂（AZA和DEC）可以激活编码MHC I 类蛋白和肿瘤抗原的基因。例如，据报道，干扰素通路基因通过施用AZA而被上调，因此，AZA与内源性抗原呈递的表达与干扰素应答的增加相关。此外，一些医师提供的证据表明，抑制DNA甲基化可以使黑色素瘤对抗CTLA4免疫检查点疗法和免疫抑制剂PDL1敏感。最近，在体外研究中发现AZA可以促进髓系恶性肿瘤患者免疫抑制性T调节（Treg）细胞的发展[59]。

（3）AZA与组蛋白脱乙酰基酶抑制剂的组合可以促进肿瘤抑制因子的再激活[60]。所有结果表明，通过抗DNMT进行表观遗传学治疗将是治疗不同肿瘤的有效模型，如

表3-4-1所示。

表3-4-1　临床表观遗传学疗法

类型	表观遗传疗法	抗肿瘤	FDA批准
DNMT1	地西他滨	MDS/AML	2006
	阿扎胞苷	MDS/AML	2004
	泽布拉林	MDS/AML	尚未
HDI	罗米地辛	CTCL	2009
	西达本胺	外周T细胞淋巴瘤（PTCL）	2015中国
	伏立诺他	皮肤T细胞淋巴瘤（CTCL）	2006
	帕比司他	多发性骨髓瘤	2015
	贝利司他	T细胞淋巴瘤	2014

2. 基于PTM组蛋白检测的表观遗传学疗法

组蛋白在HAT的帮助下控制DNA的螺旋和解螺旋，而HDAC的作用则从赖氨酸残基上除去乙酰基，从而形成浓缩的、转录沉默的染色质[61]。核心组蛋白末端尾部的可逆修饰为控制基因表达的主要表观基因组的机制编程。HDAC抑制剂（HDI）会阻止此作用，并可能导致组蛋白过度乙酰化，因此HDI是抑制肿瘤细胞增殖的新型药物。HDI通过诱导肿瘤抑制因子（如P53蛋白）产生抗肿瘤作用。近年来，人们一直在努力开发HDI作为肿瘤治疗的新选择。HDI还可以通过诱导p21表达对p53的活性进行调节。另外，HDAC参与视网膜母细胞瘤蛋白（pBb）通路，通过该通路，pRb抑制肿瘤增殖。雌激素也已被证实是肿瘤发生中的因素之一。通过与雌激素受体α（Erα）结合而导致的乳腺癌进展的数据表明，DNA甲基化是人类乳腺癌细胞中ERα沉默的关键因素。由于HDI抑制HDAC对肿瘤细胞具有非常有效的毒性，因此，有多种HDI类药物被应用于治疗血液系统恶性肿瘤、乳腺和肺癌，如表3-4-1所示[62]。

二、用于肿瘤预测、预防和预后的表观遗传异常

1. 表观遗传学异常的预测

为了预测癌前细胞向癌细胞的发展，我们已经做了大量的工作来研究临床模型，包括从骨髓增生异常综合征（MDS）到急性髓系白血病（AML）的恶性血液病以及从异常隐窝灶（ACF）到结肠癌的实体瘤（图3-4-1和表3-4-2）。在临床模型中，Preisler等科学家们将128例MDS和44例AML与12例正常骨髓进行了比较，首次将p15甲基化定义为癌前期血液系统恶性肿瘤的生物标志物[63]。

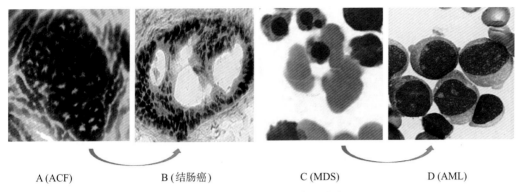

A (ACF)   B (结肠癌)   C (MDS)   D (AML)

图 3-4-1　从癌前细胞到癌细胞的成瘤过程

图 A 是结肠中的异常隐窝灶（ACF），图 B 是结肠癌组织，其中 A 和 B 是从癌前细胞到癌症的实体瘤临床模型；图 C 是 MDS 细胞，图 D 是 AML 细胞，这两个临床组织都是我们的早期模型，用于研究从癌前血液肿瘤到恶性血液肿瘤的肿瘤细胞的成瘤过程

表 3-4-2　表观遗传学分析的生物标志物

生物标志物类型	指示物	甲基化基因
通用生物标志物	通用肿瘤抑制基因	p53
易感性预测	易发生肿瘤的正常细胞	hMLH1、H19/Igf2
转变标志物	癌前癌症	p16、p15、p14、FZD9
诊断标志物	早期肿瘤诊断	Septin9
预后标志物	晚期肿瘤预后	APC、DAPK、LINE-1、H3K9、H3K18Ac
化学敏感度标志物	肿瘤对化疗的反应	MGMT、hMLH1、BRCA1

现在，p15 高甲基化已常规地用于筛选和预测血液恶性肿瘤的进展。经过二十多年的发展，科学家们发现了更多的癌前病变，例如胃上皮增生/上皮内瘤变、肠上皮化生、巴雷特食管、乳腺钙化、意义不明的单发性乳腺增生症（MGUS）、外阴上皮内瘤变（VIN）、阴道上皮内瘤变（VAIN）、外阴地衣硬化和扁平苔藓、宫颈上皮内瘤变（CIN）和鲍文氏病[64]。尽管在散发性或家族性癌症中清楚地显示了表观遗传变异 hMLH1 和 H19/Igf2，但大多数癌前病变都会消退，因此极少的癌前细胞会发展为恶性肿瘤。因此，应仔细评估这些基因针对表观遗传异常的甲基化测试的结果。如表 3-4-3 所示，在许多癌前病变中检测到 p16 甲基化，HPP1 和 RUNX3 的甲基化与巴雷特食管的进展有关。在许多 MDS 疾病中检测到 p15 甲基化，并且 p14 甲基化与溃疡性结肠炎患者的大肠不典型增生病变有关。

表 3-4-3　表观遗传学分析的预测生物标志物

甲基化基因	位点	肿瘤预测
p16	9p21	肺、肝和腺胃
hMLH1	3p21.3	遗传性非息肉性大肠癌
H19/Igf2	11p15.5	儿科疾病（SRS、BWS、PWS、Angelman 综合征）

甲基化基因	位点	肿瘤预测
p15	9p21.3	MDS，AML
HPP1	19pter-p13.1	巴雷特食管的进展
RUNX3	1p36.11	巴雷特食管的进展
p14	9p21.3	大肠发育不良病变

继甲基化变化的新检测技术被运用之后，在各种癌前组织中发现了越来越多的甲基化基因。例如，在NSCLC组织中发现了胰岛素样生长因子结合蛋白3（IGFBP-3）[65]。在出现基因组学之前，我们已经作出了巨大的努力来发现整个基因组DNA水平上的一些新甲基化，*Pretlow*和我们在基因组水平上使用了随机限制酶消化和指纹技术，从ACF组织中发现了一些新的甲基化，如图3-4-1（A和B）所示[66]。现在我们进入了基因组时代，我们可以使用基因组技术来发现位于肿瘤抑制基因上的新甲基化位点，如图3-4-2所示。

2. 表观遗传学异常的预后标志物

由于存在化疗/放疗的耐药性、复发和肿瘤远处转移（resistance of chemotherapy/radiotherapy，recurrence，remote metastasis of tumors，3R）等问题，晚期癌症是导致人类死亡的主要原因之一。鉴定可靠的预后因素，包括肿瘤耐药性、复发和远处转移（3R），对于临床癌症患者可能具有重大的前景意义。例如，对化学疗法/放射疗法有耐受高风险的患者需要调整新策略，而没有3R的低风险患者应使用常规治疗。如表3-4-4所示，预后的生物标志物主要包括组织学现象、细胞增殖、激素表达以及包括表观遗传和遗传异常在内的分子生物标志物。为了清楚地了解生物标志物，我们研究了25例预后不良AML的骨髓细胞，以表征和评估与治疗相关的生物标志物。生物标志物组合检测包括高水平的端粒酶活性、低水平的IL-6表达、p53突变和p15高甲基化。经过药物筛选后，对预后不良的高风险患者进行综合治疗，最终的结果表明降低端粒酶活性、升高IL-6表达水平和降低p15甲基化使难治性AML产生了良好的应答并提高了患者的生存率[67]。现在，几乎可以测定每种类型的肿瘤的CpG岛异常DNA甲基化。这些预后标志物大多已被分组，如死亡相关蛋白激酶基因（DAPK）、LINE-1、p16和APC[68]。例如，NSCLC的表观遗传学变化与复发和TP16、CDH13、RASSFIA和APC的甲基化有关。一些医师根据$H_3K_4Me_2$、H_2AK_5Ac和H_3K_9Ac的组织学、分期和全局表达水平将138例肺癌患者分为7组[69]。对这些组的研究显示，与瘤内H_3K_9Ac高水平的患者相比，瘤内$H_3K_4Me_2$高水平与总体存活率显著提高有关。

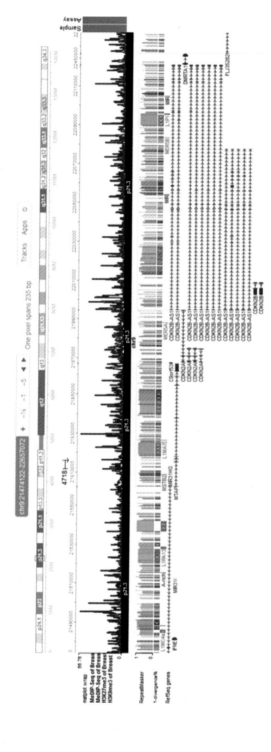

图 3-4-2　表观基因组数据

在我们从癌前乳腺组织中获取了 PTM 组蛋白序列后，分析了一个 p15 区域来研究 $H_3K_9Me_3$ 和 $H_3K_{27}Me_3$ PTM 组蛋白（均抑制 p15 抑制基因）。结果显示了 9 号染色体上从 21474122bp 到 22657072bp 是 p15 高甲基化区域

第三章　肿瘤性疾病表观基因组学的临床分析

表 3-4-4　表观遗传学分析的预后生物标志物

肿瘤疾病	甲基化基因	预后
急性粒细胞白血病	ER	生存率提高
膀胱癌	RAR/3	浸润
	RASSF2	生存不佳
	RUNX3	浸润、生存不佳
	TIMP3	转移
乳腺癌	hMLH1	转移和生存不佳
大肠癌	HLTF	复发、预后不良
	ID-4	生存不佳
	p16	淋巴管浸润
	Vimentin	肝转移
食道癌	APC	生存不佳
胃癌	CDH2	复发
	COX2	生存率提高
	FHIT	淋巴结转移
	p17	转移
胶质瘤	ASC/TMS2	生存不佳
	MGMT	生存不佳
黑色素瘤	FHIT	晚期
成神经细胞瘤	RASSF3	生存不佳
非小细胞肺癌	APC	生存不佳
	ASC/TMSI	浸润
	CDH1	更长的生存期
	DAPK	生存不佳
	FHIT	生存不佳
	GSTP3	预后不良
	IGFBP3	预后不良
	MGMT	生存不佳
	RASSF1	复发
卵巢癌	RASSF4	浸润
前列腺癌	CD44	转移
	ESRI	进展
	GSTPI	复发
	GSTP2	晚期
	LAMA3/B3/C2	生存不佳
	LINE-1 脱甲基化	转移
	PTGS2	预后不良
	SLC18A2	生存不佳

另一方面，第二种预后生物标志物是对治疗应答的评估[70]。例如，甲基化MGMT基因是神经胶质瘤中对烷基化剂的化学敏感度的预测指标。MGMT位于染色体10q26区域，在生理条件下MGMT低表达，但是在暴露于烷基化剂或辐射后上调。MGMT过表达保护正常组织免受烷基化致癌物（包括化学治疗剂）的毒性作用。由于MGMT的功能是DNA修复，因此，如果我们发现MGMT高甲基化，表明着恶性神经胶质瘤和胶质母细胞瘤对卡莫司汀（BCNU）化疗和辐射放疗具有敏感度。

此外，已有报道证明甲基化可用于预测化疗应答，卵巢癌中的顺铂与基因hMLH1甲基化，乳腺癌中的他莫昔芬与BRCA1甲基化，伊立替康与WRN甲基化。这里简要总结了与化学敏感度有关的一些基因甲基化生物标志物，如表3-4-5所示。

表3-4-5　药物应答的预后生物标志物

癌症类型	基因甲基化	相关特征
乳腺癌	ABCB1和GSTP1	对阿霉素的敏感度增加
	BRCA1	对顺铂的敏感度增加
	CDK10	对他莫昔芬的耐药性增加
慢性粒细胞白血病	LINE1脱甲基	对地西他滨的敏感度增加
子宫内膜癌	CHFR	对紫杉烷类的敏感度增加
胃癌	ASC/TMSI	对5-氟尿嘧啶的耐药性增加
	CHFR	对微管抑制剂的敏感度增加
生殖细胞肿瘤	RASSF1A and HIC1	对顺铂的耐药性增加
胶质瘤	MGMT	对卡莫司汀的敏感度增加
卵巢癌	BRCA1和BRCA2	对顺铂的敏感度增加
	hMLH2	对卡铂/紫杉醇的耐药性增加
沃纳综合征	WRN	对伊立替康的耐药性增加

3. 针对表观遗传学异常的早期标志物的预防疗法

目前大多数肿瘤的预防措施涉及运动的类型、营养或饮食的种类和对体重的控制。这些措施必须经过长时间的坚持才能出现可见的效果，但是不能保证以某种方式进食或行为将绝对确保免受癌症的侵害。在这里，我们通过早期肿瘤筛查来进行肿瘤的预防，即通过非侵入性的手段建立有效的异常表观遗传学分子检测方法，从而将非侵入性方法的肿瘤甲基化DNA标志物检测与肿瘤的发生发展联系起来[71]。例如，血液循环中的Septin9、波形蛋白、TMEFF2、NFGR的甲基化可能成为筛选早期原发性结直肠癌（CRC）的生物标志物。如表3-4-6所示，一些潜在的甲基化候选标志物（如前列腺癌的GSTP1和膀胱癌的ALX4）正在研究中，可用于早期阶段的癌症检测。随着表观基因组学筛选技术的兴起，更多的与肿瘤相关的高甲基化基因将在早期癌症检测中被发现。

表 3-4-6　早期肿瘤的预防和治疗生物标志物

基因甲基化	早期肿瘤	位点
Septin9	CRC	17q25.3
波形蛋白	CRC	10p13
TMEFF2	CRC	2q32.3
NFGR	CRC	17q21
GSTP1	前列腺癌	11q13.2
ALX4	膀胱癌	11p11.2
HIC1	肝癌	17p13.3
GSTP1	肝癌	11q13.2
SOCS1	肝癌	16p13.13
RASSF1	肝癌	3p21.31
CDKN2A	肝癌	9p21.3
APC	肝癌	5q22.2
RUNX3	肝癌	1p36.11
PRDM2	肝癌	1p36.21

表观遗传学检测作为一种新兴的临床模型，专注于识别异常的DNA甲基化和组蛋白翻译后修饰（PTM）。为了预防肿瘤的发生以及为肿瘤患者提供治疗，我们需要综合考虑包括表观遗传检测结果在内的患者信息。尽管检测异常DNA甲基化和组蛋白PTM的方法在过去二十年中已经得到迅速发展，但仍应解决以下几个问题：

一、为定量网络提供支持的表观基因组

在指导治疗干预方面，基于基因组学的诊断测试已经得到了很大的发展。为了改善临床实践，临床基因组学分析、支持临床基因组学诊断的定量网络得到了巨大发展，从而可以为患者提供个体化治疗[72]。正如我们在上面讨论的那样，为了提高肿瘤患者表观遗传学治疗的效果，我们需要从表观基因组数据中开发定量网络，以定义特定的治疗靶点。

二、临床表观遗传学诊断需要常规特异性和敏感度测试

正如我们对基因组谱进行了特异性和敏感度测试一样[73]，我们还需要对表观基因组谱建立特异性和敏感度测试方法。如果我们添加了这两种临床测试，临床表观遗传疗法将会获得更大的改善。

◦ 三、临床表观诊断需要确认试验 ◦

癌症研究的最新发展使科学家能够将不同的表观遗传学谱应用于患者。如果我们添加实验室确认试验，则临床表观遗传学诊断和治疗的精确性将得到大大改善[74]。

◦ 四、表观遗传学需要开发其他选项 ◦

发现表观遗传异常后，目前已获FDA批准的化合物可用于靶向治疗的临床开发。如果我们将与药物、抗体和小分子相关的RNA基因组学或microRNA谱以及GWAS结合起来[75, 76]，则将大大改善表观遗传学诊断的精确性和确保临床基因组学在临床治疗中的充分应用。

（张逸飞　陆　静　李彪如）

参考文献

［1］ Baker S J, Markowitz S, Fearon E R, et al. Suppression of human colorectal carcinoma cell growth by wild type p53 [J]. Science, 1990, 249(4971): 912-915.

［2］ Chial H. Proto-oncogenes to Oncogenes to Cancer. Nature Education [J]. 2008, 1(1): 33.

［3］ Ledford H. Disputed definitions [J]. Nature, 2008, 455(7216): 1023-1028.

［4］ Rountree M R, Bachman K E, Baylin S B. DNMT1 binds HDAC2 and a new co-repressor, DMAP1, to form a complex at replication foci [J]. Nat Genet, 2000, 25(3): 269-277.

［5］ Cohen N, Kenigsberg E, Tanay A. Primate CpG Islands Are Maintained by Heterogeneous Evolutionary Regimes Involving Minimal Selection [J]. Cell, 2011, 145(5): 773-786.

［6］ Cuthbert G L, Daujat S, Snowden, A W, et al. Histone deamination antagonizes arginine methylation [J]. Cell, 2004, 118(5): 545-553.

［7］ Ozdemir A, Spicuglia S, Lasonder E, et al. Characterization of lysine 56 of histone H_3 as an acetylation site in Saccharomyces cerevisiae [J]. Journal of Biological Chemistry, 2005, 280(28): 25949-25952.

［8］ Nieva J J, Kuhn P. Fluid biopsy for solid tumors: a patient's companion for lifelong characterization of their disease [J]. Future Oncology, 2012, 9(8): 989-998.

［9］ Palanca-Ballester C, Rodriguez-Casanova A, Torres S, et al.Cancer Epigenetic Biomarkers in Liquid Biopsy for High Incidence Malignancies [J]. Cancers (Basel), 2021, 13(12): 3016.

［10］ Li B. Clinical Genomic Analysis and Diagnosis-Genomic Analysis Ex Vivo, in Vitro and in Silico [J]. Clinical Medicine and Diagnostics, 2012, 2(4): 37-44.

［11］ Li B R, Tong S Q, Zhang X H, et al. A new experimental and clinical approach of combining usage of highly active tumor-infiltrating lymphocytes and highly sensitive antitumor drugs for the advanced malignant tumor [J]. Chin Med J (Engl), 1994, 107(11): 803-807.

［12］ Zhang W, Ding J, Qu Y, et al. Genomic expression analysis by single-cell mRNA differential display of quiescent CD8 T cells from tumor-infiltrating lymphocytes obtained from in vivo liver tumors [J]. Immunology, 2009, 127(1): 83-90.

［13］ Cohen S J, Punt C J, Iannotti N, et al. Relationship of circulating tumor cells to tumor response, progression-free survival, and overall survival in patients with metastatic colorectal cancer [J]. J Clin Oncol, 2008, 26(19): 3213-3221.

［14］ Pantel K, Riethdorf S, Riethdorf. Pathology: are circulating tumor cells predictive of overall survival? [J]. Nature Reviews Clinical Oncology, 2009, 6(4): 190-191.

［15］ Esmaeilsabzali H, Beischlag T V, Cox M E, et al. Detection and isolation of circulating tumor cells: principles and methods [J]. Biotechnol Adv, 2013, 31(7): 1063-1084.

［16］ Miller M C, Doyle G V, Terstappen L W. Significance of Circulating Tumor Cells Detected by the Cell Search System in Patients with Metastatic Breast Colorectal and Prostate Cancer [J]. J Oncol, 2010, 2010: 617421.

［17］ Lee E Y, Lee E, Yoon H, et al. Comparison of Four Commercial Kits for Isolation of Urinary Cell-Free DNA and Sample Storage Conditions [J]. Diagnostics (Basel), 2020, 10(4): 234.

［18］ Gai W, Sun K.Epigenetic Biomarkers in Cell-Free DNA and Applications in Liquid Biopsy [J]. Genes (Basel), 2019, 10(1): 32.

［19］ Sherwood J L, Corcoran C, Brown H, et al. Optimized Pre-Analytical Methods Improve KRAS Mutation Detection in Circulating Tumor DNA (ctDNA) from Patients with Non-Small Cell Lung Cancer (NSCLC) [J]. Plos One, 2016, 11(2): e0150197.

［20］ Ding S C, Dennis Lo Y M.Cell-Free DNA Fragmentomics in Liquid Biopsy [J]. Diagnostics (Basel), 2022, 12(4): 978.

［21］ Qin Z, Ljubimov V A, Zhou C Q, et al. Cell-free circulating tumor DNA in cancer [J]. Chin J Cancer, 2016, 35: 36.

［22］ Liu Y, Cheng L, Wang G, et al. Anano-magnetic size selective cfDNA extraction platform for liquid biopsy with enhanced precision [J]. J Chromatogr B Analyt Technol Biomed Life Sci, 2022, 1199: 123236.

［23］ Alberry M. Free fetal DNA in maternal plasma in anembryonic pregnancies: confirmation that the origin is the trophoblast [J]. Prenatal Diagnosis, 2007, 27(5): 415-418.

［24］ Marrinucci D, Bethel K, Luttgen M, et al. Circulating tumor cells from well-differentiated lung adenocarcinoma retain cytomorphologic features of primary tumor type [J]. Archives of Pathology & Laboratory Medicine, 2009, 133(9): 1468-1471.

[25] Xu Y, Hu H, Zheng J, et al. Feasibility of whole RNA sequencing from single-cell mRNA amplification [J]. Genet Res Int, 2013, 2013: 724124.

[26] Catherine A P, Heidi S, Klaus P. Circulating Tumor Cells and Circulating Tumor DNA [J]. Annu Rev Med, 2012, 63: 199-215.

[27] Hirahata T, Quraish R U, Quraish A U, et al. Liquid Biopsy: A Distinctive Approach to the Diagnosis and Prognosis of Cancer [J]. Cancer Inform, 2022, 21: 11769351221076062.

[28] Kang Q, Henry N L, Paoletti C, et al. Comparative analysis of circulating tumor DNA stability In K3EDTA, Streck, and Cell Save blood collection tubes [J]. Clin Biochem, 2016, 49(18): 1354-1360.

[29] Nagrath S, Sequist L, Maheswaran S, et al. Isolation of rare circulating tumor cells in cancer patients by microchip technology [J]. Nature, 2007, 450(7173): 1235-1239.

[30] Radfar P, AboulkheyrEs H, Salomon R, et al. Single-cell analysis of circulating tumor cells: enabling technologies and clinical applications [J]. Trends Biotechnol, 2022, 40(9): 1041-1060.

[31] Gershman A, Sauria M E G, Guitart X, et al. Epigenetic Patterns in a Complete Human Genome [J]. Science, 2022, 376(6588): eabj5089.

[32] PajaresM J, Palanca-Ballester C, Urtasun R, et al. Methods for analysis of specific DNA methylation status [J]. Methods, 2021, 187: 3-12.

[33] Li B, Yang J, Tao M, et al. Poor prognosis acute myelogenous leukemia 2--biological and molecular biological characteristics and treatment outcome [J]. Leuk Res, 2000, 24(9): 777-789.

[34] El-Maarri O. Methods: DNA methylation [J]. Adv Exp Med Biol, 2003, 544: 197-204.

[35] Feng L, Lou J. DNA Methylation Analysis [J]. Methods Mol Biol, 2019, 1894: 181-227.

[36] Fraga M F, Esteller M. DNA methylation: a profile of methods and applications [J]. Bio Techniques, 2002, 33(3): 632, 634, 636-649.

[37] Nyren P. The History of Pyrosequencing [J]. Methods Mol Biology, 2007, 373: 1-14.

[38] Li B, Yang J, Andrews C, et al. Telomerase activity in preleukemia and acute myelogenous leukemia [J]. Leuk Lymphoma, 2000, 36(5-6): 579-587.

[39] Alexander M, Andreas G, George W B, et al. Reduced representation bisulfite sequencing for comparative high-resolution DNA methylation analysis [J]. Nucleic Acids Res, 2005, 33(18): 5868-5877.

[40] Miura F, Enomoto Y, Dairiki R, et al. Amplification-free whole-genome bisulfite sequencing by post-bisulfite adaptor tagging [J]. Nucleic Acids Res, 2012, 40(17): e136.

[41] Booth MJ, Marsico G, Bachman M, et al. Quantitative sequencing of 5-formylcytosine in DNA at single-base resolution [J]. Nat Chem, 2014, 6(5): 435-440.

[42] Yu M, Hon GC, Szulwach KE. et al. Base-resolution analysis of 5-hydroxymethylcytosine in the mammalian genome [J]. Cell, 2012, 149(6): 1368-1380.

[43] Fouse SD, Nagarajan RO, Costello JF. Genome-scale DNA methylation analysis [J]. Epigenomics, 2010, 2(1): 105-117.

[44] Khulan B, Thompson RF, Ye K, et al. Comparative isoschizomer profiling of cytosine methylation: the HELP assay [J]. Genome Res, 2006, 16(8): 1046-1055.

[45] Weber M, Davies JJ, Wittig D, et al. Chromosome-wide and promoter-specific analyses identify sites of differential DNA methylation in normal and transformed human cells [J].

Nat Genet, 2005, 37(8): 853-862.

[46] Rauch TA, Zhong X, Wu X, et al. High-resolution mapping of DNA hypermethylation and hypomethylation in lung cancer [J]. Proc Natl Acad Sci U S A, 2008, 105(1): 252-257.

[47] Ghorbani M, Azghandi M, Kerachian MA. Aberrantly methylated-differentially genes and pathways among Iranian patients with colorectal cancer [J]. Cancer Cell Int, 2021, 21(1): 346.

[48] Thomson Reuters Genome Research. 2014 Journal Citation Reports [R]. Web of Science (Science), 2015.

[49] Chen J, Cheng J, Chen X, et al. Whole-genome long-read TAPS deciphers DNA methylation patterns at base resolution using PacBio SMRT sequencing technology [J]. Nucleic Acids Res, 2022, gkac612. .

[50] Fuchs S M, Krajewski K, Baker R W, et al. Influence of Combinatorial Histone Modifications on Antibody and Effector Protein Recognition [J]. Curr Biol, 2011, 21(1): 53-58.

[51] Blow M J, Mcculley D J, Li Z, et al. ChIP-Seq identification of weakly conserved heart enhancers [J]. Nature Genetics, 2010, 42(9): 806-810.

[52] Kerdivel G, Boeva V. Chromatin Immunoprecipitation Followed by Next-Generation Sequencing (ChIP-Seq) Analysis in Ewing Sarcoma [J]. Methods Mol Biol, 2021, 2226: 265-284.

[53] Cejas P, Li L, O'Neill N K, et al. Chromatin immunoprecipitation from fixed clinical tissues reveals tumor-specific enhancer profiles [J].(2016) Nat Med, 2016, 22(6): 685-691.

[54] Djidja M C, Claude E, Scriven P, et al. Antigen retrieval prior to on-tissue digestion of formalin-fixed paraffin-embedded tumor tissue sections yields oxidation of proline residues [J]. BiochimBiophys Acta, 2016, 1865(7): 901-906.

[55] Devemy E, Li B, Tao M, et al. Poor prognosis acute myelogenous leukemia: 3-biological and molecular biological changes during remission induction therapy [J]. Leuk Res, 2001, 25(9): 783-791.

[56] Mauer J, Luo X, Blanjoie A. et al. Reversible methylation of m6Am in the 5' cap controls mRNA stability [J]. Nature, 2017, 541: 371-375.

[57] Flotho C, Claus R, Batz C, et al. The DNA methyltransferase inhibitors azacitidine, decitabine and zebularine exert differential effects on cancer gene expression in acute myeloid leukemia cells [J]. Leukemia, 2009, 23(6): 1019-1028.

[58] Thepot S, Bochrer S, Seegers V, et al. A phase I / II trial of Erlotinib in higher risk myelodysplastic syndromes and acute myeloid Ieukemia after azacitidine failure [J]. Leuk Res, 2014, 38(12): 1430-1434.

[59] Klar A S, Gopinadh J S. Treatment with 5-Aza-2'-Deoxycytidine Induces Expression of NY-ESO-1 and Facilitates Cytotoxic T Lymphocyte-Mediated Tumor Cell Killing [J]. PLoS One, 2015, 10(10): e0139221.

[60] Wang N, Chen Y, Yang X, et al. Selenium-binding protein 1 is associated with the degree of colorectal cancer differentiation and is regulated by histone modification [J]. Oncol Rep, 2014, 31(6): 2506-2514.

[61] Miller T A, Witter D J, Belvedere S. Histone deacetylase inhibitors [J]. Journal of

Medicinal Chemistry, 2003, 46(24): 5097-5116.

[62] Zhang Z, Yamashita H, Toyama T, et al. Quantitation of HDAC1 mRNA expression in invasive carcinoma of the breast [J]. Breast Cancer Rescarch and Treatment, 2005, 94(1): 11-16.

[63] Preisler H D, Li B, Yang B L, et al. Suppression of telomerase activity and cytokine messenger RNA levels in acute myelogenous leukemia cells in vivo in patients by amifostine and interleukin 4 [J]. Clin Cancer Res, 2000, 6(3): 807-812.

[64] Shi H, Chen S Y, Lin K. Raman spectroscopy for early real-time endoscopic optical diagnosis based on biochemical changes during the carcinogenesis of Barrett's esophagus [J]. World J Gastrointest Endosc, 2016, 8(5): 273-275.

[65] Le HT, Lee HJ, Cho J, et al. Insulin-Like Growth Factor Binding Protein-3 Exerts Its Anti-Metastatic Effect in Aerodigestive Tract Cancers by Disrupting the Protein Stability of Vimentin [J]. Cancers (Basel), 2021, 13(5): 1041.

[66] Luo L, Li B, Pretlow T P. DNA alterations in human aberrant crypt foci and coloncancers by random primed polymerase chain reaction [J]. Cancer Res, 2003, 63(19): 6166-6169.

[67] Preisler H D, Perambakam S, Li B, et al. Alterations in IRF1/IRF2 expression in acute myelogenous leukemia [J]. Am J Hematol, 2001, 68(1): 23-31.

[68] Liu Y, Zhou Z T, He Q B, et al. DAPK promoter hypermethylation in tissues and body fluids of oral precancer patients [J]. Med Oncol, 2012, 29(2): 729-733.

[69] Barlesi F, Giaccone G, Gallegos-Ruiz M I, et al. Global histone modifications predict prognosis of resected non- small-cell lung cancer [J]. J Clin Oncol, 2007, 25(28): 4358-4364.

[70] Mitchell S M, Ho T, Brown G S, et al. Evaluation of Methylation Biomarkers for Detection of Circulating Tumor DNA and Application to Colorectal Cancer [J]. Genes (Basel), 2016, 7(12): 125.

[71] Papanicolau-Sengos A, Aldape K. DNA Methylation Profiling: An Emerging Paradigm for Cancer Diagnosis [J]. Annu Rev Pathol, 2022, 17: 295-321.

[72] Wang X. New strategies of clinical precision medicine [J]. Clin Transl Med, 2022, 12(2): e135.

[73] Nabhan C, Raca G, Wang Y L, Predicting Prognosis in Chronic Lymphocytic Leukemia in the Contemporary Era [J]. JAMA Oncol, 2015, 1(7): 965-974.

[74] Peeters M, Kafatos G, Taylor A, et al. Prevalence of RAS mutations and individual variation patterns among patients with metastatic colorectal cancer: A pooled analysis of randomized controlled trials [J]. Eur J Cancer, 2015, 51(13): 1704-1713.

[75] Shu W Y, Li J L, Wang X D, et al. Pharmacogenomics and personalized medicine: a review focused on their application in the Chinese population [J]. Acta Pharmacol Sin, 2015, 36(5): 535-543.

[76] Lee JE, Kim MY. Cancer epigenetics: Past, present and future [J]. Semin Cancer Biol, 2022, 83: 4-14. .

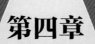

第四章
致癌微小核糖核酸在肿瘤
疾病的临床分析

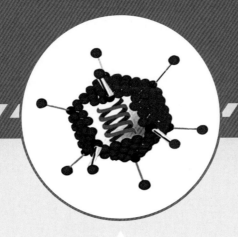

第一节　概　述

　　临床肿瘤患者样本中微小核糖核酸（microRNA，miRNA）的改变已被广泛发现。科学家们对这些变化与肿瘤疾病之间的关系进行了深入研究，发现了一组与肿瘤相关的miRNA变异。在肿瘤的发生和发展过程中起作用的miRNA被称为致癌miRNA（oncogenic miRNA，简称为oncomiR）。检测oncomiR图谱的改变已越来越多地用于预测预后和监测肿瘤治疗的临床反应，以及利用miRNA图谱进行针对肿瘤的RNA治疗的研究。本章旨在通过对oncomiR结果的分析重点关注患者的诊断、治疗和预后预测。为了使临床医师易于理解oncomiR应用的实践流程，本章的内容包括：用于miRNA分析的临床取样、临床miRNA检测分析及其临床应用，该临床应用包括预测肿瘤疾病的预后和预测对化疗的反应、根据miRNA生物标志物对肿瘤进行诊断的分类以及RNA治疗方法。最后一部分将阐述基于现有oncomiR的临床挑战和对未来发展的展望。

　　microRNA（miRNA）是具有22个核苷酸的非编码RNA，其存在于细胞内和细胞外，例如循环血液、体液和临床人体组织样本中[1]。miRNA可以通过碱基配对原则与信使RNA（mRNA）的碱基序列结合发挥抑制功能，从而通过切割和抑制机制使这些基因沉默，因此miRNA与RNA干扰（RNAi）机制中的干扰RNA（siRNA）功能相似。miRNA来自带有短发夹结构的RNA转录物区域，而siRNA来自较长的双链区域。由于miRNA仅靶向mRNA的6～8个核苷酸，因此组合调控是miRNA的一个特殊功能，例如，miRNA可以靶向数百种不同的mRNA靶标，或者一个基因可以被多个miRNA所靶向，而siRNA则可以完全地结合人类基因，所以siRNA可以完全抑制一个基因[2]。

　　根据对miRNA的研究，我们了解到miRNA是从非编码RNA或编码基因的序列转录而来的[3]。简要地如图4-1-1A所示，在RNA聚合酶Ⅱ从序列转录miRNA基因后，转录本会变成发夹环，称为pri-miRNA。所得的转录本在5′端带有一个特殊修饰的核苷酸，并在80个核苷酸的RNA茎环中带有一个poly-A尾巴。pri-miRNA中的发夹的双链RNA（dsRNA）被DGCR8（核蛋白，Digeorge综合征关键区域8）识别，从而释放出带有茎的发夹，称为pre-miRNA（前体miRNA）。pre-miRNA发夹通过输出蛋白-5

（exportin-5）从细胞核输出到细胞质中，此过程由GTP提供能量支持。最后，pre-miRNA发夹（如图4-1-1B所示）被称为Dicer的RNase Ⅲ酶切割形成22个核苷酸的miRNA-miRNA双链体。双链体中的一条链参与RNA诱导沉默复合物（RNA-induced silencing complex，RISC）的形成，最终与靶向mRNA互补配对形成miRNA-mRNA双链体[4]。

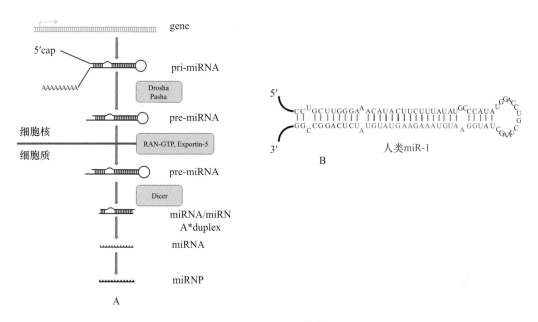

图4-1-1　miRNA代谢

A. miRNA-mRNA复合物形成的过程；B. miRNA的功能机制。带茎环的miRNA和以红色显示的成熟的miRNA

在实验研究中，已证实miRNA靶向与肿瘤细胞功能相关的结合位点[5]。慢性淋巴细胞性白血病（chronic lymphocytic leukemia，CLL）是第一个被发现与miRNA改变有关的疾病[6]。最早的miRNA模拟疗法于2013年进入临床用于癌症治疗[7, 8]。经过几年的努力，已经发现了许多与肿瘤疾病和肿瘤发生有关的miRNA，如今我们将与肿瘤疾病相关的miRNA图谱称为oncomiR（或oncomir）[9, 10]。现在医师和临床科学家将研究如何处理临床样本以检测miRNA改变，如何进行miRNA检测以便进行临床miRNA分析和诊断，如何使用miRNA图谱进行分析：①预测预后并监测肿瘤疾病的临床应答；②根据miRNA生物标志物对肿瘤进行分类；③用于肿瘤疾病发生的治疗。

为了更清楚地从oncomiR文档获得临床分析和诊断结果，如图4-1-2所示，我们将总结以下内容：①用于miRNA检测的临床取样方法；②临床miRNA检测及其分析；③临床应用，如从miRNA分析结果中预测预后、诊断和治疗方法；④在结论部分，我们将讨论基于临床oncomiR的靶向治疗的挑战和未来发展。

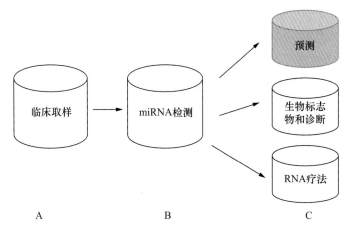

图 4-1-2　临床 oncomiR 和 oncomiR 分析
从取样、miRNA 检测到应用的流程。黄色表示 miRNA 预测

第二节 临床取样

如上所述，科学家们已经越来越多地发现miRNA图谱的变化与肿瘤疾病的发生发展有关。每个具体基因的miRNA图谱或者说各个组的miRNA模式主要与肿瘤预后的预测因子和对化疗应答的预测因子有关，也可根据miRNA生物标志物的不同将肿瘤分类。此外，一些miRNA还将被用于miRNA治疗的临床试验。针对临床患者治疗的不同应用，获得准确的miRNA图谱。在此我们将首先总结用于miRNA检测的不同取样方法，包括非肿瘤组织取样和肿瘤组织取样。

一、非肿瘤组织取样

用于oncomiR分析的非肿瘤组织包括体液样本、细胞游离循环miRNA、CTC和外泌体。对于临床科学家来说，非肿瘤组织的处理是非常"流行"的技术，可用于下游基因组（如oncomiR）的检测和分析。

1. 体液取样

在2010年初，一项研究报告分析了来自12种体液（如尿液、痰液、乳腺抽吸液、唾液和眼泪等）的oncomiR图谱。此后，关于利用体液miRNA检测的报道越来越多[11, 12]。迄今为止，已有多家公司大量报道了其用于miRNA的检测和分析的商业化产品[13, 14]。

2. 细胞游离循环miRNA

细胞游离循环miRNA（cell free circulating miRNA，cfmiRNA）已被证实是对肿瘤患者相对有效的生物标志物[15, 16]。大量的临床证据表明，miRNA肿瘤生物标志物中cfmiRNA与肿瘤的预后密切相关。例如，特定的cfmiRNA图谱被发现可作为食管腺癌患者生存和幽门螺杆菌（HP）感染的预后指标。研究数据对来自30位患者和30位健康对照者的1075个miRNA进行了分类，最终发现了与高危死亡（如果它升高＞10倍）相关的组合cfmiRNA（低miR-3935和高miR-4286）[17]。迄今为止，至少有三家公司的产品（Qiagen的miRNeasy试剂盒、Ambion的miRVana PARIS试剂盒和NorgenBiotek的总RNA分离试剂盒）经常被用于临床cfmiRNA的测定。从Qiagen试剂盒获得的cfmiRNA浓度为48.8pg/μL，Ambion试剂盒获得的cfmiRNA浓度为29.3pg/μL，Norgen试剂盒获得的cfmiRNA浓度为11.7pg/μL。尽管大多数cfmiRNA产品仍需要2～4mL的血清和血浆用于cfmiRNA的处理过程，但以上这三种产品均可用200μL血清进行下游PCR和miRNA-微阵列测定[18]。

3. 用于miRNA的外泌体

外泌体是直径为30～150nm的颗粒，几乎可以从所有体液中分离出来，包括血清、血浆、唾液、尿液等[19, 20]。研究表明肿瘤患者的外泌体可含有来自肿瘤细胞的蛋白质、脂质、DNA、mRNA和miRNA的颗粒。实验性研究表明，肿瘤细胞外泌体参与了肿瘤细胞的生长、转移、免疫应答的降低和血管生成的增强，这是因为外泌体可以脱落（一种阳性释放），数以万计的外泌体以多囊体（MVB）的形式直接在质膜上出芽，最终成千上万的囊泡自肿瘤细胞进入血浆[21, 22]。目前，在临床上，外泌体mRNA和miRNA（ex-miRNA）已开始用于全局mRNA/miRNA图谱的检测和分析。令人兴奋的是，一种新型的纳米级荧光激活细胞分选技术（nanoFACS）已证明可从体液活检样本中分离出纯的外泌体[23]。现在，一些公司正在开发一些用于外泌体捕集的产品，从而使ex-miRNA能广泛用于肿瘤疾病的预测、诊断和治疗。

4. 循环肿瘤细胞

CTC是从原发性肿瘤位置进入循环系统从而转移到远端器官的肿瘤细胞。在乳腺癌、前列腺癌、肺癌和大肠癌患者的血液循环中越来越多地检测到了肿瘤细胞。20多年来，我们一直致力于富集肿瘤患者的临床肿瘤细胞和遗传病患者的稀有细胞。临床证据表明，有转移性病变的患者在1mL全血中CTC的数量更可能高达1～10个[24]。通常需要从大约10mL的血液中分离出CTC，其基本步骤包括梯度离心、阴性选择（CD45）/阳性选择（CD326）、基于大小的滤过技术、基于形变的选择、介电电泳分离、声学分离以及亲和富集等，以上技术称为CTC富集[25, 26]。

二、从肿瘤组织中获取肿瘤细胞

用于肿瘤组织的取样包括：体外临床取样、离体临床取样和组织水平取样（在计算机上进行下游oncomiR分析）。

1. 体外临床取样

用于下游oncomiR分析的肿瘤细胞分离的体外临床取样技术包括LCM、MACS

和FACS。LCM具有非常明显的优势，例如可根据肿瘤细胞的形态及其在载玻片上肿瘤组织中的排列情况来筛选，因此LCM使我们可以在体内环境中选择肿瘤细胞。它们与基于抗体的染色（IHC/ICC）和基于DNA/RNA的染色的结合进一步提高了其生物标志物的细胞特异性。体外临床取样的MACS技术通常通过使用细胞表面生物标志物（例如CSC的CD133/CD44和CTC的EpCAM（CD326））对CSC和CTC进行分选。MACS还支持阳性和阴性多步标记抗体，以便选择性地收集肿瘤细胞和CTC，这可以增加所需肿瘤细胞或CTC的收集纯度。FACS可以通过肿瘤细胞表面的特异性生物标志物（与MACS相似）和细胞内的生物标志物（与MACS技术不同）来分离肿瘤细胞或CSC。目前，多色FACS可以通过细胞内和细胞外的生物标志物的组合一步收集肿瘤细胞和CTC[27]。

2. 离体临床取样

用于oncomiR分析的离体临床取样包括CSC或原代肿瘤细胞培养，然后进行下游miRNA分析。自1994年以来，我们已经报告了50例用于药物敏感度测定的原代肿瘤细胞培养，现在我们已常规使用该技术来增加原代细胞的数量并进行下游临床基因组分析和药物筛选[28]。

3. 用于下游计算机临床oncomiR分析的组织水平取样

在临床上，大多数样本都来源于直接放入液氮中冷冻的手术切除的肿瘤。如果样本是要在组织水平上进行oncomiR分析的，则用于下游计算机临床oncomiR分析的肿瘤组织取样非常重要，因为oncomiR数据可能是来自肿瘤组织的不同细胞的混合图谱[29]。

了解了miRNA分析的临床取样过程之后，我们需要确定为患者选择最佳的取样方式。如果有肿瘤样本可采集（例如手术切除或活检），那么首先需要进行肿瘤细胞取样以开展个体化治疗的分析。由于肿瘤是高度异质性的，因此个体化治疗需要找到特异且有效的治疗方法。如果医师需要纵向监测分子变化，或者临床医师需要筛查miRNA变化以预测治疗肿瘤的预后并可能预测化疗反应，那么液体活检是一种有价值的选择，因为它易于多次取得且是微创的[30, 31]。

第三节　临床miRNA检测及其分析

用于临床样本的miRNA检测方法已经通过各种技术快速发展起来。基于miRNA的长度和随处可见的RNase，miRNA比mRNA更容易降解，因此，原先miRNA检测的一大障碍是miRNA的不稳定性。现在，在无RNases的操作环境和设备的情况下，新鲜样本被立即冷冻并进行下游操作，这些新的操作流程显著减少了miRNA的降解。在这里，我们将介绍下述临床实验室中经常使用的方法。

一、miRNA的定量PCR（qPCR）测定

miRNA的qPCR测定具有一些特点，包括定量准确、灵敏度高和成本相对低廉。如果需要检测的样本数量相对较少，它们通常用于验证新型miRNA。由于miRNA的长度仅为22bp，因此采用两步PCR法处理。如图4-3-1A所示，两步PCR法由改进的rtPCR和定量PCR组成。第一步是通过掺入多聚（A）尾巴或茎环结构使分子长度加长；第二步则是通过SYBR®Green miRNA特异性引物和茎环/多聚（A）引物或TaqMan®探针来启动，以检测扩增的产物。为了建立临床操作规程，大多数临床实验室使用商业公司成熟的产品（如来自Ambion或Thermo-Scientific公司或其他公司）来处理这两个步骤（经过修改和扩大）[32, 33]。

二、多重miRNA检测

多重miRNA检测是基于萤火虫（Firefly）粒子技术来检测miRNA的，检测机制是利用选定的探针对水凝胶颗粒中的miRNA靶标进行检测。如果一些未知的miRNA与这些探针结合，则可以检测到与接头序列连接的探针，如图4-3-1B所示。它的一

个优点是可以一次检测多种miRNA和大量样本，而无需劳动密集型工作流程（例如miRNA提取）。此外，数据分析非常简单，因此大多数实验室都可以执行简单的生物信息学分析。该技术可用于粗制生物流体和miRNA样本。目前，Abcam的产品可支持通过多重miRNA检测10μL血浆/血清或100pg纯化的RNA[34]。

◦ 三、miRNA 阵列 ◦

miRNA阵列通过光刻法在载玻片上使用数千种带有荧光标记RNA样本的探针来发现所有已知miRNA的潜在平行变化。如图4-3-1C所示，我们已用Exiqon试剂盒及1921个人类miRNA检测出了多个miRNA靶标（数据未公开）。尽管生物信息学分析可以发现许多推定的miRNA，但其结果仍需要根据miRNA阵列的结果进行实验验证。当前，有几种方案和分析工具可用于miRNA阵列检测。更重要的是，由于miRNA会参与mRNA的表达，且miRNA图谱会在mRNA微阵列中共同存在，因此该数据库可用于mRNA/miRNA数据的配对，该数据可基于它们的碱基序列预测miRNA-mRNA靶标，从而完成miRNA靶标的检测以整合mRNA/miRNA的表达信息[35]。

◦ 四、RNA 测序 ◦

miRNA-seq具有基于如图4-3-1D所示的NGS平台的高通量功能。大多数临床实验室应用Illumina公司的TruSeq试剂盒通过添加测序接头来构建RNA文库，然后按小RNA产物的大小来分离miRNA。miRNA-seq是一种理想的方法，但不能像qPCR和多重miRNA组套（panel）检测那样做miRNA的定量分析。此外，应用miRNA-seq技术结合生物信息学平台的支持可以发现新的miRNA及其亚型[36]。

在理解了用于oncomiR分析的临床miRNA检测之后，临床科学家需要选择包括下游分析手段在内的miRNA检测方法。该选择取决于临床目的和miRNA样本量。例如，如果需要对含有少量miRNA的样本中的一个或几个miRNA进行检测，需要进一步确认，则qPCR分析是首选，而Firefly粒子技术更适合于具有相对大量样本的多重miRNA组套（panel）检测。miRNA-seq或miRNA微阵列将是科学家筛选新型miRNA改变的很好的候选手段。最后，miRNA谱检测还应考虑下游分析的必要条件，例如有经验的生物信息学科学家和可用的工具。

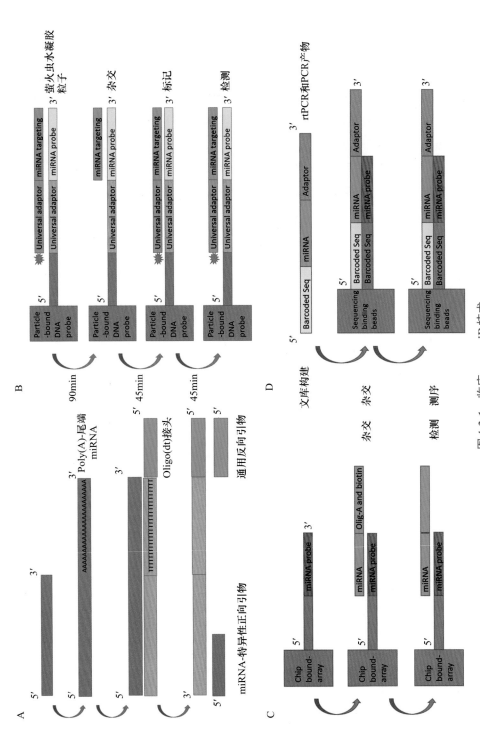

图 4-3-1　临床 oncomiR 技术

所有检测 miRNA 的技术可分类为：A. 已在临床领域成功应用的 qPCR；B. 基于肿瘤相关疾病的 oncomiR 组套（panel）水平的 miRNA 组套（panel）检测；C. 已成功用于研究和临床领域的用于全局检测的微阵列；D. 通常用于筛选 miRNA 谱的 miRNA-seq。但它们都需要设备和生物信息学的支持

080

● 五、用于进一步分析的 miRNA 靶标预测工具 ●

在我们从 miRNA 阵列或 miRNA-seq 或多重 miRNA 检测中获得 miRNA 图谱后，从理论上讲，这些 miRNA 图谱需要强大的高通量工具来研究 miRNA-mRNA 调控的调节作用或由 miRNA 图谱来研究 miRNA 通路[37, 38]。在临床上，与肿瘤疾病相关的工具可用于分析 miRNA 数据，从而进一步应用于肿瘤疾病。尽管已经开发了许多软件工具，但这里仅介绍可以经常用于肿瘤疾病的 miRNA 分析的软件工具，如表 4-3-1 所示。

表 4-3-1　人类肿瘤疾病 microRNA 分析的常用工具

工具	功能	链接
DIANA MicroT 分析器	预测 microRNA 靶标	http://diana.imis.athena-innovation.gr/DianaTools/index.php?r-micrCDS/index
MicroInspector	microRNA 结合位点	http://bioinfol.uni-plovdiv.bg/cgi-bin/microinspector/
miRanda	基因组	http://www.microrna.org/microrna/home.do
PicTar	P3′UTR 与预测位点的比对，链接到各种公共数据库	http://pictar.mdc-berlin.de/cgi-bin/PicTar_vertebrate.cgi
RNA22	RNA/RNA 复合物	https://cm.jefferson.edu/rma22/Interactive/
RNA 杂交	microRNA 靶域预测	https://bibiserv.cebitec.uni-bielefeld.de/mahybrid/
TargetScan：预测 microRNA 靶标	3′UTR 标靶	http://www.targetscan.org/vert_71/

第四节 临床应用

早期，科学家们主要致力于基于miRNA的癌症生物学研究，例如在临床领域中控制其靶标mRNA在肿瘤生长、侵袭和血管生成中的表达。随着研究的深入，miRNA图谱已越来越多地用于临床患者，包括预测肿瘤的预后以及监测化学疗法和RNA疗法的应答。

一、预测化疗的预后/药物反应

在对与肿瘤相关的miRNA改变进行了大量研究之后，oncomiR图谱为医师预测肿瘤的预后/进展以及对不同疗法的药物应答提供了大力支持。尽管mRNA和蛋白质的基因表达水平的分析在个体化治疗中仍然起着关键作用，但是个体化治疗需要更多的个人数据信息来支持新领域的拓展，包括miRNA改变、基于SNP的GWAS和基于甲基化的表观遗传学改变等。例如，miRNA可能比mRNA贡献更多的信息来预测预后指标。最重要的是，因为miRNA降解的问题已经得到解决，对miRNA谱的分析有望为临床医师提供更可靠的信息。

1. 预后的预测因子

在某些特定的肿瘤中有几种miRNA的增加和减少已经得到了临床试验证实[39,40]。例如，miR-210的高表达与乳腺癌患者的不良生存率有关；高表达的miR-18a、miR-200和miR-31也与结直肠癌的预后不良有关，而下调的miR-155和let-7与肺癌的不良生存率有关[41]。上调和下调之间的所有关系如表4-4-1所示。最近，临床分析表明，在肿瘤疾病中，miR-21的增加（致癌性miRNA）和let-7（抑癌性miRNA）的降低是引起miRNA改变最多的miRNA生物标志物。致癌的miR-21在许多肿瘤疾病中都过表达，包括肝细胞癌、肺癌、胃癌、大肠癌、乳腺癌、前列腺癌和胶质母细胞瘤等[42,43]。

表 4-4-1   预后 microRNA 生物标志物

编号	癌症类型	miRNA	相关特征
1	乳腺癌	miR-210	上调，生存率不佳
2	大肠癌	miR-18a	上调，预后不良
		miR-31	上调，在晚期癌症中
		miR-200	上调，预后不良
3	弥漫性大 B 细胞淋巴瘤	miR-155	上调，更长的无复发生存期
4	胃癌	miR-214 和 miR-433	上调，生存率不佳
5	头颈癌	miR-205	下调，生存率不佳
6	肺癌	miR-155	下调，生存率不佳
		Let-7	下调，生存率不佳
7	鳞状细胞肺癌	miR-146b	上调，生存率不佳
8	非小细胞肺癌	miR-21	上调，预后不良
		miR-181a	上调，生存率良好
9	黑色素瘤	miR-15b	上调，生存率不佳和复发
10	卵巢癌	miR-200	下调，生存率不佳
		miR-200	上调，预后不良
11	胰腺癌	miR-196a-2	上调，生存率不佳
12	前列腺癌	miR-96	上调，癌症复发

2. 化疗应答的预测因子

尽管所有的 miRNA 图谱仍在研究中，miRNA 可能是监测化疗应答的良好预测指标。最近的研究证实，某些 miRNA 图谱可以指导治疗决策。例如，在对 Wnt 和 TGF 通路中的 miR-34 调节剂进行研究之后，从临床数据中发现了 miR-34a 可诱导凋亡和抑制细胞增殖。较高的 miR-34 调节水平是临床上治疗方法的有效指标[44]。此外，miRNA 的 Let-7 家族的也是肺癌、食管癌和结肠癌中的重要调节分子。 KRAS 是肺腺癌、食管癌和结肠癌病因中的重要致癌基因，这是在 Let-7 的下游靶点中被发现的。临床上，数据支持 Let-7-LCS6 的多态性可以预测基于抗 EGFR 的治疗对转移性结直肠癌患者的疗效[45]。靶标位点改变的另一个例子是在 MDM4 的 3′UTR 区域中的 miR-191，由于 SNP34091 的存在会影响卵巢癌的化学敏感度。另外，研究证实了 miR-451 表达水平与 BCR-ABL 表达水平呈负相关，因此伴有 BCR-ABL 重排的慢性粒细胞白血病（CML）患者的 miR-451 可以干扰伊马替尼（选择性 BCR-ABL 抑制剂）的治疗，降低其疗效[46]。表 4-4-2 列出了目前用于预测化学疗法和分子疗法的应答的所有 miRNA 预测因子。

表 4-4-2　药物反应生物标志物

编号	miRNA 类型	基因调控	相关特征	肿瘤
1	miR-34	Wnt-和 TGF-诱导的细胞内信号转导级联	较高的 miR-34 可提高对治疗的敏感度	肝癌
2	Let-7	名为 LCS6 的 KRAS 3′UTR	较高的 Let-7 可以提高对化疗的敏感度	肺癌
3	Let-7	名为 LCS7 的 KRAS 3′UTR	较高的 Let-7 可以提高对顺铂的敏感度	食道癌
4	Let-7	名为 LCS8 的 KRAS 3′UTR	较高的 Let-7 可以提高对西妥昔单抗的敏感度	转移性结直肠癌
5	miR-191	DAPK1 在 TNF-α 诱导的细胞死亡中的表达	较高的 miR-191 可提高对化疗的敏感度	卵巢癌
6	miR-451	与 BCR-ABL 水平成反比	较高的 miR-451 会降低伊马替尼的治疗效果	慢性粒细胞白血病

◦ 二、肿瘤分类和生物标志物的诊断 ◦

　　miRNA 表达水平已越来越多地被用于研究肿瘤发生、肿瘤分类和亚型的表征。miRNA 表达水平的准确检测结果可以支持肿瘤的分类和基于基因易位/重排以及细胞起源的亚型分类。例如，急性髓细胞白血病（AML）具有至少三种易位和 MLL 重排 [t（15；17）、t（8；21）和 t（11q23）/MLL 重排]。因此，如表 4-4-3 所示，在这些基因的移位和重排中将显示出三种平行的 miRNA 改变 [47, 48]。在乳腺癌中，存在三种类型的细胞起源，例如上皮起源（管腔）、基底样起源（肌上皮起源）和人表皮生长因子受体 2（HER2）起源。miRNA 图谱可以根据肿瘤的发生和乳腺癌的受体对乳腺癌进行分类 [49]。miRNA 图谱还可根据细胞来源定义前列腺癌亚型，例如 CD44 来源、CD133 来源、α_2/β_1 蛋白来源和侧群（side population）来源 [50]。由于 miRNA 大量存在于体液中，例如血清、血浆和其他体液中，因此 miRNA 的检测可能会部分替代 mRNA/蛋白质检测，用于诊断、预后评估和癌症进展的预测。令人兴奋的是，如表 4-4-1、表 4-4-2 和表 4-4-3 所示的在不同类型的癌症中进行 cfmiRNA 和外泌体的筛查技术，这种从患者血液中检测 miRNA 的方法应得到大力发展，因为这是一种非侵入性取样和检测的方法，易于为患者和医师所接受。

表 4-4-3　用于诊断的 microRNA 生物标志物

序号	疾病	生物标志物	亚型
1	急性髓细胞白血病	miR-126	t（15;17）
		miR-224，miR-368，miR-382	t（8;21）
		miR-17-5p，miR-20a，miR-224，miR-368，miR-382，miR-126	t（11q23）/MLL 重排

序号	疾病	生物标志物	亚型
2	乳腺癌	up-miR-1282, miR-224-5P, miR-342-5p, miR-432-3p, miR-524-3p, miR-9-5p 和 down-miR-190b, miR-342-3p, miR-375, miR-671-3p	TNBC
		up-miR-1282, miR-224-5P, miR-27a, miR-375, miR-524-3p, miR-671-3p 和 down-miR-190b, miR-342-3p, miR-376a-5p	HER2
		up-190b, miR-27a, miR-342-3p/5p, miR-375, miR-524-3p 和 down-miR-1282, miR-224-5p, miR-432-3p, miR-671-3p, miR-9-5p	Lum
3	前列腺癌	up-miR-19a, miR-301, miR-452 和 down-miR-34a, Let-7b, miR-106a, miR-141, Let-7f, miR-335, miR-340, miR-365, miR-92	CD44＋CD133
		up-miR-301, miR-452 and down-down-miR-34a, Let-7b, miR-106a, miR-141, Let-7e, miR-183, miR-203, miR-218, miR-342, miR-378, miR-422a/b	CD44＋α_2/β_1
		up-miR-301, miR-452 和 down-down-miR-34a, Let-7b, miR-106a, miR-141	CD44_CD133＋α_2/β_1
		up-miR-452 和 down-miR-34a	CD44_CD133＋α_2/β_1＋侧群

◦ 三、miRNA 治疗和临床试验 ◦

　　如上所述，每个miRNA在不同的基因中都有多个靶位点，而mRNA具有少量保守的结合序列，这些序列被预测会与miRNA相互作用。根据miRNA的机制，基于miRNA的疗法具有非常明显的优势，例如miRNA可作为靶向网络中多个基因的治疗剂。当然，由于网络系统中有多个靶标，一个可靶向多个基因的miRNA也可能引起更多的毒副作用。我们面临的一个挑战是如何有效且特异性地利用最佳的递送系统来实现miRNA的治疗目的。有效的miRNA递送系统依赖于循环系统中miRNA的稳定性，因为未修饰的RNA会在30分钟内被迅速地从循环血液中清除。现在，化学修饰的寡核苷酸已广泛用于提高miRNA的稳定性，例如锁定核酸（locked nucleic acid，LNA）的寡核苷酸、含硫代磷酸酯的寡核苷酸、2′-O-甲基-（2′-O-Me）或2′-O-甲氧基乙基-寡核苷酸（2′-O-MOE）、肽核酸（PNA）、氟衍生物（FANA和2′-F）。miRNA的特异性递送是基于miRNA的精确递送的[51]。目前，大多数miRNA的递送（例如部分胆固醇、脂质体-纳米颗粒和聚阳离子脂质体-透明质酸（LPH）纳米颗粒）是组织非特异性的。其他非特异性递送系统还包括聚乙烯亚胺（PEI）的系统、树枝状聚合物、聚（丙交酯-共-乙交酯）（PLGA）颗粒、鱼精蛋白、胶原蛋白和二氧化硅基纳米颗粒[52]。尽管非特异性递送系统的研究不会中断，但还将通过利用HER2和

CD44将肿瘤特异性配体与含RNA的颗粒结合的方法或某些特定组织或细胞的组织特异性表达来开发一些特异性的组织递送系统[53]。

理论上，miRNA治疗包括针对高表达的致癌miRNA的miRNA抑制疗法（称为致癌miRNA疗法）和对miRNA被抑制的肿瘤抑制因子miRNA的miRNA替代疗法（称为模拟miRNA疗法，mimic-miRNA）。通过将miR-122与肝细胞中HCV基因组的5′非编码区结合，已证明miR-122可复制丙型肝炎病毒（HCV）。因此Anti-miR-122是针对丙型肝炎病毒患者的首个基于miRNA的治疗方法。现在，用于治疗的miRNA候选对象包括miR-21和miR-155（癌基因）和miRNA-29家族（miR-29a、miR-29b和miR-29c）、miR-29家族和miR-10b（拮抗剂miR）。另一方面，用于模拟替代疗法的肿瘤抑制miRNA越来越多地在动物模型中被报道，如Let-7和miR-34。令人鼓舞的是，miRNA治疗公司（Mirna Therapcutics Inc）研究了一种称为MRX34的脂质体miR-34模拟替代疗法用于治疗人类肿瘤[54]。

小结与展望

miRNA技术是检测miRNA改变的一种新的临床工具，可用于监测肿瘤的预后、预测不同疗法的应答以及未来的RNA治疗。尽管在过去几年中，检测oncomiR图谱已迅速发展至临床应用，但仍有一些问题尚待解决：

一、临床oncomiR诊断需要常规特异性和敏感度测试

在临床基因组诊断中，如果我们没有成功地建立诊断模型，就会发现基因组应用的局限性。如果能根据miRNA图谱进行特异性和敏感度分析，oncomiR图谱在诊断和治疗上的应用价值将会显著提高，诊断和治疗的效果也会随之改善。

二、临床oncomiR诊断需要确认分析

肿瘤研究的最新发展使科学家能够将不同的oncomiR图谱用于临床。如果将这些数据用于患者的临床诊断和治疗，则我们需要进一步确认oncomiR数据。

三、通过定量网络支持oncomiR

在直接的治疗干预中，基于基因组学的诊断测试已经得到了很大的发展。为了改善临床oncomiR分析的临床实践，支持临床oncomiR分析的定量网络已经开发出来，用于为患者提供个体化药物。如上文所述，为了提高miRNA诊断的效果，我们将根

据oncomiR数据开发出定量网络来定义特异性和敏感度的治疗靶标，以实现对患者的miRNA进行诊断和治疗的目的。

◦ 四、oncomiR图谱需要开发其他选项 ◦

在发现了oncomiR图谱后，miRNA图谱目前仅用于肿瘤亚型的预测、预后和诊断。由于基因组调控是系统性机制，因此我们需要结合其他基因组学，例如，与肿瘤相关的miRNA-mRNA组合应扩展到药物开发中以进行个体化治疗；与化疗反应相关的miRNA-SNP组合图谱应加入个体化治疗的发展。在不久的将来，医师们应将精准医疗的不同水平（DNA、RNA、蛋白质水平及它们与抗体、药物和其他分子的联系）的数据结合起来。

（张逸飞　陆　静　李彪如）

参考文献

［1］ Mraz M, Malinova K, Mayer J, et al. MicroRNA isolation and stability in stored RNA samples [J]. Biochem Biophys Res Commun, 2009, 390(1): 1-4.

［2］ Khvorova A, Reynolds A, Jayasena S D. Functional siRNAs and miRNAs exhibit strand bias [J]. Cell, 2003, 115(2): 209-216.

［3］ Cai X, Hagedom C H, Cullen B R. Human microRNAs are processed from capped, polyadenylated transcripts that can also function as mRNAs [J]. RNA, 2004, 10(12): 1957-1966.

［4］ Lin S L, Chang D, Ying S Y. Asymmetry of intronic pre-miRNA structures in functional RISC assembly [J]. Gene, 2005, 356: 32-38.

［5］ Spiegl-Kreinecker S, Pirker C, Filipits M, et al. O6-Methylguanine DNA methyltransferase protein expression in tumor cells predicts outcome of temozolomide therapy in glioblastoma patients [J]. Neuro-oncology, 2010, 12(1): 28-36.

［6］ Mraz M, Pospisilova S. MicroRNAs in chronic lymphocytic leukemia: from causality to associations and back [J]. Expert Review of Hematology, 2012, 5(6): 579-581.

［7］ Farooqi A A, Fayyaz S, Shatynska-Mytsyk I, et al. Is miR-34a a Well-equipped Swordsman to Conquer Temple of Molecular Oncology? [J]. Chem Biol Drug Des, 2016, 87(3): 321-334.

［8］ Inoue J, Inazawa J. Cancer-associated miRNAs and their therapeutic potential [J]. J Hum Genet, 2021, 66(9): 937-945.

[9] Mohammadi A, Mansoori B, Baradaran B. Regulation of miRNAs by herbal medicine: An emerging field in cancer therapies [J]. Biomed Pharmacother, 2017, 86: 262-270.

[10] Guz M, Jeleniewicz W, Cybulski M. An Insight into miR-1290: An Oncogenic miRNA with Diagnostic Potential [J]. Int J Mol Sci, 2022, 23(3): 1234.

[11] Schmidt B, Rehbein G, Fleischhacker M. Liquid Profiling in Lung Cancer-Quantification of Extracellular miRNAs in Bronchial Lavage [J]. Adv Exp Med Biol, 2016, 924: 33-37.

[12] Handa T, Kuroha M, Nagai H, et al. Liquid Biopsy for Colorectal Adenoma: Is the Exosomal miRNA Derived From Organoid a Potential Diagnostic Biomarker? [J]. Clin Transl Gastroenterol, 2021, 12(5): e00356.

[13] Wang Y, Liang Z, Gao Y, et al. Factors influencing circulating MicroRNA level in the studies of hepatocellular carcinoma biomarker [J]. Neoplasma, 2015, 62(5): 798-804.

[14] Watanabe K, Akutsu T. Evaluation of a co-extraction kit for mRNA, miRNA and DNA methylation-based body fluid identification [J]. Leg Med (Tokyo), 2020, 42: 101630.

[15] Fumagalli C, Bianchi F, Raviele P R, et al. Circulating and tissue biomarkers in early-stage non-small cell lung cancer [J]. Ecancermedicalscience, 2017, 11: 717.

[16] Andersen GB, Tost J. Circulating miRNAs as Biomarker in Cancer [J]. Recent Results Cancer Res, 2020, 215: 277-298.

[17] Zhai R, Wei Y, Su L, et al. (2015) Whole-miR Nome profiling identifies prognostic serum miRNAs in esophageal adenocarcinoma: the influence of Helicobacter pylori infection status [J]. Carcinogenesis, 2015, 36(1): 87-93.

[18] Roy S, Soh J H, Ying J Y. A microarray platform for detecting disease-specific circulating miRNA in human serum [J]. Biosens Bioelectron, 2016, 75: 238-246.

[19] Shao Y, Shen Y, Chen T, et al. The functions and clinical applications of tumor-derived exosomes [J]. Oncotarget, 2016, 7(37): 60736-60751.

[20] Liu J, Ren L, Li S, et al. The biology, function, and applications of exosomes in cancer [J]. Acta Pharm Sin B, 2021, 11(9): 2783-2797.

[21] Janas A M, Sapoń K, Janas T, et al. Exosomes and other extracellular vesicles in neural cells and neurodegenerative discases [J]. Biochim Biophys Acta, 2016, 1858(6): 1139-1151.

[22] Bai S, Wei Y, Liu R, et al. Role of tumor-derived exosomes in metastasis [J]. Biomed Pharmacother, 2022, 147: 112657.

[23] Nolan J P. Flow Cytometry of Extracellular Vesicles: Potential, Pitfalls, and Prospects [J]. Curr Protoc Cytom, 2015, 73: 13141-131416.

[24] Mego M, Gao H, Cohen E N, et al. Circulating Tumor Cells (CTC) Are Associated with Defects in Adaptive Immunity in Patients with Inflammatory Breast Cancer [J]. J Cancer, 2016, 7(9): 1095-1104.

[25] Singer B D, Mock J R, D'Alessio F R, et al. (2016) Flow-cytometric method for simultaneous analysis of mouse lung epithelial, endothelial, and hematopoictic lineage cells [J]. Am J Physiol Lung Cell Mol Physiol, 2016, 310(9): L796-L801.

[26] Li X, Li Y, Shao W, et al. Strategies for enrichment of circulating tumor cells [J]. Transl Cancer Res, 2020, 9(3): 2012-2025. .

[27] Kitayama J, Emoto S, Yamaguchi H, et al. Flow Cytometric Quantification of Intraperitoneal Free Tumor Cells is a Useful Biomarker in Gastric Cancer Patients with Peritoneal Metastasis [J]. Ann Surg Oncol, 2015, 22(7): 2336-2342.

[28] Li B R, Tong S Q, Zhang X H, et al. A new experimental and clinical approach of combining usage of highly active tumor-infiltrating lymphocytes and highly sensitive antitumor drugs for the advanced malignant tumor [J]. Chin Med J (Engl), 1994, 107(11): 803-807.

[29] Yang I S, Son H, Kim S, et al. ISO expresso: a web-based platform for isoform-level expression analysis in human cancer [J]. BMC Genomics, 2016, 17(1): 631.

[30] Zhang X X, Deng L H, Chen W W, et al. Circulating microRNA 216 as a Marker for the Early Identification of Severe Acute Pancreatitis [J]. Am J Med Sci, 2017, 353(2): 178-186.

[31] Zhu L, Zhao L, Wang Q, et al. Circulating exosomal miRNAs and cancer early diagnosis [J]. Clin Transl Oncol, 2022, 24(3): 393-406.

[32] Choi J L, Kao P F, Itriago E, et al. miR-149 and miR-29c as candidates for bipolar disorder biomarkers [J]. Am J Med Genet B Neuropsychiatr Genet, 2017, 174(3): 315-323.

[33] Forero DA, González-Giraldo Y, Castro-Vega LJ, et al. qPCR-based methods for expression analysis of miRNAs [J]. Biotechniques, 2019, 67(4): 192-199.

[34] Urquidi V, Netherton M, Gomcs-Giacoia E, et al. A microRNA biomarker panel for the non-invasive detection of bladder cancer [J]. Oncotarget, 2016, 7(52): 86290-86299.

[35] Esser J S, Saretzki E, Pankratz F, et al. Bone morphogenetic protein 4 regulates microRNAs miR-494 and miR-126-5p in control of endothelial cell function in angiogenesis [J]. ThrombHaemost, 2017, 117(4): 734-749.

[36] Siska C, Kechris K. Differential correlation for sequencing data [J]. BMC Res Notes, 2017, 10(1): 54.

[37] Chandrasekaran S, Bonchev D. Network analysis of human post-mortem microarrays reveals novel genes, microRNAs, and mechanistic scenarios of potential importance in fighting huntington's disease [J]. Comput Struct Biotechnol J, 2016, 14: 117-130.

[38] Yousef M, Goy G, Bakir-Gungor B. miRModuleNet: Detecting miRNA-mRNA Regulatory Modules [J]. Front Genet, 2022, 13: 767455.

[39] Raychaudhuri M, Bronger H, Buchner T, et al. MicroRNAs miR-7 and miR-340 predict response to neoadjuvant chemotherapy in breast cancer [J]. Breast Cancer Res Treat, 2017, 162(3): 511-521.

[40] Scuderi SA, Calabrese G, Paterniti I, et al.The Biological Function of MicroRNAs in Bone Tumors [J]. Int J Mol Sci, 2022, 23(4): 2348.

[41] Raponi M, Dossey L, Jatkoe T, et al. MicroRNA classifiers for predicting prognosis of squamous cell lung cancer [J]. Cancer Res, 2016, 69(14): 5776-5783.

[42] Feng Y H, Tsao C J. Emerging role of microRNA-21 in cancer [J]. Biomed Rep, 2016, 5(4): 395-402.

[43] Singh A, Singh AK, Giri R, et al. The role of microRNA-21 in the onset and progression of cancer [J]. Future Med Chem, 2021, 13(21): 1885-1906.

[44] Zhang D G, Zheng JN, Pei DS. p53/microRNA-34-induced metabolic regulation: new opportunities in anticancer therapy [J]. Mol Cancer, 2014, 13: 115.

[45] Saridaki Z, Weidhaas J B, Lenz H J, et al. A let-7 microRNA-binding site polymorphism in KRAS predicts improved outcome in patients with metastatic colorectal cancer treated with salvage etuximab/panitumumab monotherapy [J]. Clin Cancer Res. 2014, 20(17):

4499-4510.

［46］ Scholl V, Hassan R, Zalcberg I R. miRNA-451: A putative predictor marker of Imatinib therapy response in chronic myeloid leukemia [J]. Leuk Res, 2012, 36(1): 119-121.

［47］ Lin X, Wang Z, Wang Y, et al. Serum MicroRNA-370 as a potential diagnostic and prognostic biomarker for pediatric acute myeloid leukemia [J]. Int J Clin Exp Pathol, 2015, 8(11): 14658-14666.

［48］ Frankhouser D E, O'Meally D, Branciamore S, et al. Dynamic patterns of microRNA expression during acute myeloid leukemia state-transition [J]. Sci Adv, 2022, 8(16): eabj1664.

［49］ Kurozumi S, Yamaguchi Y, Kurosumi M, et al. Recent trends in microRNA research into breast cancer with particular focus on the associations between microRNAs and intrinsic subtypes [J]. J Hum Genet, 2017, 62(1): 15-24.

［50］ Liu C, Kelnar K, Vlassov A V, et al. Distinct microRNA expression profiles in prostate cancer stem/progenitor cells and tumor-suppressive functions of let-7 [J]. Cancer Res, 2012, 72(13): 3393-3404.

［51］ Gandellini P, Profumo V, Folini M, et al. MicroRNAs as new therapeutic targets and tools in cancer [J]. Expert OpinTher Targets, 2011, 15(3): 265-279.

［52］ Jain C K, Gupta A, Dogra N, et al. MicroRNA therapeutics: the emerging anticancer strategics [J]. Recent Pat Anticancer Drug Discov, 2014, 9(3): 286-296.

［53］ Kosovrasti V Y, Nechev L V, Amiji M M. Peritoneal Macrophage-Specific TNF-α Gene Silencing in LPS-Induced Acute Inflammation Model Using CD44 Targeting Hyaluronic Acid Nanoparticles [J]. Mol Pharm, 2016, 13(10): 3404-3416.

［54］ Beg M S, Brenner A J, Sachdev J, et al. Phase I study of MRX34, a liposomal miR-34a mimic, administered twice weekly in patients with advanced solid tumors [J]. Invest New Drugs, 2016, 35(2): 180-188.

第四章 致癌微小核糖核酸在肿瘤疾病的临床分析

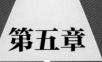

第五章

肿瘤发生和肿瘤疾病的长链
非编码RNA临床分析

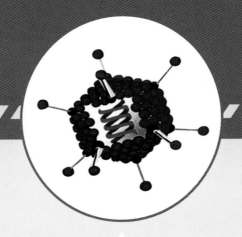

概　　述

　　长链非编码 RNA（long non-coding RNA，lncRNA）是一组长度大于 200 个核苷酸的非编码 RNA，它们是细胞中规模最大且更多样化的转录体，其中大多数没有任何编码蛋白质的功能[1]。经过对哺乳动物 cDNA 功能注释的研究，lncRNA 表现出一些特殊的特征，例如数量较少、组织特异性较高、阶段特异性较高和细胞亚型特异性较高。来自肿瘤疾病的现有证据表明，lncRNA 是存在于肿瘤细胞中的重要调节 RNA，因此其改变与肿瘤发生和肿瘤疾病有关。在本章中，我们介绍了 lncRNA 的临床应用前景，包括 lncRNA 的检测和作为诊断的生物标志物、治疗靶标的潜力，并讨论了这些临床应用所面临的挑战和解决策略。

　　经过名为"哺乳动物 cDNA 功能注释"（functional annotation of mammalian cDNA，FANTOM）的项目的几年研究后，已鉴定出约 35000 个非编码转录本，发现：lncRNA 的数量比具有小的开放阅读框（open reading frame，ORF）的 mRNA 低 10 倍，但 lncRNA 的结构却类似于包含 5′ 端帽、剪接和聚腺苷酸化的 mRNA[2]。有趣的是，约 78% 的 lncRNA 具有较高的组织特异性、较高的阶段特异性和较高的细胞亚型特异性[3]，而仅有约 19% 的 mRNA 具有组织特异性、较低的阶段特异性和较低的细胞亚型特异性。

　　lncRNA 序列位于基因间基因组中，能够由正义和反义方向的蛋白质编码基因转录成复杂的、重叠转录本。对人类 lncRNA 的全面分析和注释，包括对其基因组结构、修饰、细胞定位和组织表达模式的研究，揭示了人类 lncRNA 倾向于形成双外显子的转录本（a bias toward two-exon transcripts）[4]。由于缺乏强大的保守性，lncRNA 可能在进化压力和环境压力中发挥适应性选择。对 cDNA 文库中的总 RNA 测序的结果表明，很少有 lncRNA 具有生物上的翻译蛋白产物。如图 5-1-1 所示，在 RNA 转录过程中，lncRNA 靶向转录激活因子或抑制因子，利用复合物起到转录调控作用，例如通过 Evf-2 作为同源框转录因子（Dlx2）的共激活因子的功能、通过 CREB 结合蛋白、通过 HDAC 系统、通过载脂蛋白 A1（APOA1）、通过 Alu RNA 转录本，再如通过 Kcnqlot1、通过 XIsirt 和 Xist 和热休克 RNA-1（HSR-1）的功能重复序列结构域（其中 RNAP Ⅲ 调节其 RNAP Ⅱ 来支持 lncRNA 的功能调节）。转录调控后，lncRNA 还参与

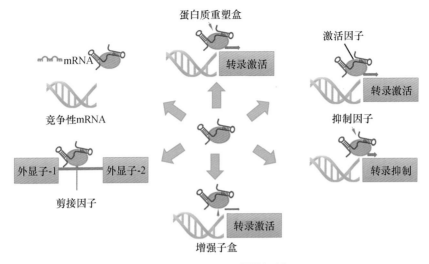

图 5-1-1　lncRNA 调控机制

mRNA 的剪接、转运、翻译和降解。除了上述那些，lncRNA 还可以在 siRNA、表观遗传学、印迹、活性 X 染色体、端粒功能中发挥作用。一些 lncRNA 可能具有其编码的蛋白存在，但这方面的研究仍在进行中[5]。

　　在临床领域，越来越多的证据表明 lncRNA 的改变与肿瘤有关。如图 5-1-2 所示，总结了临床取样、lncRNA 检测和 lncRNA 异常在肿瘤疾病中的临床应用。在本章的最后，我们将提出一些临床应用挑战，并为它们未来的应用提出一些策略。

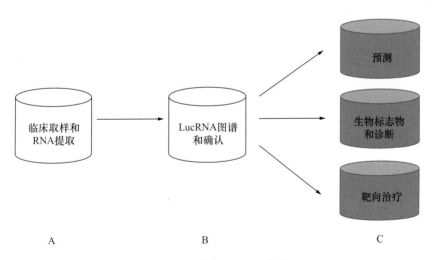

图 5-1-2　临床 lncRNA 分析

lncRNA 检测和应用。橙色表示 lncRNA 预测和诊断

用于基因组分析的临床取样

　　患者样本中的lncRNA检测和临床分析可以源自肿瘤组织或非肿瘤组织，例如体液。正如我们在其他章节提到的，RNA检测的取样方法既包括非肿瘤组织取样也包括肿瘤组织取样[6]。用于lncRNA分析的非肿瘤组织样本类型包括体液样本、细胞游离循环lncRNA、CTC和外泌体。非肿瘤组织取样是目前在临床应用和生物公司中迅速发展的技术。肿瘤组织取样包括体外临床取样、离体临床取样和组织水平取样，并通过计算机进行了下游分析以便进行lncRNA分析，结果如表5-2-1所示。在了解了RNA取样的缺点和优点以后，需要确定获取患者样本的最佳方法。如果可获得肿瘤样本，如通过手术切除或活检，那么首先应进行肿瘤细胞的取样。考虑到肿瘤组织的异质性，特异性lncRNA的分析对于下游诊断和靶向治疗至关重要。如果医师需要纵向研究这种改变，或者临床医师需要筛查lncRNA的改变以用作肿瘤生物标志物并研究治疗靶点，则液体活检是一种有价值的选择，因为它易于获取且具有微创性。

表 5-2-1　lncRNA 特性测试的临床取样

	非肿瘤组织水平			肿瘤组织水平		
方法	体液	cflncRNA	外泌体	CTC- lncRNA	体外取样	离体取样	肿瘤组织
临床应用	1. 在治疗过程中监测 lncRNA 2. 预后 3. 预测			用于诊断和治疗的精准医疗			
优点	易于获取且具有微创性			更高的特异性和敏感度			

　　检测lncRNA表达的方法主要由两种：①通过实时荧光定量PCR或lncRNA FISH进行特异性lncRNA检测；②通过微阵列或下一代RNA测序进行基因组检测。根据与其他基因相关的转录位置和方向可以将lncRNA分类为反义、基因间、基因内、重叠和双向类型。基于这种分类，一些公司建立了lncRNA数据库并设计了对应的qRT-PCR引物，如图5-2-1A所示。例如，根据人类Gencode 19以及已确认的lncRNA数据库，QIAGEN公司建立了一个内部数据库（inhouse database），其中包含超过28 000个实时荧光定量PCR（RT）的lncRNA qPCR分析数据，且他们名为RT2的lncRNA实时荧光定量PCR分析法也已越来越多地用于肿瘤疾病的实验[7]。RNA FISH是一种

细胞遗传学技术，使用荧光探针以高度的序列互补性与lncRNA结合，如图 5-2-1B 所示。荧光显微镜可以找出荧光探针与lncRNA结合的位置。由于lncRNA仅在转录水平表达而无蛋白表达，尽管 RNA FISH 可用于检测所有三种 RNA（mRNA，miRNA 和 lncRNA），但lncRNA FISH 却是定义细胞和组织内lncRNA表达的更为重要的技术[8]。一些公司通常为其检测系统提供探针设计服务。

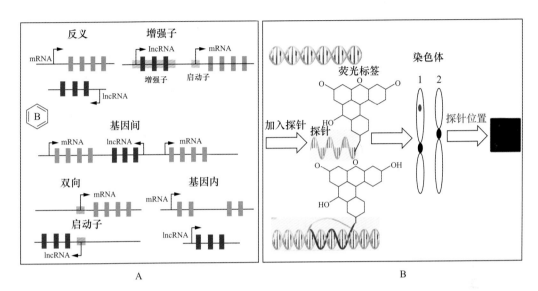

图 5-2-1　临床特异性 lncRNA 技术，所有检测 lncRNA 的技术均已分类
A. 已在临床领域成功使用的 qRT-PCR；B. 通过 lncRNA FISH 进行的 lncRNA 检测

　　在如图 5-2-2A 所示的基于微阵列的方法中，用于鉴定lncRNA的两种筛选方法包括传统微阵列和嵌合阵列（tiling array）。由于传统的微阵列只能检测 RNA 池（pool）中已知lncRNA的存在或不存在，因此它们无法检测新的lncRNA。DNA 嵌合阵列包含寡核苷酸探针，该寡核苷酸探针涵盖被定义的 DNA 区域的整个长度，以鉴定新的 lncRNA，因此 DNA 嵌合阵列具有发现新lncRNA的重要优势。一些公司开发了他们的微阵列芯片来检测lncRNA，例如 Array star 和 Affymetrix 提供大约 30 000 种 lncRNA 组套（panel）分析方法[9]。

　　RNA-seq 是检测和定量lncRNA的非常强大的技术，如图 5-2-2B 所示。由于 RNA-seq 的缺点是数据的下游分析需要时间和成本，因此仅将其用于发现以前未知的 lncRNA 是一种可行的策略。从技术上讲，从总 RNA 中去除 rRNA 之后，建议使用一些市售试剂盒，聚腺苷酸化 RNA（polyadenylated RNA）和非聚腺苷酸化 RNA（non-polyadenylated RNA）均可用于 lncRNA-seq。测序后，使用 TopHat 软件将生成的读长与人类 hg19 参考基因组进行比对。这些读长用于组装转录组，并通过 Cufflinks 发现先前未注释的转录本。可以基于 RefSeq、ENCODE 和 FANTOM 这些数据库来排除蛋白质编码转录本和已注释的lncRNA，从而鉴定出新的lncRNA。最后，通过 lncRNA db

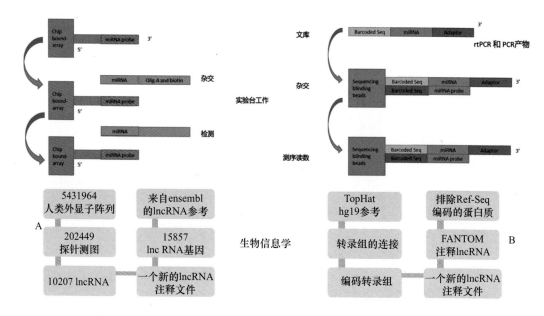

图 5-2-2　临床基因组 lncRNA 技术

A. 微阵列检测全局 lncRNA 的技术已成功地应用于研究和临床领域；

B. RNA-seq 通常用于筛选 lncRNA 谱，但它们需要设备和生物信息学的支持

或 NRED（非编码 RNA 表达数据库）[10]生成 lncRNAs 数据库。

在了解了临床 lncRNA 检测之后，临床科学家需要为其临床应用选择一种最佳检测方法。如何选择取决于临床目的，例如，如果 lncRNA 分析对象仅为一个或两个 lncRNA，则首选 qPCR 分析或 RNA FISH 分析。lncRNA 嵌合阵列和 RNA-seq 非常适合科学家筛选新的 lncRNA 改变，而传统的微阵列则可用于检测已知的 lncRNA。此外，lncRNA 图谱检测的条件参数也应被视为其下游分析的内容，例如熟练的生物信息学科学家和可用的工具等。

正如我们之前提到的，lncRNA 具有某些特殊的功能，例如较高的组织特异性、较高的阶段特异性和较高的细胞亚型特异性，因此，它们的表达标志物可作为肿瘤疾病和肿瘤发生的诊断和分类的生物标志物。

◦ 一、lncRNA 生物标志物用于肿瘤预测 ◦

如表 5-3-1 所示，RNA FISH 技术越来越多地用于异常 lncRNA 检测中。例如，研究表明 PCA3 和 PCAT1 与前列腺肿瘤相关，通过 lncRNA FISH 检测高表达的 PCA3 和 PCAT1 已成为前列腺肿瘤病理诊断的常规内容。在乳腺肿瘤中已经报道了 GAS5。膀胱癌中也报道了 UCA1 的下调[11]。令人鼓舞的是，在研究了 13 种不同的癌症后，外显子微阵列结果印证了 lncRNA FISH 的结果，因为在前列腺癌、乳腺癌和膀胱癌中报道的一些外显子微阵列的结果与 lncRNA FISH 的结果相同[12]。

表 5-3-1　lncRNA 表达的预测

肿瘤类型	lncRNA		lncRNA 表达
前列腺癌	PCA3	ENSG00000225937	上调
	PCAT1	ENSG00000253438	上调
	PCGEM1	ENSG00000227418	上调
乳腺癌	GAS5	ENSG00000234741	上调
结肠癌	KCNQ1OT1	ENSG00000258492	上调
膀胱癌	UCA1	ENSG00000214049	下调
多发性癌	PVT1	ENSG00000249859	上调
	HULC	ENSG00000251164	上调
	MEG3	ENSG00000214548	下调

癌症是一种临床异质性疾病，不同的肿瘤亚型具有各自的特征。通过微阵列数据分析，胶质母细胞瘤（GBM）可分为前神经型、神经型、经典型和间充质型四种

亚型；卵巢癌可分为免疫反应型、增殖型、间充质型和分化型四种亚型；肺鳞状细胞癌可分为基础型、经典型、原始型和分泌型四种亚型；前列腺癌可分为六种亚型。具有亚型特异性表达的 lncRNA 在各个亚型中可能具有显著差异。例如，*MIAT* 在卵巢癌的间充质亚型中显示出特异性表达，而 *RMST* 在横纹肌肉瘤中特异性表达。尽管这些 lncRNA 谱还需通过 RNA FISH 和 qRT-PCR 进一步验证与肿瘤亚型的关联，但这些 lncRNA 谱已经非常具有启发意义了。

◎ 二、lncRNA 生物标志物用于肿瘤预后 ◎

目前，lncRNA 表达水平的检测结果在个体化治疗中的应用仍处于研究阶段，这一领域需要更多的数据支持。随着对与肿瘤相关的 lncRNA 改变的深入研究，lncRNA 图谱为医师提供了预测肿瘤预后有价值的参考。根据近期的临床试验，在某些特定的肿瘤中已经证实了几种 lncRNA 的增加和减少。如表 5-3-2 所示，*HOTAIR*、*HOTTIP*、*DANCR* 和 *CCAT1* 的高表达与结肠癌患者的不良生存率有关[13]。在乳腺癌中，一些 lncRNA 的表达变化，如 RP1、RP4、RP11 和 RP13，与肿瘤预后的关系正在研究中。研究人员为了识别与乳腺癌患者肿瘤复发相关的潜在 lncRNA 生物标志物，根据复发状态将发现队列中的患者分为两组，并通过风险评分方法将这 12 种 lncRNA 整合到预测特征中，以预测乳腺癌患者肿瘤复发的风险。结果表明，在 12 个 lncRNA 生物标志物中，有 6 个是保护性 lncRNA（*RP1-34M23.5*、*RP11-202K23.1*、*RP11-560G2.1*、*RP4-613B23.1*、*RP11-360F5.1* 和 *CTD-2031P19.5*），其高表达与良好的无复发生存率相关，而其余 6 个（*RP4-591L5.2*、*RP13-104F24.2*、*RP11-506D12.5*、*ERVH48-1*、*RP11-247A12.8* 和 *SNHG7*）与较差的无复发生存期相关[14]。目前已发现致癌性 lncRNA 和抑癌性 lncRNA 表达谱与许多肿瘤疾病有关，包括肝细胞癌、肺癌、结直肠癌、乳腺癌、前列腺癌、胃癌和胶质母细胞瘤[15]。

表 5-3-2　潜在的预后 lncRNA 标志物

疾病	基本功能	lncRNA 名称	基因组位置	基因大小（kb）或探针 ID	位点
结肠癌	致癌性 lncRNA	*91H*	Chr11p15	119.32	*H19/IGF2*
		CCAT1	Chr8q24.21	11.88	*c-MYC*
		CLMAT3	Chr14q32.31	1.55	*SPARC*
		DANCR	Chr4q12	7.94	-
		FEZF1-AS1	Chr7q31.32	6.42	*FEZF1*
		FTX	ChrXq13.2	329.62	*XIC*

疾病	基本功能	lncRNA 名称	基因组位置	基因大小（kb）或探针ID	位点
结肠癌	致癌性 lncRNA	HOTAIR	Chr12q13.13	12.64	HOXC
		HOTTIP	Chr7p15.2	8.68	HoxA
		lncRNA-ATB	Chr14q11.2	2.73	-
		MALAT1	Chr11q13.1	8.75	NEAT-2
		PCAT1	Chr8q24.21	173.96	-
		PVT1	Chr8q24.21	306.72	PVT1
		TUG1	Chr22q12.2	9.7	TUG1
		UCA1	Chr19n13.12	7.37	UCA1
	抑癌性 lncRNA	GAS5	Chr1q25.1	4.98	GAS5
		LINC01296	Chr22q11.1	20.55	-
		MEG3	Chr14q32.2	81.62	DLK1-MEG3
		NcRAN	Chr17q25.1	7.58	SNHG16
		ncRuPAR	Chr5q13.3	0.48	ncRuPAR
		RP11-462C24.1	Chr4q25	82.27	RPL34
		TUSC7	Chr3q13.31	14.34	LSAMP
乳腺癌	lncRNA	RP1-34M23.5	Chr 1: 34, 761, 426-34, 788, 097（－）	216579_at, 243747_at	ENSG0000025 5811.1
		RP11-202K23.1	Chr 1: 102, 199, 739-102, 389, 630（－）	1566142_at, 216858_x_at, 201439_at, 224894at,	ENSG0000023 3359.1
		RP11-560G2.1	Chr 12: 75, 234, 740-75, 298, 508（＋）	224370_s_at	ENSG0000025 4451.2
		RP4-591L5.2	Chr 1: 30, 415, 825-30, 421, 108（＋）	219781_s_at, 221968_s_at	ENSG0000023 1949.1
		RP13-104F24.2	Chr 17: 64, 749, 663-64, 781, 707（－）	229747_x_at	ENSG0000021 5769.8
		RP11-506D12.5	Chr 17: 50, 840, 057-50, 841, 626（－）	1554773_at	ENSG0000026 1976.2
		ERVH48-1	Chr 21: 42, 916, 803-42, 925.646（－）	232191_at	ENSG0000023 3056.2
		RP4-613B23.1	Chr 3: 42, 601, 963-42, 654, 388（－）	231235at, 202380_s_at, 1557736_at	ENSG0000023 84.5
		RP11-360F5.1	Chr 4: 39, 112, 677-39, 126, 818（－）	226001_at, 232297at, 233866_at	ENSG0000024 9207.1
		CTD-2031P19.5	Chr 5: 55, 936, 143-55, 941, 727（＋）	204864 s at 212195_at	ENSG0000026 2211.1
		RP11-247A12.8	Chr 9: 129, 175, 807-129, 177, 575（＋）	226559_at	ENSG0000026 8050.2
		SNHG7	Chr 9: 136, 721, 366-136, 728, 184（－）	229002_al, 1552729_at	ENSG0000023 3016.6

○ 三、循环系统和体液中的 lncRNA 生物标志物 ○

如上所述，非肿瘤组织的处理过程在下游基因组分析（包括 lncRNA 分析）中是非常"受欢迎"的技术，因为它是非侵入性的过程。用于 lncRNA 分析的非肿瘤组织样本包括体液样本、细胞游离循环 lncRNA、CTC 和外泌体。目前，临床上已开始在某些特定的肿瘤中检测特异性 lncRNA 的表达，并研究全局 lncRNA 异常图谱。如表 5-3-3 所示，在肺癌患者的外周血细胞中发现了 MALAT1 的下调，而在结肠癌患者的外周血细胞中发现了 HOTAIR 的上调；在前列腺癌患者的尿液中发现了 PCA3，而在膀胱癌患者的尿液中发现了 UCA1；有趣的是，可以在胃癌患者的胃液中发现一种低水平的 lncRNA（AA174084）[16]。

表 5-3-3　肿瘤疾病的循环系统 lncRNA 和预后 lncRNA 标志物

癌症类型	lncRNA	样本	变化
肺癌	MALAT1	外周血细胞	下调
结肠癌	HOTAIR	外周血细胞	上调
前列腺癌	PCA3	尿液	上调
肝癌	PRPI1-1601122.5, LOC149086.	血浆	上调
膀胱癌	UCA1	尿液	上调
胃癌	AA174084	胃液	下调

○ 四、lncRNA 预测肿瘤发生 ○

根据对 lncRNA 的体细胞拷贝数变化（somatic copy-number alterations，SCNA）进行的全基因组普查，大约 21.8% 的 lncRNA 基因位于集中的 SCNA 的区域[17]。例如，通过整合 lncRNA SCNA 和 lncRNA 表达的生物信息学分析，在 1 号染色体（FAL1）上集中扩增的 lncRNA 可部分抑制 p21，这是肿瘤抑制机制[18]。SCNA 中重要的体细胞遗传变异被扩增或缺失，因此一些基因显示出表达水平的升高或降低，最终导致从正常细胞到癌细胞的变异。这些数据表明，位于 SCNA 中的 lncRNA 与肿瘤发生有关（因此它们被称为肿瘤发生的驱动力），或者具有 SCNA 的 lncRNA 理论上可导致相应的基因表达变化[19]。尽管这些表达谱的癌症驱动性需要进一步确认，但这些在 SCAN 和表达谱之间的 lncRNA 已显示出与肿瘤之间的关联性。

临床应用挑战

当在肿瘤疾病中发现异常的 lncRNA 时，检测出这些异常的 lncRNA 将为肿瘤诊断和靶向治疗提供重要参考。lncRNA 可以很容易地在生物体液中被检测到，并且可以测定其高度特异性的表达模式，因此 lncRNA 可以很好地应用于肿瘤的精准诊断和分类。尽管循环 lncRNA 检测技术将来会应用于临床患者的血液检测，但是该新兴技术会受到用于肿瘤诊断的已知信息的限制，例如，异常 lncRNA 是引起肿瘤疾病的原因还是肿瘤疾病本身导致异常 lncRNA 的现象？

在治疗方面，尽管诸如艾伦脑科学研究所、CuRNA、Regulus Therapeutics、Miragen Therapeutics 和 Santaris Pharma 等公司和组织正在开发基于 lncRNA 的抗癌策略[20]，但是 lncRNA 的治疗仍存在一些挑战。例如，①lncRNA 的功能可以被功能性分子（例如小分子抑制剂）阻断，但以我们目前所掌握的有限知识，还无法在复杂的机体环境中完全正确地使用小分子抑制剂[21]。②对于 lncRNA 表达水平，由于其二级结构或细胞内位置的影响，通过 RNAi 技术使 lncRNA 沉默的结果可能是不确定的，且由于涉及的靶向基因的操作，使其在患者中的潜在临床应用受到很大的限制[22]。③可以通过结构破坏（structure disruption）的设计来结合 lncRNA，使其二级结构发生改变或模拟其二级结构。靶向有害 lncRNA 可用于特定细胞的基因治疗，但靶向某些 lncRNA 对正常细胞也会产生毒副作用[23]。尽管 lncRNA 的应用在治疗方面具有巨大潜力，但其复杂的结构和功能仍需进一步研究。

毋庸置疑，我们对 lncRNA 的功能和结构研究得越清楚，临床科学家将 lncRNA 应用于临床诊断和治疗的机会就越大。我们期待 lncRNA 可以早日从实验室走向临床，满足检测患者 lncRNA 的需求，为肿瘤疾病的治疗提供有价值的指导信息。

（徐　方　陆　静　李彪如）

参考文献

［1］ Amaral P P, Clark M B, Gascoigne D K, et al. LncRNAdb: A reference database for long noncoding RNAs [J]. Nucleic Acids Research, 2010, 39: D146-D151.

［2］ Carminic P, Yasakawa T, Katayama S. The transcriptional landscape of the mammalian genome [J]. Science, 2005, 309(5740): 1559-1563.

［3］ Yan L, Yang M, Guo H, et al. Single-cell RNA-Seq profiling of human preimplantation embryos and embryonic stem cells [J]. Nature Structural & Molecular Biology, 2015, 20(9): 1131-1139.

［4］ Abdolmaleki A, Ferdowsi S, Asadi A, et al. Long non-coding RNAs associated with brain disorders: a literature review [J]. Gene Cell and Tissue, in Press.

［5］ Wang J, Zhu S, Meng N, et al. LncRNA-encoded peptides or proteins and cancer [J]. Molecular Therapy, 2019, 27(10): 1718-1725.

［6］ Li B. Clinical Analysis of Oncome-Therapeutic Targeting of Tumorigenesis and Tumor Disease [J]. Intenational Journal of Genomics, Proteomics, Metabolomics & Bioinformatics, 2017, 2(2). 28-35.

［7］ Kohls K, Schmidt D, Holderread S, et al. Detection of cell-free lncRNA in serum of cancer patients [J]. Der Urologe, 2015, 54(6): 819-825.

［8］ Chen L, Yang H, Xiao Y, et al. Lentiviral-mediated overexpression of long non-coding RNA GAS5 reduces invasion by mediating MMP2 expression and activity in human melanoma cells [J]. Into J Ondol, 2016, 48(4): 1509-1518.

［9］ Yu X, Lin Y, Sui W, et al. Analysis of distinct long noncoding RNA transcriptional fingerprints in pancreatic ductal adenocarcinoma [J]. Cancer Med, 2017, 6(3): 673-680.

［10］ Yang Y, Chen L, Gu J, et al. Recurrently deregulated lncRNAs in hepatocellular carcinoma [J]. Nat Common, 2017, 13(8): 14421.

［11］ Elissa S, Mattioli M, Essay N O, et al. Rapid detection of urinary long non-coding RNA urothelial carcinoma associated one using a PCR-free nanoparticle-based assay [J]. Biomarkers, 2015, 20(3): 212-217.

［12］ Gupta S C, Tripathi Y N. Potential of long non-coding RNAs in cancer patients: From biomarkers to therapeutic targets [J]. Int J Cancer, 2017, 140(9): 1955-1967.

［13］ Luo Z F, Zhao D, Li X Q, et al. Clinical significance of HOTAIR expression in colon cancer [J]. World J Gastroenterol, 2016, 22(22): 5254-5259.

［14］ Zhou M, Zhong L, Xu W, et al. Discovery of potential prognostic long non-coding RNA biomarkers for predicting the risk of tumor recurrence of breast cancer patients [J]. Scientific reports, 2016, 6(1): 1-11.

［15］ Zhang T H, Liang L Z, Liu X L, et al. Long non-coding RNA MALAT1 interacts with miR-124 and modulates tongue cancer growth by targeting JAG1 [J]. Oncol Rep, 2017, 37(4): 2087-2094.

［16］ Shao Y, Ye M, Jiang X, et al. Gastric juice long noncoding RNA used as a tumor marker for screening gastric cancer [J]. Cancer, 2014, 120(21): 3320-3328.

［17］ Wang Z L, Li B, Piccolo S R, et al. Integrative analysis reveals clinical phenotypes and oncogenic potentials of long non-coding RNAs across 15 cancer types [J]. Oncotarget, 2016, 7(23): 35044-35055.

［18］ Hu X, Feng Y, Zhang D, et al. A functional genomic approach identifies FAL1 as an oncogenic long noncoding RNA that associates with BMI1 and represses p21 expression in cancer [J]. Cancer Cell, 2014, 26(3): 344-357.

［19］ Jeong S, Lee J, Kim D, et al. Relationship of Focally Amplified Long Noncoding on Chromosome 1 (FAL1) lncRNA with E2F Transcription Factors in Thyroid Cancer [J]. Medicine (Baltimore), 2016, 95(4): e2592.

［20］ Sánchez Y, Huarte M. Long Non-Coding RNAs: Challenges for Diagnosis and Therapies [J]. Nucleic Acid Therapeutics, 2013, 23(1): 15-20.

［21］ Tsaimc M C, Spitale R C, Chang H Y. Long intergenic noncoding RNAs: new links in cancer progression [J]. Cancer Res, 2011: 71(1): 3-7.

［22］ Gutschner T, Baas M, Diederichs S. Noncoding RNA gene silencing through genomic integration of RNA destabilizing elements using zinc finger nucleases [J]. Genome Res, 2011, 21(11): 1944-1954.

［23］ Colley S M, Leedman P J. SRA and its binding partners: an expanding role for RNA-binding coregulators in nuclear receptor-mediated gene regulation [J]. Crit Rev Biochem Mol Biol, 2009, 44(1): 25-33.

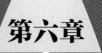

第六章
蛋白质组学和分泌组学在肿瘤疾病中的临床应用

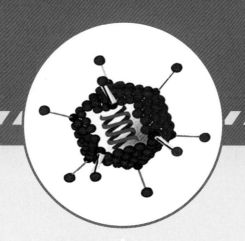

　　尽管针对 SNP 的 GWAS 和 DNA 甲基化改变的表观遗传学以及 mRNA、miRNA 和 lncRNA 改变的转录组已经被广泛用于个体化治疗的研究和实践，具有翻译后修饰和含有代谢因子的蛋白质组学和分泌组学对于新药的研发仍将发挥重要作用。蛋白质组质谱分析和/或一些可行的蛋白质微阵列具有精度高和灵敏度高的特征，可以将"组学"纳入个体化治疗中。本章将回顾蛋白质组学质谱分析和/或一些可行的蛋白质微阵列的研究进展，由此个体化蛋白质组学分析也可用于个体患者的诊断和治疗。

　　在过去的十几年中，临床科学家发现，单个基因的某些改变会引起肿瘤疾病，例如导致乳腺癌的 *BRCA* 基因突变[1]。在 2004 年人类基因组计划揭晓之后，针对 SNP 的 GWAS 为个体患者的预防、预测、预后、诊断和个体化治疗提供了基因组特征（genomic signature）[2]。此外，与环境因素有关的表观遗传学的最新证据也被发现与肿瘤疾病密切相关[3]。目前，临床科学家们可以常规地对患者的整个遗传和表观遗传特征进行测序，以研究患者的危险因素、疾病易感性、治疗反应以及依赖于其个体遗传和表观遗传学引起的不良反应。然而，在 ENCODE 进行转录组研究后，科学家们发现转录组和蛋白质组仅解码了整个人类基因组的 2%～3%，而对于剩下的 97%～98% 的基因组序列的作用仍然是未知的[4]。因此，由 RNA-seq 和 mRNA 微阵列获得的转录组被越来越多地用于 RNA 调控的研究中，否则，转录组无法预测蛋白质的表达模式，例如翻译后修饰（PTM）和蛋白质-蛋白质相互作用[5]。在临床上，对 PTM 和相互作用组（如果它们是在细胞水平或组织水平表达的）以及分泌蛋白质组（如果蛋白质组学是在体液中被发现的）的研究都是需要的，可以将蛋白质组学或分泌蛋白质组学整合到个人的"组学"中，以创建最适合的、更敏感、更特异的个体化治疗方案。为了绘制基因组学和蛋白质组学表达的特征性全景，蛋白质微阵列和质谱分析法可以用于诸如基于蛋白质、肽和小分子的调节之类的检测，以增加对患者样本进行临床分析的敏感度和特异性。

蛋白质组学的临床取样和技术

　　根据蛋白质的制备和技术的应用来分类，临床蛋白质组学技术包括蛋白质微阵列（微阵列蛋白质组学，microarray proteomics）和质谱分析。微阵列蛋白质组学由以下三种技术组成：

　　（1）蛋白质功能微阵列。功能蛋白质组学用于研究分子之间网络化的相互作用，蛋白质功能微阵列可在蛋白质组范围内对相互作用的蛋白质进行高通量筛选和定量；

　　（2）蛋白质检测微阵列。蛋白质检测微阵列用于诊断的目的，可以通过单克隆抗体检测翻译后蛋白质的量；

　　（3）蛋白质裂解物微阵列。蛋白质裂解物微阵列用于固定临床细胞裂解物，然后使用特异性单克隆抗体来发现和验证肿瘤疾病的特异性生物标志物[6]。

　　微阵列蛋白质组学的所有技术特点都是高度平行的，自动化蛋白质组学检测的技术正在大规模地被研究。

　　质谱分析是一种测量离子质荷比（质量-电荷比）的分析方法，其基本原理是使试样中各组分在离子源中发生电离，生成不同荷质比的带电荷的离子，经加速电场的作用，形成离子束，进入质量分析器。在质量分析器中，再利用电场和磁场使离子束发生相反的速度色散，将它们分别聚焦而得到质谱图，从而确定其质量。质谱分析复杂的生物基质时要依靠质量分析之前的分离技术，例如二维凝胶电泳（2-DGE）或高效液相色谱（HPLC）。质谱仪可检测片段化的肽。临床质谱蛋白质组学（cMSP）可利用组织、血浆、血清或尿液样本，经过蛋白质富集、电离的处理后进行检测和定量分析。现在，基质辅助激光解析电离飞行时间质谱（MALDI-TOF MS）和液相色谱电喷雾电离串联质谱（LC-ESI-MS/MS）已越来越广泛地运用于临床实践[7]。

尽管我们对与肿瘤有关的大多数蛋白质组学信息仍然知之甚少，但较为明确的是检测蛋白质组学变异的技术机制是癌症中普遍存在的非整倍性（被定义为染色体含量失衡）。非整倍体细胞将产生有缺陷的蛋白质稳态，而有缺陷的蛋白质稳态将导致细胞功能障碍和后续的病变发展。蛋白质组学的另一个变化是癌症中蛋白质结构的缺陷。癌症相关基因的突变会产生有缺陷的蛋白质结构，因此这些缺陷会产生蛋白质-蛋白质之间相互作用的亲和力的变化[8]。临床蛋白质组学测定和分析可以显著提高"组学"的诊断和监测能力。用蛋白质组学检测组织样本可以及早确定某个人是否存在肿瘤性病变，因此，临床蛋白质组学将非常有助于肿瘤疾病的诊断、监测治疗效果并改善患者的个体治疗。临床蛋白质组学可以将患者样本或来自患者和不同受试者的一对样本作比较，如表6-3-1所示的公共数据库。

表6-3-1 FDA批准的蛋白质和蛋白质组学生物标志物

疾病	生物标志物	临床应用	样本
膀胱癌	NMP22	筛查和监测	尿液
	BTA	监测	尿液
膀胱/结直肠癌	Fibrin/FDP	监测	尿液
	CA 15-3	监测	血清、血浆
	CA27-29	监测	血清
	HER2/NEU	监测	血清
乳腺癌	细胞角蛋白	预后	组织
	HER2/NEU	预后	组织
	雌激素受体	预后、预测	组织
	孕激素受体	预后、预测	组织
结肠癌	CEA	监测	血清
	表皮生长因子受体	疗法选择	组织
结直肠癌	Fibrin/FDP	监测	血清
胃肠道肿瘤	KIT	诊断和疗法选择	组织
卵巢癌	CA125	监测	血清、血浆

疾病	生物标志物	临床应用	样本
	HE4	监测	血清
卵巢癌	ROMA（HE4＋CA125）	恶性预测	血清
	OVA1	恶性预测	血清
胰腺癌	CA 19-9	监测	血清、血浆
	PSA	筛查和监测	血清
前列腺癌	Pro2PSA	区分恶性还是良性	血清
	p63 蛋白	诊断	组织
睾丸癌	甲胎蛋白	分期	血清
	人绒毛膜促性腺激素 -β	分期	血清
甲状腺癌	甲状腺球蛋白	监测	血清、血浆

◦ 一、用于诊断的蛋白质组学 ◦

使用蛋白质组学数据对肿瘤疾病进行有效的鉴定目前仍然比较困难。蛋白质组学数据库包含肿瘤疾病及其与致病相关的蛋白质组学数据。如表6-3-2所示，以头颈部鳞状细胞癌（HNSCC）为例，其完整信息应包括蛋白质组学数据，以及 p53 的 SNP、DNA甲基化和miRNA数据[9]。这些异常的蛋白变化可以在肿瘤组织、浸润肿瘤组织的唾液/体液中或从血清中检测到。蛋白质组学生物标志物的改变已被用于解释诊断和特异性疗法的时效（time-course）结果。

HNSCC蛋白质组学中的许多蛋白质（包括趋化因子受体、白介素、黑色素瘤相关抗原和细胞角蛋白等）都应被综合考虑，因为特异性、敏感度和数据分析的临床验证以及严格的工作流程，这些生物标志物可能会加深我们对该病发病机制的了解。因此，蛋白质组学可用于早期发现、诊断、监测肿瘤转移情况并确定用于患者个体的最佳治疗方案。

表6-3-2　HNSCC的蛋白质组学和其他组学的生物标志物

作用	标志物	样本类型	限制
癌前病变的检测	MSI（微卫星不稳定性）	漱口水/病变刷	缺乏统一的方法
早期检测	甲基化标记（富含CpG的启动子）	唾液/血清	缺乏敏感度/特异性、方法复杂
	MMPs（MMP-2和MMP-9）	肿瘤组织/唾液	特异性差
	miRNA	肿瘤组织/唾液	需要临床验证
	中心体异常	肿瘤组织	需要进一步研究以了解分子

作用	标志物	样本类型	限制
	肌动蛋白和肌球蛋白	肿瘤组织/唾液	缺乏敏感度和特异性
早期检测	白介素（IL-6、IL-8）	肿瘤组织/细胞系上清液/唾液/血清	缺乏敏感度和特异性
	细胞角蛋白（CK-17）	肿瘤组织/唾液/血清	需要临床验证
诊断、预后、方便的标记	p53突变	肿瘤组织	在HNSCC中的完整角色尚未被破译
预后和转移	趋化因子受体（CXCR2、CXCR4、CCR7）	活检样本	需要进一步研究进行临床验证
诊断和预后	HPV	肿瘤组织	缺乏敏感度和特异性
预后指标	eIF4E	肿瘤组织	缺乏敏感度和特异性
预后和选择靶向免疫治疗	MAGE A3、A4	活检样本/唾液	需要临床验证

◦二、个体化治疗应用的蛋白质组学◦

精准医疗的目标是为患者选择更特异且更可靠的最佳个体化治疗方案，以确保每个患者获得最佳的治疗效果。对肿瘤疾病的个体化蛋白质组学分析可以提高针对该肿瘤疾病治疗的特异性和敏感度。如表6-3-3和图6-3-1所示，我们首例针对非小细胞肺癌（NSCLC）进行个体化治疗的案例证实了质谱分析技术可提高特异性、准确性和敏感度[10]。通过微阵列基因组图谱分析总共发现了1677个基因，进一步发现了其中15个基因与蛋白质组学数据相匹配。尽管重叠程度低于预期，但RT-PCR和蛋白质水平检测均证实了这15个基因及其表达，因此用蛋白质组学和基因组学相互验证确定的治疗靶点对患者的个体化治疗的应答会更加良好。

表6-3-3　以蛋白质组学和微阵列数据为依据的个体化治疗

蛋白质	蛋白质相关癌症类型	MALDI	mRNA倍数
PA2G4	前列腺癌和乳腺癌	8	4.643
PKM2	肝癌和栓塞癌	12	2.093
LDHB	包括非小细胞肺癌在内的实体瘤	4	7.69
MYH9/14	乳腺癌和肺癌	8	14.89
ARPC2	非小细胞肺癌和黑色素瘤	15	2.735
GSTO1	乳腺、结肠和肺腺癌	7	4.735
BPGK	与癌症相关的myc通路	23	4.215
GPX1	非小细胞肺癌和黑色素瘤	37	4.28

蛋白质	蛋白质相关癌症类型	MALDI	mRNA 倍数
SOD1	非小细胞肺癌和黑色素瘤伴吸烟	12	4.977
ACTR2	癌症复发（包括非小细胞肺癌）	6	7.248
FLNA	非小细胞肺癌和另一种其他肿瘤	5.7	n/a
TPM4	乳腺癌和肺癌	3.711	6
YWHAZ	肺癌等实体瘤	2.08	4.708
FSCN1	乳腺肿瘤和转移	5	5.759
GAPD	肺癌和其他实体瘤	3.44	7.037

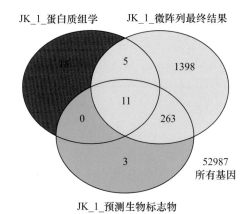

图 6-3-1　结合了微阵列、蛋白质组学和公共数据库的临床基因组数据

黄色是微阵列数据，红色是蛋白质组学数据，绿色是 NSCLC 生物标志物

◦ 三、用于生物标志物发现和监测的蛋白质组学 ◦

当前大部分的临床蛋白质组学常用于发现和定义肿瘤疾病中的生物标志物。特征性的生物标志物可用于不同肿瘤的诊断。虽然生物标志物定量分析的方法已成功应用于临床，但目前在临床上一次仅限于一种生物标志物分子的检测和定量，因此，为了确定或排除肿瘤疾病以及对疾病有更好的监测，还需要开发同时分析多种生物标志物的技术，并建立对患者样本进行多重分析以及定义肿瘤的多个靶标的方法学。理想的检测系统应能监测血清或组织中的蛋白质，并具有能检测较低丰度生物标志物的敏感度。因为许多蛋白质以不同状态存在，例如 PTM 或酶促裂解，它们可以使蛋白质活化，也可以使蛋白质失活，因此需要检测并分析蛋白前体的相对丰度来监测肿瘤疾病[11]。此外，临床样本的蛋白质组学分析还可用于区分组织、体液和原代肿瘤细胞中的正常样本和肿瘤样本。

第四节　展　望

　　尽管强大的蛋白质组学可以被运用于临床，但在临床研究中生物标志物的核实和临床验证还需要设计更严格的实验方案和建立更严谨的分析标准。现在需要发现更多的生物标志物并建立相应的检测方法（多种生物标志物同时检测、样本多重分析以及肿瘤特异性多靶标），将蛋白质组学整合到用于临床研究的"组学"中去，以比较健康者和肿瘤患者样本之间的差异，最终定义肿瘤蛋白质组学。

（徐　方　陆　静　李彪如）

参考文献

[1]　Lee M V, Katabathina V S, Bowerson M L, et al. BRCA-associated Cancers: Role of Imaging in Screening, Diagnosis, and Management [J]. Radiographics, 2017, 37(4): 1005-1023.

[2]　Pranavchand R, Reddy B M. Genomics era and complex disorders: Implications of GWAS with special reference to coronary artery disease, type 2 diabetes mellitus, and cancers [J]. J Postgrad Med, 2016, 62(3): 188-198.

[3]　Oleksiewicz U, Machnik M. Causes, effects, and clinical implications of perturbed patterns within the cancer epigenome [C]//Seminars in Cancer Biology. Academic Press, 2020.

[4]　Malladi V S, Erickson D T, Podduturi N R, et al. Ontology application and use at the ENCODE DCC [J]. Database (Oxford), 2015, 10: 1093-2015.

[5]　Gallart-Palau X, Serra A, Sze S K. LERLIC-MS/MS for In-depth Characterization and Quantification of Glutamine and Asparagine Deamidation in Shotgun Proteomics [J]. J Vis Exp, 2017,(122): 55626.

[6]　Varali S. Research Journal of Biology Microarray Proteomics and its Clinical Application [J]. Rrhob, 2015, 3(2): 1-5.

[7]　Zambonin C, Aresta A. MALDI-TOF/MS Analysis of Non-Invasive Human Urine and Saliva Samples for the Identification of New Cancer Biomarkers [J]. Molecules, 2022, 27(6): 1925.

［8］ Demirsoy S, Martin S, Maes H, et al. Adapt, Recycle, and Move on: Proteostasis and Trafficking Mechanisms in Melanoma [J]. Front Oncol, 2016, 6: 240.

［9］ Dahiya K, Dhankhar R. Updated overview of current biomarkers in head and neck Carcinoma [J]. World J Methodol, 2016, 6(1): 77-86.

［10］ Li B, Senzer N, Rao D, et al. Bioinformatics Approach to Individual Cancer Target Identification, 11th Annual Meeting of the American Society of Gene Therapy [J], 2008, 8: 45-46.

［11］ Cheung C H Y, Juan H F. Quantitative proteomics in lung cancer [J]. J Biomed Sci, 2017, 24(1): 37.

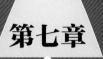

第七章

新一代基因组学数据库在
肿瘤疾病中的临床应用

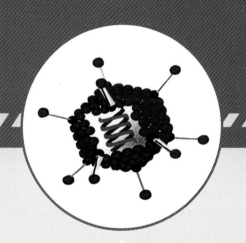

临床基因组学数据已经从第一代基因组数据库，如由微阵列和二代测序所建立的高通量基因表达数据库（GEO）和序列读取存档数据库（SRA），快速发展到整合基因组学数据库，为基因组功能的注释和精准医学的临床应用提供了一个新的平台。DNA元素百科全书（ENCODE）平台已经整合了由表观遗传学、SNP和lncRNA对mRNA转录组的表达进行调控的数据，现在也囊括了microRNA的数据。此外，为了给患者量身定制个体化的治疗方案，癌症基因组图谱（TCGA）平台整合了临床信息、病理诊断及基因组数据这些资料。上述整合数据库被称为第二代基因组数据库（或被称为新一代基因组数据库）。这些整合的数据库平台对于基因组调控注释和患者基因组分析具有非常重要的意义。虽然第一代基因组数据库为肿瘤患者的医疗保健作出了巨大贡献，但新一代基因组数据库将更有针对性、更精确地支持患者的诊断与治疗。为使新一代肿瘤基因组学数据库更广泛和深入地应用于临床工作，本章就新一代基因组数据库临床应用策略进行综述。

2003～2004年，当人类基因组测序完成后，人类基因组的完整图谱和重大技术进步共同推动了癌症基因组的系统化发展，以前所未有的分辨率和通量对体细胞改变进行分类，从而确定候选癌症基因[1]，破译导致肿瘤的基因变化的密码已成为可能[2]。为研究肿瘤基因组的变化，微阵列和二代测序这两项技术得到了很快的发展。微阵列最先被用于临床疾病的基因组变化检测，其方法是根据先验信息进行查询基因组（querygenome）和参考基因组（reference genome）的比较[3]。微阵列可以从临床RNA样本中检测数千个基因的表达，或者通过设计横跨整个染色体的探针来检测DNA的变化（如SNP、缺失/插入等）。为充分利用微阵列数据来研究临床患者的基因组表达变化和SNP差异，一个名为GEO的高通量基因表达数据库被建立，用于储存来自不同肿瘤疾病的基因组数据，所以GEO数据库为肿瘤疾病中基因表达的改变和SNP的发生提供了参考[4]。

虽然高通量数据库非常有价值，但微阵列存在的一些缺陷却限制了其在临床上的进一步运用：

（1）由于低丰度序列难以定量，微阵列的竞争性杂交导致的高噪音信号降低了其数据的可信度；

（2）其技术设计需要使用已知的基因组信息，因此微阵列可能会导致基因组注释不完整；

（3）传统 DNA 的 SNP 阵列检测需要纳克级的 DNA 与阵列芯片杂交，而由 PCR 技术扩增目标 DNA 片段会导致 DNA 检测和数据库的偏差[5]。

为解决上述问题，生物学家和工程师开发出了二代测序技术（NGS）。相对于微阵列，二代测序技术的特点包括以下几点：

（1）对基因组的先验信息是有帮助的，但不是必须的。事实上，来自二代测序平台的数据已经被组装成一个新的基因组。

（2）临床标本是被直接测序的，而不是通过与用户定义的序列进行杂交来检测，这一事实消除了分析中的实验偏差和交叉杂交问题。由于 NGS 提供了单核苷酸的分辨率，因此可以检测仅有一个核苷酸序列差异的等位基因的表达。随着 NGS 读数长度的增加，我们探测基因组重复区域的能力也会增加。

（3）基于序列的信号量化：该方法是基于对序列标签的计数进行量化，而不是样本之间的相对定量，其结果是无限的完全定量的动态信号范围。NGS 方法同样擅长于检测同一样品中存在的罕见和高表达序列的变化。

（4）在实验方面，纳克级的材料足以用于 NGS，其可减少或消除对临床标本 PCR 扩增的依赖。

（5）由于数据是在全基因组范围内收集的，研究人员可以同时检测来自所有已知的和未定义的基因组特定片段（即启动子、外显子、非编码 RNA 和增强子）的 RNA，或与之结合的因子[6]。

能进行定量、定性、大规模平行短读 DNA 测序的 NGS 平台包括：

（1）Illumina 二代测序平台

该平台通过流动池玻片上的桥式 PCR 技术能对数百万计 DNA 进行大规模平行测序，从而进行定量。Illumina 测序系统使用了边合成边测序（SBS）技术，进行 DNA 链复制时追踪检测掺入的标记核苷酸，支持大规模平行测序方式，使得它成为非常成功的映射基因组变化的工具。Illumina 二代测序平台已经从基础设备升级为高通量仪器，无论是测序简便性、灵活性还是平台性能，Illumina 都引领了重大进步。从最初的每次运行不足 1Gb 到如今的每次运行可获得 6Tb 数据[7]，测序输出已提高了 1000 倍以上，而 reads 数从百万级增加到十亿级。过去需要复杂工作流程的实验现在只需简单的按键操作即可进行测序。

（2）罗氏 454 焦磷酸测序系统（454 Pyrosequencing-Roche）

它是第一款商业化的高通量测序平台，通过乳液 PCR 把 DNA 文库片段固定在微珠上进行测序。其旧型号采用 GS FLXTitanium 平台，最多可同时对一百万个微珠上的片段进行平行测序。尽管罗氏 454 具有读长优势，但是测序通量和成本最终限制了 454 平台的推广，因此罗氏在 2016 年停止了 454 系统的生产[8]。

（3）赛默飞世尔科技有限公司测序平台

2018年1月份赛默飞世尔科技有限公司推出的Ion GeneStudio S5系列测序仪，配套包括最新的Ion 550的5款芯片，在Ion GeneStudio S5系列平台上，研究人员也只需简单地根据各个项目的要求选择合适通量的Ion S5芯片即可实现系统的灵活性，而无需转换测序仪，通过检测半导体芯片核苷酸延伸过程中释放的氢离子，实现DNA分析。该设备用于分析人类基因中不同特定区域的DNA序列。五种Ion S5芯片每次运行可产生的测序通量范围为2M～130M测序片段（reads）。从基因套组（panel）检测到外显子组，从基因表达谱到转录组，或从微生物基因组到微生物组，Ion Torrent半导体测序系统降低了小型和大型NGS项目的成本，大大提高了通量[9]。

（4）华大集团测序平台

该平台核心技术为DNBseq^{TM}，拥有高准确度、低Adapter Rate、低Duplication Rate、低Index Hopping等技术特点。DNBSEQ-T7基因测序仪采用DNA纳米球和组合探针锚定合成技术，每天可生成60个人类基因组的短读取量。日产出高质量数据1～6T，广泛适用于全基因组测序、超深度外显子组测序、表观基因组测序、转录组测序和肿瘤套组（panel）测序等大型测序项目。基于华大独有的DNBSEQTM技术，DNBSEQ-T7全面升级生化、流体及光学系统，使测序更加高效多产。

如图7-1-1所示，随着二代测序技术平台的商业化及其数据的积累，收集所有NGS数据的序列读取存档数据库（SRA）也同步被建立了起来[10]。

尽管GEO数据库和SRA数据库（这里称为第一代数据库，如图7-1-1所示）都可以用于临床，但它们只是简单地解释了基因组表达水平（如mRNA、microRNA和lncRNA）或DNA水平的SNP改变，并不是一个适用于解释与基因组调控、基因组功能相关的基因组改变以及与患者相关的疾病机制的数据库。

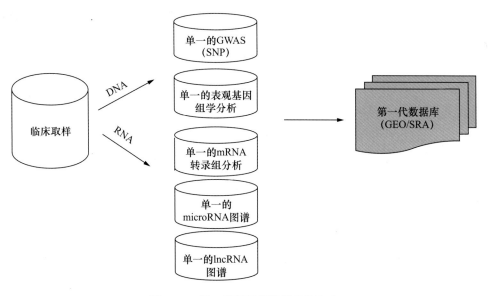

图7-1-1　第一代基因组数据库的构建

第二节 新一代基因组数据库

　　基因组分析成本的下降使人们能够对生物样本进行更全面的分子分析（也被称为"组学"），以开发分子生物学的系统方法，研究疾病病因并改善治疗效果[11]。为深入研究临床样本以及患者个体的基因组改变，临床科学家们开始探索新的基因组临床应用策略，一些整合的基因组学系统出现在了基因分析和临床领域。我们在此将"整合"分析定义为跨越多种分子数据类型的分析，包括例如体细胞突变、拷贝数、DNA甲基化、mRNA表达和蛋白质丰度。它可以包括其他数据类型，如代谢物丰度和微生物组分析，以及肿瘤研究中的临床结果和肿瘤病理学等元数据[11]。第一个整合基因组数据库TCGA诞生于2005年[12]，第二个整合基因组数据库ENCODE出现在2007年6月[13]。如图7-2-1所示，越来越多的整合基因组学数据系统不断涌现。

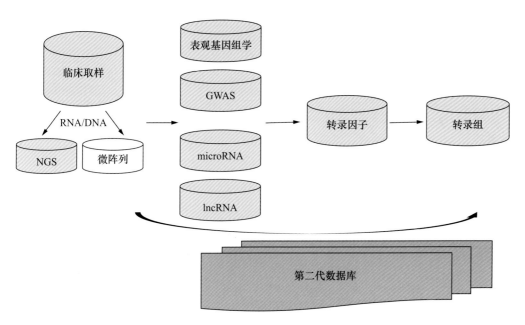

图7-2-1　新一代基因组数据库的构建

一、DNA元素百科全书数据库

　　美国国立人类基因组研究所（National Human Genome Research Institute，NHGRI）于2007年之前就开始了人类全基因组序列注释计划，构建ENCODE数据库。ENCODE项目的创建是为了使科学界和医学界能够解释人类基因组序列，并利用它来了解人类生物学和改善健康。ENCODE联盟由来自世界各地的一大群科学家组成，他们使用各种实验方法来识别和描述30亿碱基对的人类基因组中对功能有重要影响的区域。利用实验、计算和统计分析，旨在发现和描述基因、转录物和转录调控区域，以及与基因组中的调控区域相互作用的DNA结合蛋白，包括转录因子、不同版本的组蛋白和其他标记物，以及定义各种细胞类型中基因组状态的DNA甲基化模式。ENCODE项目已经为每种实验类型制定了标准，以确保产生高质量、可重复的数据和新颖的算法来促进分析。所有数据和衍生结果都可以通过一个免费的数据库获得[14]（图7-2-2）。

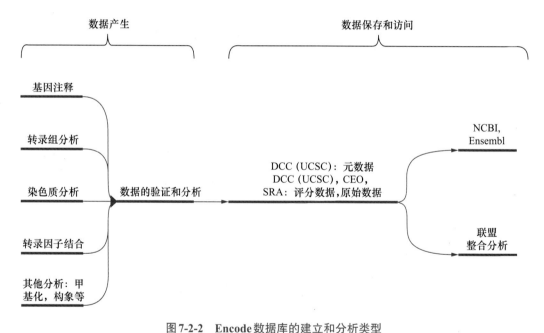

图 7-2-2　Encode数据库的建立和分析类型
产生的数据经再现性评估后流向数据整理中心（UCSC）或其他公共数据库供公众访问。
数据分析由生产组执行，以进行质量控制和研究，并在跨联盟层面进行数据整合

　　第一期ENCODE小规模试点研究发现，约1.5%的DNA具有蛋白编码功能[15]，研究结果还包括编码蛋白质的转录子、与转录因子结合的启动子以及染色质中的组蛋白修饰。2007～2010年，第2期ENCODE数据库通过RNA-seq技术结合研究SNP的

GWAS技术、研究组蛋白修饰、DNA甲基化和DNase I超敏性的ChIP-Seq技术在解释基因调控方面取得进展[16]。ENCODE强调了数据质量，包括正在进行的数据可重复性标准的开发和应用以及相关实验信息（即元数据）的收集。采用最先进的大规模平行DNA序列分析技术极大地促进了标准化的数据处理、比较和整合[17, 18]。第二期ENCODE数据库研究计划完成后，一个名为ENCODE数据整理中心（ENCODE Data Coordination Center，DCC）的数据管理和分析机构开始收集、储存、整合并展示这些数据（包括它们的标准和质量保证），这些数据会在UCSC基因组浏览器上及时公布，以供科研工作者和临床医师进行对比研究。

ENCODE项目产生了不同类型的数据。在基因注释方面，ENCODE的一个主要目标是对人类基因组中所有的蛋白质编码基因、假基因和非编码转录位点进行注释，并对转录产物（包括剪接异构体）进行编目。尽管人类基因组包含2万个蛋白编码基因[19]，但准确识别所有蛋白编码的转录物并不容易。假基因和非编码转录物的注释也仍然是一个相当大的挑战。虽然已经开发出了自动的基因注释算法，但人工整理仍然是提供最高水平的准确性、完整性和稳定性的有效方法[20]。因此，ENCODE联盟主要依靠人工整理和适度的自动算法来生成基因和转录模型，这些模型可通过传统的实验和分析方法进行验证。这个注释过程包括整合来自公共数据库的所有转录物（cDNA、EST序列）和蛋白质的证据，然后根据支持性的实验数据建立基因结构[21]。超过50%的带注释的转录物没有预测的编码潜力，被ENCODE归入不同的转录物类别。为每个转录物提供了一个总结注释结构的确定性和类型的分类（有关详细信息，请参见http://www.gencodegenes.org/pages/biotypes.html）。该注释还包括通过RT-PCR对新的转录位点（即那些以前没有观察到并存入公共整理数据库如RefSeq的位点）进行广泛的实验验证。假基因主要是通过与其他蛋白编码基因的相似性和明显的功能缺失（如框内终止密码子）的组合来识别[14]。RNA转录物方面：ENCODE的目标是产生一个全面的全基因组转录位点目录，描述所有转录物的大小、聚腺苷酸化状态和亚细胞区划，如表7-2-1所示。

表7-2-1　ENCODE联盟使用的实验检测方法

基因/转录本分析		
区域/特点	方法	集团
基因注释	GENCODE	惠康基金会
PolyA＋编码区	RNA-seq；tilling DNA微阵列；PET	CHSL；斯坦福大学/耶鲁/哈佛；加州理工学院
总RNA编码区	RNA-seq；tilling DNA微阵列；PET	CHSL
亚细胞RNA组分的编码区（如核、细胞质）	PET	CHSL
小RNA	短RNA-seq	CHSL
转录起始（5'端）和终止（3'端）位点	CAGE；diTAGs	RIKEN；GIS

续表

基因/转录本分析		
区域/特点	方法	集团
全长的RNA	RACE	日内瓦大学；洛桑大学
蛋白质结合的RNA编码区	RIP；CLIP	纽约州立大学奥尔巴尼分校；CSHL
转录因子/染色质		
元素/区域	方法	集团
转录因子结合点（TFBS）	CHIP-seq	斯坦福大学/耶鲁/戴维斯大学/哈佛大学；哈德森阿尔法/加州理工学院；杜克大学/UT-Austin；华盛顿大学；芝加哥大学/斯坦福大学
染色质结构（可及性等）	DNase I 超敏反应；FAIRE	华盛顿大学；杜克大学；UNC
染色质修饰（H3K27ac、H3K27me3、H3K36me3等）	CHIP-seq	Broad；华盛顿大学
DNase I 足迹	数字化的基因组足迹	华盛顿大学
其他元素/特点		
特点	方法	集团
DNA甲基化	RRBS；Illumina Methyl27；Methyl-seq	哈德森阿尔法
染色质相互作用	5C；CHIA-PET	UMass；华盛顿大学；GIS
基因分型	Illumina 1M Duo	哈德森阿尔法

dol：10.1371/joumal.pbio.1001046.t001

虽然ENCODE数据库对于研究基因调控很有价值，但由于假基因和假阳性的出现，影响了其进一步的应用。迄今为止，所有ENCODE数据集都来自细胞群。因此，所得到的数据整合了整个细胞群，而细胞群在生理上和遗传上可能是不均匀的。因此，ENCODE实验中的源细胞培养物在细胞周期方面通常是不同步的，而且与所有这类样品一样，培养物中的局部微环境也可能不同，导致每个培养物内细胞状态的生理差异。对生理和/或基因型的异质性进行基因表达、因子占有率和染色质状态的贡献模式的融合，这些都必须在使用数据时加以考虑。未来全基因组方法的改进将允许使用更少的原始样本，或在可能的情况下在单细胞中进行后续实验，这可能会让我们克服这些警示[14]。

◦ 二、癌症基因组图谱数据库 ◦

癌症基因组图谱（The Cancer Genome Atlas，TCGA）计划是由美国国立肿瘤研究所和国立人类基因组研究所启动的第一个研究肿瘤基因突变的项目，旨在提高对肿瘤的诊断、治疗和预防。2006～2009年期间，TCGA储存并研究了3种类型的人类肿瘤（多形性胶质母细胞瘤、肺癌、卵巢癌）的整合基因组数据[22]。2009年之后TCGA又表征了另外33种肿瘤的整合基因组数据，如表7-2-2所示。

表7-2-2　TCGA分析

肿瘤类型	病例数	TCGA分析结果
多形性胶质母细胞瘤	528	发现多形性胶质母细胞瘤亚型
低级别胶质瘤	516	定义了与患者表现相关的三种亚型
乳腺小叶癌	127	有别于乳腺导管癌
乳腺导管癌	>800	根据基因组图谱不同分为Basal、Her2、Luminal A、Luminal B四种亚型
结直肠腺癌	632	结肠癌和直肠癌有相似的基因组图谱
胃腺癌	443	确定四种亚型
卵巢浆液性囊腺癌	586	TP53在96%的研究的患者中有变异
子宫内膜癌	548	分为四种类型
头颈鳞状细胞癌	528	确定人类乳头瘤病毒相关和吸烟相关癌症的基因组特点
甲状腺癌	507	大部分由 *RAS* 驱动
急性髓系白血病	200	与其他恶性肿瘤相比，急性髓系白血病基因突变较少
皮肤黑色素瘤	470	发现四种亚型
肺腺癌	521	有非常高的基因突变量
肺鳞状细胞癌	504	有较高的基因突变量
透明细胞癌	536	常见突变基因包括参与氧传感功能的VHL
浸润性尿路上皮癌	412	吸烟与尿路上皮癌相关联
嫌色性肾细胞癌	66	基因突变率低

目前该计划囊括了基因表达图谱、拷贝数变异图谱、单核苷酸多态性基因分型、全基因组DNA甲基化图谱、microRNA图谱以及外显子测序的技术（NIH官网资料：https://cancergenome.nih.gov/abouttcga/overview/history）。TCGA拥有一套用于常规工作流程的分析工具，包括组织来源点（Tissue Source Site，TSS）和生物样本核心资源库（Biospecimen Core Resource，BCR），其中组织来源点负责临床数据收集、前期病理数据及临床样本收集；生物样本核心资源库负责分子分析物的分离和质量控制（QC），最终进入基因组处理和分析。

如图7-2-3所示，为更好地研究基因组数据，目前有4个研究中心从事基因组数据的处理和分析工作：基因组测序中心（Genome Sequencing Center，GSC）、基因组鉴定中心（Genome Characteristic Center，GCC）、数据整理中心（Data Coordinating Center，DCC）和基因组数据分析中心（Genome Data Analysis Center，GDAC）。

TCGA的结构组织良好，涉及几个合作中心，负责收集和处理样本，然后进行高通量测序和复杂的生物信息学数据分析。首先，不同的TSS从符合条件的癌症患

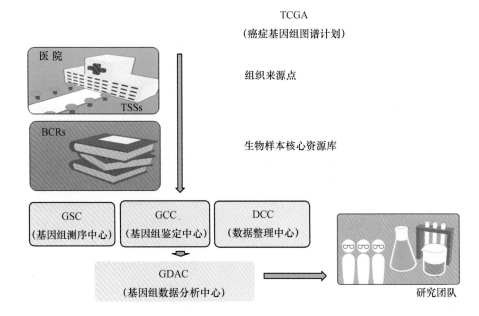

图 7-2-3　TCGA 数据库的建立和分析流程

者那里收集所需的生物样本（血液、组织），并将它们送到 BCR。接下来，BCR 对样本的质量和数量进行编目、处理和核查，然后将临床数据和元数据提交给 DCC，并为 GCC 和 GSC 提供分子分析物，以进一步进行基因组鉴定和高通量测序。最后，与序列相关的数据被存入 DCC。GCC 还向 NCI 的癌症基因组学中心（CGHub）安全库提交跟踪文件、序列和比对映射。产生的基因组数据可供给研究界和 GDAC 使用。GDAC 向整个研究界提供新的信息处理、分析和可视化工具，以促进 TCGA 数据的更广泛使用。此外，TCGA 研究网络产生的信息由 DCC 集中管理，并输入公共的免费数据库（TCGA 门户网站、NCBI 的追踪档案、CGHub），使科学家能够不断地访问这些数据集，并加快癌症生物学和关联技术的发展[23]。不远的将来，TCGA 数据库将在肿瘤个体化治疗领域中扮演非常重要的角色。

○三、其他整合数据库○

世界上其他的基因组研究中心也启动了各自的整合基因组研究计划。例如，人类蛋白质组计划（human proteome project，HPP）启动了 2 万人的蛋白质编码基因项目，旨在预测人类蛋白质组的功能并进行注释，从而构建蛋白质组学数据库[24]。另外，以染色体为中心的人类蛋白质组计划（chromosome-centric human proteome project，

C-HPP）旨在研究人类蛋白质组学的组织定位图谱。该计划将已知染色体中的蛋白定位于组织、细胞及亚细胞结构中，并与免疫疾病、代谢紊乱和肿瘤等人类疾病相结合进行研究。基于组织的人类蛋白质组图谱已鉴定出了可药用蛋白质、癌症蛋白质之间的差异，及其他们在不同组织和器官之间的代谢差异。

蛋白质组学数据库还进一步衍生出了一组名为"分泌组"的分泌蛋白质[25]。对占人类基因组10%的分泌组的研究主要聚焦在细胞黏附、信号传导、免疫和不同药物递送方面。分泌组数据库从SwissProt、TrEMBL、Ensembl和Refseq的序列库中收集了人类、小鼠和大鼠蛋白质组中2万种分泌蛋白，这样可以帮助科学家们对疾病的预防、预测、预后以及诊断、治疗和疗效进行评估。

在种群研究领域中，国际个体基因组计划（international personal genome project）在2012年发表了基因变异的整合图谱[26]。这些变异会使药物的影响在不同种族的人群中以及不同疾病中产生基因变异。2013年，英国首相大卫·卡梅伦宣布启动"10万人基因组计划"，其研究成果可供公共卫生服务使用。该研究所获得的基因及其表现型数据可以帮助临床研究工作者确认与医疗预测相关的基因，发掘新的个体化治疗手段。

国际乳腺癌分子分类联盟（Molecular Taxonomy of Breast Cancer International Consortium，METABRIC）的数据集（http://molonc.bccrc.ca/apari-cio-lab/research/metabric/）包含了从METABRIC试验参与者收集的乳腺肿瘤中得到的临床特征、表达、拷贝数变异谱和单核苷酸多态性（SNP）基因型[27]。此外，还有一些整合数据库如癌细胞系百科全书（The Cancer Cell Line Encyclopedia，CCLE）、癌症药物敏感度基因组学（Genomics of Drug Sensitivity in Cancer，GDSC）、癌症治疗反应门户（CTRP）和癌症靶点的发现与开发（Cancer Target Discovery And Development，CTD）等。

尽管已经出现了一些第二代基因组数据，但这些数据库在人类保健和疾病治疗的应用中并未充分发挥作用。为加快其应用，美国国家科学院研究委员会在2011年发布了"迈向精准医疗：构建生物医学研究知识网络和疾病新分类方法"的行动纲领，认为基因组信息与临床医疗的整合将在未来大大促进人类的健康[28]。例如，将全球范围内更大规模的与人口健康和疾病相关的基因组学大数据（如GWAS）与患者个体基因组数据整合，这将极大促进个体化精准医疗的临床应用。精准医学将掀起旨在利用来自人类基因组的大量数据以及随后的疾病分子基础研究浪潮。它将允许在个人和更大的全球范围内定制医疗保健和集成电子医疗信息。除了传统的生理体征和症状之外，还根据患者的内在生物学特点来为患者量身定制决策和实践[29]。有别于其他的个体化医学，精准医学意味着可以为每个个体设计独特的治疗方法，满足生物医学研究和医学界迫切需要的分类学需求，在分子水平上提供疾病亚型的深刻定义。最终，精准医学可以在内在分子水平上实现更精确的诊断和治疗[30]。遵循这些策略，临床医师可以根据患者的基因组信息和医疗信息采取相应的临床治疗手段。精准肿瘤学将着重研究与肿瘤发生发展相关的一系列基因表达改变、癌基因突变、表观基因组变化，以及microRNA/非编码RNA的异常等。为了促进第二代基因组数据库的临床应用，本章将介绍第二代基因组数据库在肿瘤预测、预防、预后、诊断和治疗中的应用策略。

一、肿瘤的预测

个体化精确预测和评估癌症风险因素对预防和控制癌症发生、发展具有非常重要的意义。癌症预测模型可以为评估癌症发生的风险和预后提供重要信息，为癌症临床治疗的设计和执行提供依据，并有助于估算治疗费用。为预测肿瘤发病率，在研究早期阶段，主要研究癌前期细胞转化为癌细胞过程中分子和细胞生物学的变化，例如用恶性血液病模型研究骨髓增生异常综合征（myelodysplasia syndrome，MDS）进展为急性髓细胞白血病（acute myelogenous leukemia，AML）的过程，用实体瘤模型研究异常隐窝病灶（aberrant crypt foci，ACF）进展为大肠癌的转变过程。在肿瘤临床模型研究过程中，Preisler率先将RAS、FAM和p53突变以及p15甲基化的基因表达模式定义为恶性血液病从癌前细胞转化为AML的生物标志物，这些基因表达变化目前已成为预测恶性血液病发生发展的常规检测指标[31]。我们采用随机限制性酶消化和指纹图谱技术，在ACF组织中发现了一些新基因，建立了早期大肠癌临床模型[32]。经过20多年的临床研究发展，越来越多的癌前病变得到确认，例如胃上皮发育不良/上皮内瘤样病变、肠化生、Barrett食管、乳腺钙化、意义不明的单丙种球蛋白病（mono gammopathy of unknown significance，MGUS）、外阴上皮内瘤样病变（vulvar intra-epithelial neoplasia，VIN）、阴道上皮内瘤样病变（vaginal intra-epithelial neoplasia，VAIN）、外阴苔藓硬化与扁平苔藓、宫颈上皮内瘤样病变（cervical intra-epithelial neoplasia，CIN）和Bowen氏病等。由于大部分癌前病变是可逆的，因此精确预测方法的建立对于判断肿瘤形成和发展具有重要意义。在第一代基因组数据阶段，使用单一模式的基因组改变（例如通过GWAS数据、单一oncomiR数据、单一表观遗传学数据或单一非编码RNA数据）来预测癌前病变。目前正在建立的第二代基因组数据库，将通过整合基因表达、SNP、表观遗传学、oncomiR和非编码RNA数据来更精确地预测癌变风险因素[16]。如表7-3-1所示，本章总结了乳腺癌基因组改变整合数据，包括基因表达、SNP、表观遗传学、oncomiR及非编码RNA的数据。随着更多的肿瘤基因组数据的积累，整合的肿瘤基因组数据库将对不同肿瘤进行更精确的预测，为肿瘤的早期发现、早期诊断与治疗打下坚实的基础。

表7-3-1　乳腺癌的预测

常见基因表达变化	SNP		表观遗传学	microRNA	非编码RNA	
	基因	SNP位点	基因	oncomiR	基因	
HER2通路	CASP8	rs17468277				
	基因间	rs13387042				
	基因间	rs2056116				
	基因间	rs4700485				
	MRPS30	rs4415084				
	基因间	rs889312	hMLH1	miR-210	GAS5	
Ras/MAPK通路	TNF	rs361525				
	CDKNIA	rs3176336				
	XRCC2	rs3218536				
	基因间	rs672888				
	8q24	rs13281615				
	基因间	rs3218005				

常见基因表达变化	SNP		表观遗传学	microRNA	非编码RNA
	基因	SNP位点	基因	oncomiR	基因
（PI3）激酶通路	CDKN2A	rs3731239			
	FGFR2	rs1219648			
	TCF7L2	rs12255372			
	LSP1	rs3817198			
	ATM	rs3218707			
	CDKN1B	rs34330			
	BRCA2	rs1799954	hMLH1	miR-210	GAS5
p53通路	16q12区域	rs3803662			
	BRCA1	rs1799950			
	TP53	rs1042522			
	CCNE1	rs997669			
	AURKA	rs2273535			
	COMT	rs4680			
	CHEK2	rs17879961			

◦ 二、肿瘤的预后 ◦

目前，肿瘤的预后评估主要依据组织学现象、细胞增殖、激素表达及分子标记物。为了搞清楚肿瘤的预后，我们研究了25位预后不良AML患者的骨髓细胞，以确定一些基因组改变和生物标志物与治疗方法的关系。早期的生物标志物组合包括端粒酶的高活性、白介素6（IL-6）的低表达、p53突变以及p15超甲基化[33]，而整合了基因表达、单核苷酸多态性、表观遗传学、肿瘤microRNA和非编码RNA数据库的第二代基因组数据库，一方面将为肿瘤的临床治疗和预后预测提供更准确、丰富的信息。如表7-3-2所示，最近的临床分析表明，一些microRNA、表观遗传学及lncRNA数据可用于结直肠癌预后的评估。如果参照公开的整合基因组数据库对比包括基因组表达、GWAS、表观遗传学、oncomiR和lncRNA数据在内的患者个体基因组数据，这将大大提高患者个体化精准治疗的准确度。另一方面，基因组数据也可用于评估患者对化疗和分子治疗的应答反应。目前一些microRNA被证实可作为很好的预测标志物来监测化疗反应，例如Let-7-LCS6多态性可预测结肠癌抗表皮生长因子受体（epidermal growth factor receptor，EGFR）治疗的疗效，miR-451可预测伊马替尼干预AML的预后反应等[34]。第二代基因组数据库建立后，整合的基因组数据库将有助于对化疗及分子治疗的效果做更精确的评估。

表 7-3-2　结直肠癌预后评估

基因表达	SNP		表观遗传学		microRNA		非编码RNA	
	基因	SNP位点	基因	预后不良	oncomiR	预后不良	基因	预后不良
WNT	*LEP*	rs2167270	*HLTF*	复发、预后不良	miR-18a	表达上调、预后不良	*KCNQ1OT1*	表达上调
	POU5F1P1	rs6983267						
	EIF3H	rs16892766						
	基因间	rs10505477	*vimentin*	肝转移				
	基因间	rs719725						
	TCF7L2	rs7903146			miR-31			
	基因间	rs10795668	*ID-4*	生存率低		在晚期癌症中表达上调		
	LOC120376	rs3802842						
	CHFR	rs2306536						
	KLRK1	rs1049174						
	基因间	rs4779584	*P16*	淋巴管浸润	miR-200			
	SMAD7	rs4939827				表达上调、预后不良		
	INSR	rs1864010						
	AURKA	rs2273535						

○ 三、肿瘤的预防 ○

肿瘤的有效预防依赖于肿瘤早期形成机制的阐明。如上所述，虽然很多癌前病灶（如MDS、ACF、MGUS、VIN、VAIN、CIN和Bowen氏病）已有大量报道，肿瘤的形成仍可以分为肿瘤初始化、转变和肿瘤早期形成三个阶段。如果了解了这三个阶段肿瘤基因组的具体变化，就能有效制订相应的肿瘤预防措施。目前肿瘤预防措施主要涉及人类生活方式、营养与膳食以及体重控制，这些措施需要经过较长时期后才能显现有无效果，而且没有一种饮食和生活习惯能绝对保证不引起肿瘤发生发展。如果建立了三个阶段变化的第二代基因组数据库，就可以制订出有效的肿瘤预防措施。越来越多的报道显示，一些微创或无创性的分子检查可以有效利用血液、乳汁、唾液、胃液、尿液、大便和痰液等作为标本进行检测，患者可以从其建立的二代基因组图谱中获益[35, 36]。如图7-3-1和表7-3-3所示，越来越多的与肿瘤初始化、转变和肿瘤早期形成三个阶段相关的生物标志物被发现，这些与生物标志物相关的基因组数据将在肿瘤预防领域发挥越来越重要的作用。

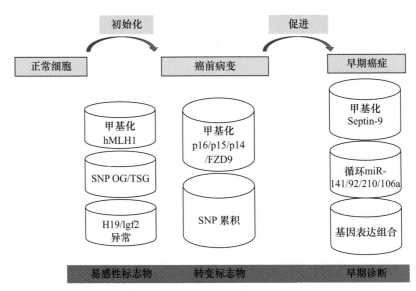

图 7-3-1　肿瘤形成的三个阶段

表 7-3-3　用于癌症预防的生物标志物

基因组改变	易感性	转变	早期诊断
基因组表达	无	无	早期改变
SNP	癌基因/肿瘤抑制基因	癌基因/肿瘤抑制基因	癌基因/肿瘤抑制基因
表观遗传学	hMLH1	p16/p15/p14/FZD9	septin9
microRNA	无	极少	miR141/92/210/106a
其他	H19/lgf2印记异常		

● 四、肿瘤的诊断 ●

　　临床上的肿瘤诊断以临床症状、实验室和影像学资料为依据。人类基因组数据除可用于评估预后及设计肿瘤临床治疗方案外，还可为患者提供更多诊断信息，在不远的将来，为了提高肿瘤诊断的准确性，许多基因组数据将被纳入肿瘤诊断模型。目前，microRNA 图谱越来越多地被运用于肿瘤诊断领域，特别是用于挖掘肿瘤发生、肿瘤分类和亚型的特征[37]。表 7-3-4 所列为三种肿瘤疾病不同亚型的 microRNA 标志物，其中 AML 有至少三种类型的易位和 MLL 重排［t（15；17），t（8；21）和 t（11q23）/MLL 重排］，因此我们重点研究了表中的三组平行 microRNA 改变。在乳腺癌中存在三种类型的细胞来源，它们是上皮细胞（管腔，Lum）来源、基底样细胞（肌上皮，三阴乳腺癌，TNBC）来源和人表皮生长因子受体 2（HER2）来源。而相应的microRNA图谱可根据乳腺癌的肿瘤来源和受体进行分类。microRNA图谱还能根据细胞来源（如CD44来源、CD133来源、α_2/β_1蛋白及侧群）对前列腺癌亚型分类。由于microRNA在体液中大量存在（如血清和血浆），检测microRNA有望部分替代mRNA/蛋白的检测，进而对肿瘤进行诊断、预后评估及进展预测。无创伤性技术简单易行且易被患者和医师接受，如可将microRNA图谱与其他基因组图谱相结合，采用以患者体液构建的诊断模型有望提供更多更全面的信息。

表7-3-4 用于肿瘤诊断的microRNA生物标志物

序号	疾病	生物标志物	亚型
1	AML	miR-126	t（15；17）
		miR-224、miR-368、miR-382	t（8；21）
		miR-17-5p、miR-20a、miR-224、miR-368、miR-382、miR-126	t（11q23）/MLL重排
2	乳腺癌	up-miR-1282、miR-224-5P、miR-342-5p、miR-432-3p、miR-524-3p、miR-9-5p和down-miR-190b、miR-342-3p、miR-375、miR-671-3p	TNBC
		up-miR-1282、miR-224-5p、miR-27a、miR-375、miR-524-3p、miR-671-3p和down-miR-190b、miR-342-3p、miR-376a-5p	HER2
		up-190b、miR-27a、miR-342-3p/5p、miR-375、miR-524-3p和down-miR-1282、miR-224-5p、miR-432-3p、miR-671-3p、miR-9-5p	Lum
3	前列腺癌	up-miR-19a、miR-301、miR-452和down-miR-34a、Let-7b、miR-106a、miR-141、Let-7f、miR-335、miR-340、miR-365、miR-92	CD44＋CD133
		up-miR-301、miR-452和down-down-miR-34a、Let-7b、miR-106a、miR-141、Let-7e、miR-183、miR-203、miR-218、miR-342、miR-378、miR-422a/b	CD44＋α_2/β_1
		up-miR-301、miR-452和down-down-miR-34a、Let-7b、miR-106a、miR-141	CD44_CD133＋α_2/β_1
		up-miR-452和down-miR-34a	CD44_CD133＋α_2/β_1＋侧群

◦ 五、肿瘤个体化治疗 ◦

个体化治疗即是"在正确的时间为正确的人提供正确的治疗"[37]。临床基因组分析可以根据肿瘤的基因型特征（GWAS数据）、基因表达特征（GES数据）和药物匹配来为患者制订最佳治疗方案。目前，大量基因组分析数据已被用于针对不同肿瘤进行精准治疗。此类基因组分析和临床基因诊断通常源于相匹配的一对组织或细胞的DNA、RNA或蛋白，如手术切除的肿瘤组织和正常组织样本（在体取样），通过激光捕获显微术获取的肿瘤细胞和正常细胞（原位取样），以及一对来自于临床样本的原代培养细胞（离体培养）。这些临床基因组数据库与定量基因组分析相结合，使医师和科学家们可以通过鉴别基因型特征和基因表达特征进行精准药物筛选，为肿瘤患者个体制订精准治疗方案。如图7-3-2所示，我们已经在第一代基因组数据库的基础上建立了患者个体化精准治疗的模型，包括临床取样、基因诊断和定量网络，用于基因表达特征的挖掘以及筛选敏感药物的机器学习模型的构建[38, 39]。

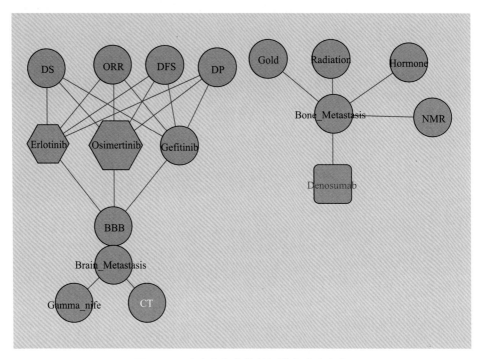

图 7-3-2　肿瘤患者个体制订精准治疗方案

虽然第一代基因组数据库可以用于临床，但目前仅能简单解释如mRNA、microRNA、lncRNA等的基因组表达水平和DNA水平中的SNP改变，而新一代整合基因组数据库则能为患者提供更特异、更精准的治疗手段。

第四节 小 结

综上所述，精准医疗已显示出巨大的临床实用价值以及发展潜力。构建一个数据整合的标准化模型是关键点，这样它们才能支持新的疾病分类学的发展，包括基于患者基因组谱的预防、预后、预后预测、诊断和治疗。第二代整合基因组数据库和新型靶向药物研发的积累能大大提高疾病治疗效果，为肿瘤治疗提供更特异、更有效、副作用更低的精准治疗方案。

（徐　方　陆　静　钱新荣　姚　越　李彪如）

参考文献

[1] Bell D W. Our changing view of the genomic landscape of cancer [J]. The Journal of Pathology: A Journal of the Pathological Society of Great Britain and Ireland, 2010, 220(2): 231-243.

[2] Flanagan J. International Human Genome Sequencing Consortium Finishing the euchromatic sequence of the human genome [J]. Nature, 2004, 431(7011): 931-945.

[3] Hacia J G, Fan J B, Ryder O, et al. Determination of ancestral alleles for human single-nucleotide polymorphisms using high-density oligonucleotide arrays [J]. Nat Genet, 1999, 22(2): 164-167.

[4] Barrett T, Wilhite S E, Ledoux P, et al. NCBI GEO: archive for functional genomics data sets--update [J]. Nucleic Acids Research, 2013, 41: D991-D995.

[5] Bell D C, Thomas W K, Murtagh K M, et al. DNA Base Identification by Electron Microscopy [J]. Microscopy and microanalysis, 2012, 18(5): 1049-1053.

[6] Hurd P J, Nelson C J. Advantages of next-generation sequencing versus the microarray in epigenetic research [J]. Briefings in Functional Genomics and Proteomics, 2009, 8(3): 174-183.

[7] Modi A, Vai S, Caramelli D, et al. The Illumina Sequencing Protocol and the NovaSeq 6000 System [J]. Methods Mol Biol, 2021, 2242: 15-42.

[8] Bruijns B, Tiggelaar R, Gardeniers H. Massively parallel sequencing techniques for forensics: A review [J]. Electrophoresis, 2018, 39(21), 2642-2654.

第七章 新一代基因组学数据库在肿瘤疾病中的临床应用

［9］ Marine R L, Magaña L C, Castro C J, et al. Comparison of Illumina MiSeq and the Ion Torrent PGM and S5 platforms for whole-genome sequencing of picornaviruses and caliciviruses [J]. Virol Methods, 2020, 280: 113865.

［10］ Wheeler DL, Barrett T, Benson D A, et al. Database resources of the National Center for Biotechnology Information [J]. Nucleic Acids Research, 2007, 35: D5-D12.

［11］ Kannan L, Ramos M, Re A, et al. Public data and open source tools for multi-assay genomic investigation of disease [J]. Briefings in bioinformatics, 2016, 17(4): 603-615.

［12］ Tomczak K, Czerwinska P, Wiznerowicz M. The Cancer Genome Atlas (TCGA): an immeasurable source of knowledge [J]. Contemporary Oncology, 2015, 19(1A): A68-A77.

［13］ Shen H. Progress of cancer genomics [J]. Thorac Cancer, 2015, 6(5): 557-560.

［14］ ENCODE Project Consortium. A user's guide to the encyclopedia of DNA elements (ENCODE) [J]. PLoS biology, 2011, 9(4): e1001046.

［15］ Hong E L, Sloan C A, Chan E T, et al. Principles of metadata organization at the ENCODE data coordination center [J]. Database (Oxford), 2016, 2016: baw001.

［16］ Ecker J R, Bickmore W A, Barroso I, et al. Genomics: ENCODE explained [J]. Nature, 2012, 489(7414): 52-55.

［17］ Wold B, Myers RM. Sequence census methods for functional genomics [J]. Nature Meth, 2008, 5: 19-21.

［18］ Wang Z, Gerstein M, Snyder M. RNA-seq: a revolutionary tool for transcriptomics [J]. Nat Rev Genet, 2009, 10: 57-63.

［19］ International Human Genome Sequencing Consortium. Finishing the euchromatic sequence of the human genome [J]. Nature, 2004, 431: 931-945.

［20］ Guigo R, Flicek P, Abril JF, et al. EGASP: the human ENCODE Genome Annotation Assessment Project [J]. Genome Biol, 2006, 7Suppl 1: S2 1-31.

［21］ Curtis C, Shah SP, Chin S-F, et al. The genomic and transcriptomic architecture of 2, 000 breast tumors reveals novelsubgroups [J]. Nature, 2012, 486: 346-352.

［22］ The Cancer Genome Atlas Research Network. Comprehensive genomic characterization defines human glioblastoma genes and core pathways [J]. Nature, 2008, 455: 1061-1068.

［23］ Tomczak K, Czerwińska P, Wiznerowicz M. The Cancer Genome Atlas (TCGA): An immeasurable source of knowledge [J]. Wspolczesna Oncol, 2015, 1A: A68-A77.

［24］ Legrain P, Aebersold R, Archakov A, et al. The human proteome project: Current state and future direction [J]. Mol Cell Protcomics, 2011, 10(7): M111. 009993.

［25］ Hathout Y. Approaches to the study of the cell secretome [J]. Expert Review of Proteomics, 2007, 4(2): 239-248.

［26］ Ball M P, Thakuria J V, Zaranek A W, et al. A public resource facilitating clinical use of genomes [J]. PNAS, 2012, 109(30): 11920-11927.

［27］ Reinhold WC, Sunshine M, Liu H, et al. CellMiner: a web-basedsuite of genomic and pharmacologic tools to exploretranscript and drug patterns in the NCI-60 cell line set [J]. Cancer Res, 2012, 72: 3499-3511.

［28］ National Research Council (US) Committee on A Framework for Developing a New Taxonomy of Disease. Toward Precision Medicine: Building a Knowledge Network for Biomedical Research and a New Taxonomy of Disease [M]. Washington, DC: The National Academies Press, 2011: 1-5.

［29］ Chen C, He M, Zhu Y, et al. Five critical elements to ensure the precision medicine [J]. Cancer and Metastasis Reviews, 2015, 34(2): 313-318.

［30］ He M, Xia J, Shehab M, et al. The development of precision medicine in clinical practice [J]. Clinical and translational medicine, 2015, 4(1): 1-4.

［31］ Preisler H D, Li B, Chen H, et al. P15INK4B gene methylation and expression in normal, myelodysplastic, and acute myelogenous leukemia cells and in the marrow cells of cured lymphoma patients [J]. Leukemia, 2001, 15(10): 1589-1595.

［32］ Luo L, Li B, Pretlow T P. DNA alterations in human aberrant crypt foci and coloncancers by random primed polymerase chain reaction [J]. Cancer Res, 2003, 63(19): 6166-6169.

［33］ Li B, Yang J, Tao M, et al. Poor prognosis acute myelogenous leukemia 2--biological and molecular biological characteristics and treatment outcome [J]. Leuk Res, 2000, 24(9): 777-789.

［34］ Su R, Gong J N, Chen M T, et al. c-Myc suppresses miR-451┤YWTAZ/AKT axis via recruiting HDAC3 in acute myeloid leukemia [J]. Oncotarget, 2016, 7(47): 77430-77443.

［35］ Friedlander T W, Pritchard C C, Beltran H. Personalizing Therapy for Metastatic Prostate Cancer: The Role of Solid and Liquid Tumor Biopsies [J]. Am Soc Clin Oncol Educ Book, 2017, 37: 358-369.

［36］ Schwartzberg L, Kim ES, Liu D, et al. Precision Oncology: Who, How, What, When, and When Not? [J] Am Soc Clin Oncol Edue Book, 2017, 37: 160-169.

［37］ Chen L L, Zhang Z J, Yi Z B, et al. MicroRNA-211-5p suppresses tumor cell proliferation, invasion, migration and metastasisin triple-negative breast cancer by directly targeting SETBP1 [J]. Br J Cancer, 2017, 117: 78-88.

［38］ Burkhart R A, Ronnekleiv-Kelly S M, Pawlik T M. Personalized therapy in hepatocellular carcinoma: Molecular markers of prognosis and therapeutic response [J]. Surg Oncol, 2017, 26(2): 138-145.

［39］ Xu Y, Hu H, Zheng J, et al. Feasibility of whole RNA sequencing from single-cell mRNA amplification [J]. Genet Res Int, 2013, 2013: 724124.

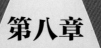

第八章

原代肿瘤细胞个体化多维培养系统的临床应用

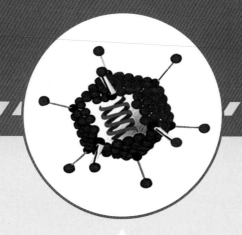

来自于患者样本的原代肿瘤细胞培养技术已经从二维（2D）原代肿瘤细胞培养、人源化小鼠模型发展到三维（3D）生物打印模型/基本三维（3D）模型和多维模型（4D培养和5D培养）。这些细胞培养方法在临床实验室中越来越多地被临床肿瘤学家应用于为患者筛选肿瘤药物的过程中。由于患者原代肿瘤细胞的培养系统需要模拟肿瘤细胞在体内生长的微环境，因此，我们用人源化小鼠模型、三维（3D）生物打印模型/基本三维（3D）模型和多维模型（4D和5D）研究了肿瘤细胞体内生长的微环境。本章总结了患者原代肿瘤细胞在目前使用的所有模型中的进步和不足之处，并且我们建立了原代细胞的个体化多维培养系统，它将最大程度地为临床基因组诊断和肿瘤疾病的个体化治疗的药物计量学提供支持。

患者的原代肿瘤细胞是非常重要的细胞，对它的研究可帮助临床科学家和医师针对大多数类型的临床肿瘤疾病进行个体化治疗[1]。这些原代培养的细胞为评估肿瘤疾病（包括不同类型癌症的药物敏感度）提供了许多信息，例如对不同类型癌症的药物剂量和药物敏感度的测定，尽管其中的一种培养方法，即预测临床治疗效果的二维培养系统一直令人质疑[2]。经过四十多年的技术革新与发展，目前的原代肿瘤细胞培养技术已成为判断抗癌药的药效，以及研究药效动力学和药物作用机制的重要工具。人源化原代肿瘤细胞的动物和不同原代细胞培养模型可以支持对抗癌药物的安全性、药效、毒性和药代动力学的评估。根据FDA的指导方针，动物/临床前原代细胞培养已常规用于新药的筛选和验证，为人类接受有潜在的治疗疗效的新药临床试验提供重要的临床前期数据[3]。然而，一些原代肿瘤细胞培养模型在失去肿瘤生长微环境的情况下会产生误导结果，从而导致一些效率低下且毒性较大的药物被选中[4]。为了更好地支持个体化治疗，临床科学家正在开发出原代肿瘤细胞的新一代培养技术、模型和材料，例如特殊的2D原代肿瘤细胞培养技术、新型人源化小鼠模型、3D生物打印模型和用于3D模型与多维模型的不同人造材料。在不久的将来，原代肿瘤细胞的新培养技术可能在个体化药物研究新方法的开发和建立中起到决定性作用。

个体化多维培养系统

通常，新药开发从实验室到临床大约需要16年的时间，成本高达12亿～15亿美元[5]，而且，个体化治疗还不能使用已开发的新药研发的传统模型来确认用于患者的新药物。目前，临床科学家和医师们正在更加努力地开发新的模型，以准确评估药物对临床患者的功效和毒性。幸运的是，经过四十多年的努力，我们已经成功地拥有了原代肿瘤细胞的培养技术，包括特殊的2D原代肿瘤细胞培养技术、人源化小鼠模型、3D生物打印模型和用于3D模型与多维模型的不同人造材料这些新技术和新材料，并运用于新药研发。我们将这些技术在个体化治疗中的应用定义为个体化多维培养系统。具体来说，根据肿瘤来源、临床实验室条件和临床科学家的经验，我们可以为患者个体化治疗选择最合适的方法。

一、二维原代细胞培养

为了预测对临床患者的药效和毒性参数，我们用传统的2D细胞培养系统进行药物敏感度测定已经有几十年的历史[6]。同时，2D细胞培养研究在促进我们对发育生物学、组织形态发生、疾病机制、药物发现、大规模蛋白质生产、组织工程和再生医学的理解方面发挥了关键作用[7]。由于2D细胞培养系统缺少重要的微环境，因此从实验室到临床，患者的临床功效仅为细胞实验功效的约27%。我们现在了解到，2D细胞培养系统不仅缺少肿瘤微环境，而且还可能有重要基因及其基因组表达谱丢失的情况发生。由于原代肿瘤细胞从传统的2D细胞培养技术到多维培养系统的转变非常难，因此现在一些临床科学家仍在使用2D细胞培养系统，尽管培养方法经过了很多修改。例如，血液恶性疾病（如MDS、CML和AML）仍会常规地进行克隆形成测定，如使用CFU-GEMM（粒细胞、红细胞、单核细胞、巨核细胞的集落形成单位）评价药物敏感度[8]。尽管GEMM代表粒细胞、红细胞、单核细胞、巨核细胞，CFU-GEMM细胞实际上是髓样细胞的多潜能祖细胞。

◦ 二、通过原代肿瘤细胞建立的人源动物模型 ◦

为了准确地还原原代肿瘤细胞生长的微环境，动物模型已成为主要的临床前研究模型。人源化小鼠模型是一种在类似人肿瘤生长条件下测定药物的方法。这种类型的动物模型包括携带来自人类肿瘤的小鼠（称为异种移植）和内源性肝脏受损并重新植入人类肝细胞[9]的小鼠，异种移植在抗癌药物的开发中是重要且有用的。异种移植通常能够在肿瘤表型和基因型异质性的背景下评估药物疗效、安全性和毒性。类似地，人肝小鼠模型提供了在体内临床前评估药物动力学，药代动力学和代谢的能力，该模型是了解药物排泄和毒性的重要工具[10]。这些被称为异种移植物的动物模型对于测试抗癌化合物的有效性、安全性和毒性非常有用且重要。我们也需要注意所有人源化模型的嵌合性[11]，因为人源化动物模型是在动物体内植入单个人体肿瘤组织或细胞，肿瘤细胞的生物学性能将不同于它们在人类体内环境中的生物学性能。此外，人类肿瘤细胞通常被移植到免疫功能低下的小鼠体内，它需要一段时间来接受外来的人肿瘤细胞的生长，所以人源化的小鼠模型很难适应个体患者临床应用的时效性（time-course）[12]。而且，每只免疫力低下的小鼠成本都很高。

因此，尽管在FDA的指导原则下，新化合物的测试采用了上述传统的细胞培养和动物模型，但临床肿瘤学家一直在研究新的人源化小鼠模型的建模方法，以期为患者的临床应用提供良好的时效性并降低应用成本。

◦ 三、常规三维原代肿瘤细胞培养 ◦

人体几乎所有组织内的肿瘤细胞都位于由复杂的三维结构组成的细胞外基质（ECM）中，并通过细胞-细胞和细胞-ECM相互作用与邻近细胞产生联系：

（1）细胞-细胞和细胞-ECM相互作用建立了一个三维通信网络，以维持组织的特异性和稳态。

（2）细胞生命周期中的关键事件是由周围细胞微环境所决定的组织原则来调节的[7]。

因此只有通过体外三维模型来模拟体内原代肿瘤细胞的生物学性能，才能够准确预测肿瘤对药物的反应。现在，三维模型正在快速开发中，三维模型包括：①无支架的悬浮培养，无需使用基于基质的生物材料制作的支架而使细胞悬浮聚集生长；②利用基于基质的生物材料制作的支架或其他固体支架使细胞在支架上有序生长，其中对于不同类型的原代肿瘤细胞需要使用不同的支架材料和制造方法[13]。

三维球体培养是一种非常简单的无支架方法，可用于多种原代肿瘤细胞的培养，形成肿瘤球体。因为黏附细胞有聚集的趋势，所以形成椭球体。常见的球状体包括胚状体、乳腺球、肿瘤球、肝球和神经球。贴壁细胞在阻碍与细胞培养基质黏附的情况下，会自然聚集并形成球形。用于生成球体的常见无基质方法包括使用抗附着的细胞培养表面，如康宁®超低附着表面，或通过在培养基中保持细胞悬浮培养（例如，悬滴技术，旋转培养和生物反应器）[7]。因为通过可见光、荧光和共聚焦显微成像对肿瘤球体进行分析的操作较为容易，所以3D肿瘤球体培养现在常用于高通量筛选和毒性筛选。例如，原代肿瘤细胞培养技术已成功地应用于非小细胞肺癌（NSCLC）、小细胞肺癌（SCLC）以及脑肿瘤的个体化治疗的肿瘤细胞培养模型中[14]。基于生物材料的基质支架由天然水凝胶、合成水凝胶和其他固体支架组成。

三维培养物中的水凝胶和细胞外基质将产生天然或合成来源的交联聚合物链或复杂蛋白质分子网络，因此该材料具有与天然组织相似的生物物理特性，并可用作三维细胞培养的高效基质。水凝胶可以作为独立的三维矩阵使用，也可以与其他技术结合使用，如固体支架、渗透性支架、细胞微阵列和微流体设备。

用于三维细胞培养的固体支架还可使用多种材料制成，包括金属、陶瓷、玻璃和聚合物。多种制造技术被用于生成三维细胞培养的固体支架，包括软光刻、静电纺丝、微阵列、生物打印等。使用实体支架的主要缺点是细胞成像范围有限，从基质中恢复细胞时比较困难[7]。结合到支架基质刚性表面的肿瘤细胞可以支持肿瘤细胞的黏附，其生长行为类似于原代肿瘤细胞在体内的生长。目前支架培养方法已广泛应用于原代细胞培养，因此原代肿瘤细胞培养有望在个体化治疗中发挥重要作用[15]。

◦ 四、三维生物打印原代肿瘤细胞和组织培养 ◦

三维生物打印的组织和器官可以设计成模拟具有适当的细胞成分、细胞外基质和三维空间成分且细胞密度确定的目标组织和器官。现在可以用生物打印技术来结合重要的元素以形成模仿细胞内和细胞外功能机制的体外三维组织/器官系统。作为再生医疗的生物墨水技术，通过三维组织打印机将生物相容性凝胶状材料沉积在基质上。在沉积的过程中，生物墨水在光或热活化的帮助下通过聚合物互联而胶化。技术的进步是成像和数字设计，因此可以通过喷墨、微挤压和激光辅助打印将三维组织生物打印可视化来打印组织和器官[16]。三维组织生物打印材料由天然聚合物（例如藻酸盐、明胶、胶原蛋白、壳聚糖、纤维蛋白）和合成分子（例如聚乙二醇）组成。天然聚合物在三维生物打印中的一些主要优势是它与人类细胞外基质相似，无毒性质和其固有的生物活性[11]，而且可以个性化并针对特定的应用进行定制。该技术的挑战是随着培养时间的延长和免疫原性的产生，其机械强度会逐渐减弱甚至丧失。

新的原代细胞培养技术目前对于再生构建物而言是可靠的，而且在组织和器官水平上用于原代肿瘤细胞培养具有潜在的可能性。

◦ 五、多维原代肿瘤细胞培养 ◦

来自患者的原代细胞（如癌症干细胞）是带有分化功能地动态生长的，为了与体内的原代细胞尽量匹配，我们设计了模拟体内动态生长的原代细胞培养技术，通过这种培养可以观察原代细胞随时间变化的分化生长过程：①添加了时程曲线而建立的4D培养系统，可用于干细胞[17]和癌症干细胞（CSC）的培养，这种培养体系可以支持癌症干细胞的反向分化诱导；②结合了人源化小鼠模型或基因靶向模型的时程培养而建立的5D培养系统，可以极大地支持细胞增殖，收获的大量细胞可用于进行抗癌化合物的有效性、安全性和毒性的测定[18]。尽管已经报道了多维原代肿瘤细胞培养用于实验的新方案，但用于临床的癌症干细胞的4D培养系统和结合了人源化小鼠模型或靶向基因的时程培养的5D培养系统才刚刚开始临床试验，它们个体化治疗的应用前景非常光明。

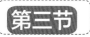 **用于个体化治疗的个体化多维系统的临床应用**

　　个体化治疗需要一种能针对特定患者的治疗药物确认有效的培养系统。化合物的功效、毒性、药效动力学、药代动力学和药物计量学的个体化检测对于个体化治疗至关重要。如上所述，用于个体化治疗的所有方法可使临床科学家和医师能够更准确、更快速、具有更高性价比且无风险地测定用于诊断和治疗的药物。在临床科学家和肿瘤学家决定针对哪个患者使用哪种方法之前，我们需要了解每种方法的应用及其优缺点，如表8-3-1所示。

表8-3-1　个体化多维系统

方法	应用		缺点	
基础二维培养	基础筛选	传统方法	非肿瘤微环境	
特殊二维培养	血液肿瘤	市售	非肿瘤微环境	
人源化动物模型	实体瘤	1. 类似肿瘤微环境 2. 市售	1. 不适应时效性 2. 更高成本	
基础三维培养	实体瘤	1. 类似肿瘤微环境 2. 市售	需要经验	
三维生物打印培养	实体瘤	1. 类似肿瘤微环境 2. 肿瘤三维成像生长	研究中	
多维培养（4D和5D）	癌症干细胞	1. 类似肿瘤微环境 2. 市售	需要经验	

　　为了加快处理流程并确定药物，药物测试实验应能够在进行人体临床试验之前确保数据的准确性，PMDS技术在确定药物和处理过程中的真实指标与实现上述目标的可行性跟临床肿瘤学家的经验和实验条件有关。尽管在临床前阶段进行早期二维筛查与三维技术相比可能更容易，但该实验仅适用于临床试验。三维支架使用诸如琼脂糖和藻酸盐的天然和人造产物能使细胞培养物沉积在支架上，从而产生肿瘤微环境。此测试最重要的观察结果是告诉我们在三维孔中培养的细胞的细胞形态，而那些在三维球体中生长的细胞则是通过球体形态观察到了细胞的聚集。此外，在三维支架上培养的那些细胞明显比二维培养的细胞时间要长（多8～9天的时间），证明了癌细胞的增

第八章　原代肿瘤细胞个体化多维培养系统的临床应用

145

殖活性[19]。基础三维支架和三维球体在肺癌的研究中使用得越来越多，但针对三维构建体的三维生物打印技术研究显示出了一种更有前景的肺癌模型[20]。此外，CFU细胞在血液肿瘤的个体化治疗中可能起着至关重要的作用。令人兴奋的是，4D和5D的原代细胞培养方法的发展意味着可以为研究癌症干细胞分化过程中复杂的生物信号传导和相互作用提供更好的模拟环境。这项研究的一个重要发现是阻止癌症干细胞增殖并逆向诱导癌症干细胞。

所有个体化的多维细胞培养系统都可以应用于个体化治疗。多维细胞培养技术的上述示例都可以单独加快治疗方法的巩固。三维细胞培养技术的最新进展在三维实体器官水平起着非常重要的作用。有研究证明三维生物打印肝癌模型保留了肝癌的特定生物标志物以及对其原始肿瘤的遗传改变和表达谱的稳定维持[21]。异种移植研究还证实，三维生物打印肝癌的致瘤潜力和组织学特征在长期体外培养过程中得以保留。研究还证明了三维生物打印肝癌模型适用于评估多种候选药物对HCC患者的疗效。这项研究是我们将三维生物打印的基础研究转化为临床应用的重要一步[21]。在不久的将来，患者个体化的三维肿瘤模型可能会改变个体化治疗的领域[22]。

　　最有效、最快速的抗癌药物评估方法正在不断开发与创新中。肿瘤的微环境对耐药性的发展、远端器官的侵袭以及免疫监视的逃脱尤其重要。肿瘤微环境的系统方法学将促进对候选药物的评估和选择的水平提高。多维细胞培养技术不仅可以加快药物评估的速度，而且可以节省成本。不同的多维细胞培养方法对于药物评估和治疗优化至关重要。个体化治疗面临的挑战之一是人体对治疗药物的干预出现耐受性，而肿瘤微环境的改变也证实治疗药剂可能会受到肿瘤微环境中生长因子的影响[23]。此外，肿瘤微环境也会受到免疫细胞（如淋巴细胞和巨噬细胞）的干扰[24]。为了解决在细胞培养中模拟肿瘤复杂的微环境问题，可以使用3D打印技术建立用于肿瘤环境和抗癌药物的三维肿瘤模型[25]。三维打印技术的巨大优势在于为构建可能驻留肿瘤的复杂器官提供了可能。

（徐　方　陆　静　李彪如）

参考文献

[1] Berggren J R, Tanner C J, Huard J A. Primary cell cultures in the study of human muscle metabolism [J]. Exert Sport Sci Rev, 2007, 35(2): 56-61.

[2] Moribana M, Auriferous S. Drug development and discovery: challenges and opportunities [J]. Drug Discos Today, 2014, 19: 1679-1681.

[3] Mack I W, Vanier N, Geert M. Lost in translation: animal models and clinical trials in cancer treatment [J]. Am J Translon Res, 2014, 6: 114-118.

[4] Peral P, Roberts I, Sean E, et al. Comparison of treatment effects between animal experiments and clinical trials: systematic review [J]. BMJ, 2007, 334: 197.

[5] Dimes J A, Hansen R W, Grabowski H G. The price of innovation: new estimates of drug development costs [J]. J Health Econ, 2003, 22: 151-185.

[6] Li B R, Tong S Q, Zhang X H, et al. A new experimental and clinical approach of combining usage of highly active tumor-infiltrating lymphocytes and highly sensitive antitumor drugs for the advanced malignant tumor [J]. Chin Med J (Engl), 1994,

107(11): 803-807.

［7］ Sanyal S. Culture and assay systems used for 3D cell culture [J]. Corning, 2014, 9: 1-18.

［8］ Huang X K, Meyer P, Li B, et al. The effects of the farnesyl transferase inhibitor FTI L-778, 123 on normal, myelodysplastic, and myeloid leukemia bone marrow progenitor proliferation in vitro [J]. Leek Lymphoma, 2003, 44(1): 157-164.

［9］ Brehm M A, Shultz L D, Greiner D L. Humanized mouse models to study human diseases [J]. Current opinion in endocrinology, diabetes, and obesity, 2010, 17(2): 120.

［10］ Strom S C, Davila J, Grompe M. Chimeric mice with humanized liver: tools for the study of drug metabolism, excretion, and toxicity [J]. Methods Mol Biol, 2010, 640: 491-509.

［11］ Charbe N, McCarron P A, Tambuwala M M. Three-dimensional bio-printing: A new frontier in oncology research [J]. World journal of clinical oncology, 2017, 8(1): 21-36.

［12］ Morton C L, Houghton P J. Establishment of human tumor xenografts in immunodeficient mice [J]. Nat Proton, 2007, 2: 247-250.

［13］ Haycock J W. 3D cell culture: a review of current approaches and techniques [J]. Methods Mol Biol, 2011, 695: 1-15.

［14］ Si L L, Lv L, Zhou W H, et al. Establishment and identification of human primary lung cancer cell culture in vitro [J]. Int J Clin Exp Pathol, 2015, 8(6): 6540-6546.

［15］ Klebe R J. Cytoscribing: a method for micropositioning cells and the construction of two- and three-dimensional synthetic tissues [J]. Exp Cell Res, 1988, 179(2): 362-373.

［16］ Xu T, Zhao W, Zhu J M, et al. Complex heterogeneous tissue constructs containing multiple cell types prepared by inkjet printing technology [J]. Biomaterials, 2013, 34(1): 130-139.

［17］ Li B, Ding L, Yang C, et al. Characterization of transcription factor networks involved in umbilical cord blood CD34＋ stem cells-derived erythropoiesis [J]. PloS One, 2014, 9(9): e107133.

［18］ Li B, Ding J, Larson A, et al. Tumor tissue recycling-a new combination treatment for solid tumors: experimental and preliminary clinical research [J]. In Vivo, 1999, 13(5): 433-438.

［19］ Homing J L, Sahoo S K, Vijayaraghavalu S, et al. 3-D tumor model for in vitro evaluation of anticancer drugs [J]. Mol Pharm, 2008, 5(5): 849-862.

［20］ Mou H, Wang J, Hu H, et al. Non-small cell lung cancer 95D cells co-cultured with 3D-bioprinted scaffold to construct a lung cancer model in vitro [J]. Chinese journal of oncology, 2015, 37(10): 736-740.

［21］ Xie F, Sun L, Pang Y, et al. Three-dimensional bio-printing of primary human hepatocellular carcinoma for personalized medicine [J]. Biomaterials, 2021, 265: 120416.

［22］ Marga F, Jakab K, Khatiwala C, et al. Toward engineering functional organ modules by additive manufacturing [J]. Biofabrication, 2012, 4(2): 022001.

［23］ Chong C R, Jänne P A. The quest to overcome resistance to EGFR-targeted therapies in cancer [J]. Nat Med, 2013, 19: 1389-1400.

［24］ Smith M P, Sanchez-Lauren B, O'Brien K, et al. The immune microenvironment confers resistance to MAPK pathway inhibitors through macrophage-derived TNF-α [J]. Cancer Discovery, 2014, 4: 1214-1229.

［25］ Guillemot F, Mironov V, Nakamura M. Bioprinting is coming of age: Report from the International Conference on Bioprinting and Biofabrication in Bordeaux (3B'09) [J]. Biofabrication, 2010, 2(1): 010201.

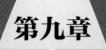

第九章
基于基因编辑技术的新一代肿瘤基因治疗

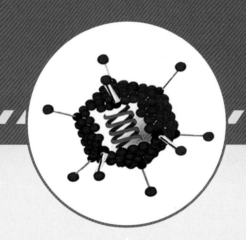

第一节 概 述

数十年来，临床科学家和医师一直在探索利用基因修饰的方法来治疗肿瘤患者，早期通常被称作细胞的"基因治疗"。然而，由于人类肿瘤疾病致病机制的复杂性，以往将"基因治疗"应用于肿瘤患者的想法，对于他们来说仅仅是一个遥不可及的梦想。随着CRISPR技术和基因组解码的不断发展，采用基因修饰方法为肿瘤疾病患者设计特殊细胞逐渐成为可能。使用基于CRISPR-Cas9、转录激活因子样效应核酸酶（TALEN）和锌指核酸酶（ZFN）这三种基因编辑技术的方法正在成为新一代基因治疗的宝贵工具。尽管如此，这些系统中的每一个步骤，包括安全递送和基因修饰技术能否有效地应用于患者，仍然是未知数。本章将讨论通过使用传统的非病毒和病毒递送方法进行基因编辑的原理，以便我们一旦发现基因改变，可以将该方法用于相关的临床试验。本章旨在说明通过方法学的发展如何在下一个阶段实现这一梦想。

基因修饰是一种研究基因功能并应用于转化医学的基本技术。几十年前，分子生物学家开启了基因修饰技术的大门，它为我们揭示了基因的功能，也促进了转化医学的应用[1]。然而，那些仅限于表型的修饰相对于复杂的人体，特别是对于某些遗传性疾病和肿瘤疾病患者而言，其临床应用在以往还只是一个梦想。最近，研究人员进行基因编辑的研究方法已经彻底改变了原有的针对各种疾病的基因修饰技术，尤其是那些有可能治疗肿瘤的基因修饰技术。在TALEN和ZFN出现之后，CRISPR技术的最新发展正在使其成为生物医学研究、药物发现和开发，甚至是基因治疗的最有价值的、最有效的和最便捷的基因编辑工具。它们在生物医学研究和临床研究中得到了广泛的应用，Emmanuelle Charpentier和Jennifer Doudna发明的CRISPR-Cas9基因编辑技术获得了2020年诺贝尔化学奖[2]。而ZFN、TALEN和CRISPR-Cas9这三种技术的出现，（如表9-1-1和图9-1-1所示）为生物学家编辑基因开辟了新途径[3]。此外，出于安全考虑，如表9-1-2所示的蛋白水平（无DNA和RNA修饰）的三种递送系统也已迅速地应用于临床功能修饰的转化医学中[4]。这些系统可以通过高效、安全的递送技术进行基因修饰。本章将重点介绍所有DNA、RNA和蛋白质修饰，包括基因编辑的优缺点以及非病毒和病毒递送法这些技术所面临的挑战。

表 9-1-1　DNA、RNA水平的基因修饰

水平	DNA/RNA		
修饰方法	ZFN	TALEN	CRISPR-Cas9
功能	基因编辑	基因编辑	基因编辑
技术		病毒载体	
		非病毒载体	

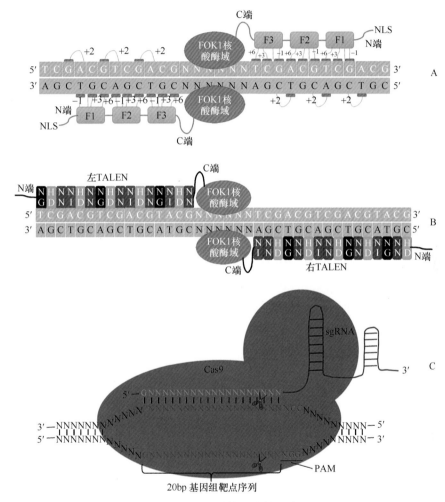

图 9-1-1　三种基因编辑系统

A. 锌指核酸酶（ZFN）；B. 转录激活因子样效应物核酸酶（TALEN）；
C. 聚簇的规则间隔的短回文重复序列CRSPR-Cas9

表 9-1-2　蛋白质水平的基因修饰

修饰方法	ZFN	TALEN	CRISPR-Cas9
1	基因亲和力	基因亲和力	基因亲和力
2	化学（ZnCl₂、L-arg）	化学（cys-D-arg）9	HDR（突变）
3	物理（冷休克、重复）	物理（1M NaOH、SFM）	

第二节 基因治疗的新技术

随着分子克隆技术的发展，自20世纪80年代末以来，基因转移技术已为科学家提供了针对多种遗传性疾病和肿瘤疾病新疗法的可能性[5]。最初的临床试验内容是针对由于腺苷脱氨酶（ADA）基因突变而患有严重联合免疫缺陷（SCID）疾病的儿童[6]。在这些早期研究中，由于基于鼠逆转录病毒载体的基因转移方法无法转导造血干细胞（HSC），因此限制了该技术的发展。经过近二十年的发展，"基因疗法的回归"自2009年以来就被视为重大的科学突破[7]。而CRISPR的出现使其已迅速成为最流行的基因组工程方法，CRISPR指南（https://www.addgene.org/guides/crispr/#overview）对CRISPR技术进行了详细的综述。

基因治疗的概念包括离体基因疗法和在体基因疗法。离体基因疗法是将基因转移到已经从患者体内取出的细胞中；而在体基因疗法是将基因直接注入患者体内[8]。在临床上，离体基因疗法及其技术是通过病毒载体或非病毒载体将特定基因转移至细胞系和原代细胞中[9]。对于应用于临床的转移技术，病毒递送利用病毒载体（例如腺病毒相关病毒 AAV、慢病毒和腺病毒）以RNA或DNA形式包装基因，以促进有效的递送[10]。非病毒递送包括物理方法（电穿孔、微流体技术）、借助纳米材料的方法（阳离子脂质和可穿透细胞的肽）和自组装纳米颗粒法[11]。

理想的基因传递载体必须满足以下条件：

（1）载体必须能够长时间表达转基因，并且表达必须被精确调控。

（2）载体必须易于以较高滴度生产以允许小体积转移，并且必须适合商业生产和加工。

（3）必须具有靶细胞特异性。

（4）免疫源性是极低的，因此允许重复给药。

（5）载体不能限制其可以转移的遗传物质的大小。

（6）载体必须允许位点特异性整合到靶细胞的染色体中或作为上位性基因存在于细胞核中。

（7）载体必须能够转染有丝分裂细胞和非有丝分裂细胞。

常见的物理转运方法包括电穿孔、显微注射、渗透细胞增殖和诱导的通道离子、机械细胞变形和水力喷射。这些方法中有许多伴随着附带损伤，例如细胞膜会被破坏，因此不适合体内应用[12]，而病毒载体则通常用于将基因转移到细胞和/或组织中，这是在过去十年中所取得的成就。现在，可以将病毒载体系统作为有用的工具，为体外、离体和体内的转化和临床应用提供基因和基因组编辑系统。此外，在临床前模型中已经广泛研究了逆转录病毒载体、慢病毒载体、腺病毒载体和AAV载体，因此已经在一些临床试验中对其进行了测试。在临床上，逆转录病毒和慢病毒载体是转入造血干细胞（HSC）或原代淋巴细胞的离体递送系统的首选，因为它们具有相对较高的转染效率，可以稳定地表达治疗基因。

CRISPR-Cas9系统非病毒传递的关键障碍在于：

（1）由于CRISPR-Cas9蛋白、mRNA和供体DNA较大的尺寸和不同的电荷特性，难以将编辑工具有效封装在传递载体中。

（2）络合物在生理条件下的稳定性。

（3）来自细菌的CRISPR-Cas9系统的元素会触发宿主的免疫反应。

（4）非病毒载体介导的CRISPR-Cas9系统在靶组织中的积累不足，会影响靶向基因编辑的功效以及在其他组织中的脱靶概率。

（5）吞噬、清除靶组织特别是肝脏和脾脏中网状内皮系统（RES）的阻塞，以及细胞外基质的带负电成分。

（6）由于疏水性和带负电的质膜的选择性传递，细胞摄取也是一个障碍。

（7）由于酸性环境（pH 5.0～6.2）和水解酶，细胞内体（endosomal）和溶酶体降解也是CRISPR-Cas9高效递送的关键挑战。

（8）胞质迁移和核输入是细胞内环境中的另一个大障碍[13]。

第三节 临床应用

尽管临床科学家和医师们一直研究体内和离体基因修饰细胞，但随着CRISPR技术和基因组解码技术的最新发展，通过基因修饰技术为患者改造细胞的可能性越来越高。本节将分两部分来介绍相关内容。

一、用于临床试验的基因编辑

正在进行的一些临床试验可以评估ZFN靶向单基因是否能有效治疗传染性疾病，例如修饰CCR5（是G蛋白偶联因子超家族——GPCR成员的细胞膜蛋白，是HIV-1入侵机体细胞的主要辅助受体之一）用于治疗HIV。癌症的发生和进展涉及一系列基因的突变和失调表达，包括致癌基因、抑制基因、耐药基因、代谢相关基因和癌症干细胞相关基因。癌症治疗的最终目标是通过特异性的纠正突变基因和恢复失调基因的表达来抑制肿瘤的生长和进展。CRISPR-Cas9基因编辑系统已广泛应用于癌症的基础研究，并取得了一些令人鼓舞的进展[14]。评价ZFN介导的CCR5修饰的T细胞在HIV感染患者中的安全性将进入Ⅱ期试验。在早期的Ⅰ/Ⅱ期试验中，是用编码靶向CCR5的ZFN的复制缺陷型腺病毒转导CD4$^+$富集的、被CD3和CD28特异性抗体激活的T细胞[15]。2019年是CRISPR历史上意义非凡的一年，CRISPR相关的人类Ⅰ期临床试验首次在美国启动。该试验的结果于2020年初发表，其中嵌合抗原受体T（CAR-T）细胞显示出治疗癌症的潜力[16]。近年来，基于CRISPR-Cas9系统的基因编辑技术也被应用于多种恶性肿瘤的临床试验，显示出巨大的潜力[12]。CRISPR治疗公司正在致力于将CRISPR-Cas9技术转化为人类疗法。CRISPR治疗公司还在开发具有潜在靶标的离体HSC和CAR-T技术，用于包括血红蛋白病和免疫疗法在内的离体治疗。根据网站提供的信息，PD-1和CTLA-4将被设计用于肿瘤疾病的离体治疗[17]。CRISPR-Cas9基因编辑平台在癌症治疗方面拥有广泛的研究价值和临床前景。这个简单而通用的系统能够帮助我们了解癌症的易感机制和转移机制，并预测对治疗的反应和耐药性[18]。

鉴于大量临床前研究取得的令人鼓舞的结果，许多临床试验已经完成或正在进行中，以解决CAR-T细胞在血液系统恶性肿瘤或实体瘤患者中的安全性、可行性和有效性。目前，CRISPR-Cas9介导的基因组编辑通过制造通用的"现成"细胞产品或修饰免疫细胞以克服血液或实体瘤的耐药性，提供了更有效的免疫治疗的潜力。尽管该策略的安全性、有效性和可扩展性方面存在一些挑战，但CRISPR-Cas9方法无疑将在基于CAR-T细胞的肿瘤疗法中占据主导地位[19]。

以下三个方面的研究比较活跃：

1. T细胞作为通用供体的基因编辑

同种异体T细胞免疫疗法的使用受到移植物抗宿主病（GVHD）的限制，其主要原因是T细胞受体（TCR）激活启动而造成的。为了能从异基因健康供体中产生现成的（off-the-shelf）通用T细胞，使其可安全注入任何接收者体内，基因编辑技术被应用，如图9-3-1所示。UT MD安德森癌症中心的科学家们创造性地研发了一种能够特异性地敲除内源性TCR的ZFN，能够阻断它们识别受体肽的能力，从而避免移植物抗宿主病（GVHD）的发生[20]。使用TALEN技术在同种异体CD19 CAR-T细胞（UCART19）中也实现了T细胞受体α链（TRAC）基因的破坏[21]。两名患有复发性急性B淋巴细胞白血病（B-ALL）的儿童患者接受了UCART19治疗，因为这两名患者都经历了CAR-T介导的疾病控制并出现了GVHD[22]。这可能是由于输液产品中剩余的TCR+细胞造成的，凸显了基因编辑效率的重要性。这些临床前研究的报道令人兴奋，有的研究显示更进一步使用CRISPR技术会拓宽CAR-T细胞的应用，并能增强CAR-T细胞的活性[23]。在最近的一份报告中，使用CRISPR-Cas9系统同时破坏NY-

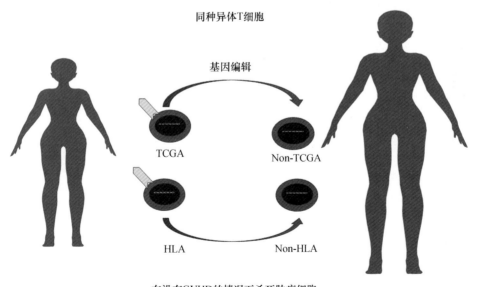

图9-3-1 同种异体的测定

ESO1 TCR工程T细胞中的TCRα链和β链（TRAC和TRBC），实现了多重基因组编辑。短向导RNA（short-guide RNA，sgRNA）递送的优化导致TCR表达中断>95%，这种中断显著损害了体外同种异体的活性[17]。CRISPR技术靶向TRAC基因座，设计具有侧翼同源结构域的CD19 CAR构建体，从而将CAR基因整合到TRAC基因座内。该技术的主要优势是CAR基因的位点特异性整合，这消除了导致必需基因破坏的整合事件以及内源性启动子驱动表达的可能性，以及内源性启动子驱动的表达。此外，将CAR19基因整合到TRAC基因座中可以对CAR功能进行更多的生理调节（TCR样），与标准CAR工程相比，具有更好的抗肿瘤活性。

开发通用T细胞的一个基本要求是防止供体T细胞排斥。TCR阴性通用T细胞可能通过识别非自身HLA被受体T细胞排斥。已经提出使用ZFN或CRISPR-Cas9等基因编辑技术从T细胞中消除HLA分子作为绕过这种排斥的机制[19, 24~27]。此外，新一代酶（如大范围核酸酶）已被用于敲除β_2微球蛋白（与TCR一起）以获得HLA Ⅰ类阴性T细胞，从而避免T细胞介导的排斥反应[28]。

2. 同种异体干细胞的生物标志物耗竭以支持非特异靶标的CAR-T生物标志物

抗原导向的免疫疗法，例如CAR-T细胞或针对某些疾病（例如急性髓性白血病、AML）的抗体药物偶联物（ADC），由于缺乏能够区分白血病细胞与正常骨髓细胞或骨髓祖细胞的特异性靶向抗原，因此具有严重的毒性。例如，CD33在正常骨髓细胞和恶性骨髓细胞上均表达，并且在>90%的成人和儿童AML原始细胞和白血病干细胞中发现其表达[29, 30]。在临床前和临床研究中，使用CART33或mAb的抗CD33治疗，例如lintuzumab（SGN33）和gemtuzumab ozogamicin（GO），在AML的亚群中显示出良好的反应[30~34]。尽管AML在临床前和临床研究中取得了如此好的反应，但由于各种原因，抗CD33疗法直到最近才在AML患者中被常规使用。在临床前模型中，观察到造血毒性，包括血细胞减少和骨髓祖细胞减少[30, 35~38]。骨髓抑制与严重的中性粒细胞减少症和血小板减少症引起的免疫和凝血功能的严重损害有关。

最新的美国国家综合癌症网络指南重新将GO作为单一或联合药物用于AML患者的治疗。在这里，临床医师提出了一种通过靶向谱系特异性髓系抗原CD33来治疗AML的方法。临床医师的方法是将靶向CD33的CAR-T细胞或ADC GO与造血干细胞的移植相结合，这些造血干细胞已被基因组工程方法消除了CD33的表达。我们展示了在人类干/祖细胞（HSPC）中使用CRISPR-Cas9技术对CD33抗原进行高效的基因消融，并提供证据表明HSPC中CD33的缺失不会损害它们在体内移植和重新构建一个功能性多谱系造血系统的能力，如图9-3-2所示。全基因组测序和RNA测序分析显示没有检测到脱靶突变，也没有丢失功能性p53通路。使用人类AML细胞系（HL-60），临床医师建立了具有最小残留疾病的缓解后骨髓的模型，并表明用CD33靶向免疫疗法移植CD33消融的HSPC可能导致白血病的清除，而没有骨髓抑制。因为CD33

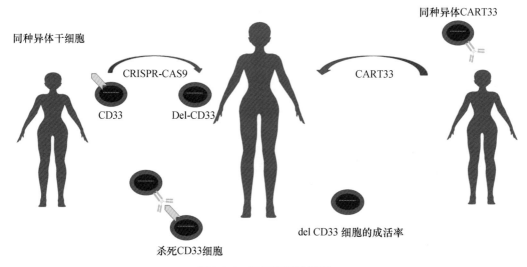

图 9-3-2　如何抑制的测定

消融的 HSPC 的多谱系后代可以恢复。因此，这些研究有助于靶向免疫疗法的进步，并且可以在其他恶性肿瘤中复制。

　　沿着类似的道路，来自贝勒的研究小组设计了一种方法来改造 CAR-T 细胞以靶向 T 细胞抗原。设计靶向 T 细胞的 T 细胞免疫疗法的一个主要障碍是这些工程细胞会自相残杀，因为它们的细胞毒性是由它们自身表达的抗原激活的。在最近的一份报告中，作者使用 CRISPR-Cas9 编辑技术来敲除 T 细胞特有的抗原 CD7，然后改造 CD7 耗尽细胞来表达靶向 CD7 的 CAR[39, 40]，这些 CD7 CAR-T 细胞在体外显示了疗效，确认了这个平台的可行性。然而，由泛 T 细胞耗竭引起的免疫缺陷仍是将这个策略临床转化的重要障碍。

3. T 细胞功能免疫抑制的耗竭

　　在正常的 T 细胞生理学中，存在自然发生的"关闭信号"以确保适当控制强大的级联 T 细胞反应。这些抑制信号终止 T 细胞活化并抑制进一步的效应功能，避免可能的副作用，如自身免疫或不受控制的炎症。一些研究表明，这些抑制性分子（如 PD-1、CTLA-4、TIM-3 和 LAG-3）在 T 细胞中的表达增加使肿瘤细胞的免疫逃逸成为可能[41~44]，因此已经开发出专门阻断这种抑制信号的治疗方法，以防止 T 细胞的免疫抑制，如图 9-3-3 的 A 图所示。这种被称为"检查点阻断"的疗法在实体肿瘤[45~52]和血液系统恶性肿瘤[52]中都取得了令人瞩目的成功。然而，尽管能够有效地重新激活抗肿瘤 T 细胞，但检查点抑制剂也可以通过解除对自身反应性 T 细胞的抑制而导致自身免疫[53, 54]。用于过继性免疫治疗（ACT）的 CAR 和 TCR T 细胞仍然受到肿瘤和肿瘤微环境的免疫抑制。因此，基因编辑技术最近已被应用于 ACT，以干扰控制 T 细胞耗竭的途径。如上所述，在 CAR-T 细胞中敲除 TCR 和 HLA Ⅰ类的基因编辑技术结合了 CD19 CAR-T 细胞中被破坏的 PD-1[24, 25, 55~57]。这些细胞在 B-ALL 的异种移植模型中表现出增强的抗白血病活性，这表明检查点分子的基因破坏可能会增强CAR-T细胞的活性。该技术的进一步发展允许将多个sgRNA整合到CAR慢病毒基因载体中，从而使用单次电穿孔实现高效的多重基因编辑。该系统在破坏多达4个基因（TCR、HLA、PD-1和CTLA-4）方面表现出高保真度，以产生对两种抑制途径具有抗性的通用CAR-T细胞[23, 25]，如图9-3-3的B图。

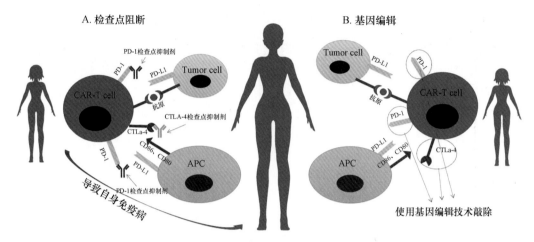

图 9-3-3　抑制 - 抑制的测定
A. 检查点阻断；B. 基因编辑

如表9-3-1所示，几项临床试验已经开始评估使用CRISPR-Cas9技术敲竭免疫抑制生物标志物的安全性。但试验数据尚未公布。宾夕法尼亚大学的小组获得了FDA的首个批准，可以调查在美国使用CRISPR-Cas9编辑的细胞（doi:10.1038/nature.2016.20137）。用CRISPR基因编辑技术，既删除了PD-1的表达，又改变了天然TCR，这是通过慢病毒载体改造的T细胞，其表达靶向肿瘤抗原的转基因T细胞受体。这种策略消除了阻碍工程细胞疗法成功的两个障碍，同时保持有效和高效的抗原靶向性。

表 9-3-1　基因编辑技术实验应用的举例

靶向基因	靶向细胞	细胞和动物模型	方法	给药方式	目的	年份
PD-1	抗CD19 CAR-T细胞	K562	CRISPR-Cas9	电穿孔	PD-1紊乱	2017
LAG-3	抗CD19 CAR-T细胞	Raji、K562	CRISPR-Cas9 RNP	电穿孔	LAG-3敲除	2017
DGK	抗EGFRvIII CAR-T细胞	U87、MG胶质母细胞瘤	CRISPR-Cas9 RNP	电穿孔	DGK敲除	2018
GM-CSF	抗CD19 CAR-T细胞	NALM6	CRISPR-Cas9	慢病毒载体	GM-CSF	2019
TGFBR2	抗硫磷脂CAR-T细胞	CRL5826	CRISPR-Cas9	电穿孔	TGFBR2	2020
PD-1/PD-L1	CAR-T细胞/肿瘤细胞	动物模型	CRISPR-Cas9	慢病毒载体	PD-1/PD-L1	2021
CTLA4	CAR-T细胞	动物模型	CRISPR-Cas9	慢病毒载体	CTLA4	2022

◦ 二、基因组编辑面临的挑战 ◦

理论上，TALEN、ZFN 和 CRISPR 系统使用的新基因疗法可通过删除肿瘤相关序列、纠正突变或治疗基因的位点特异性插入来支持多种肿瘤疾病的治疗。但是，对可能导致肿瘤的多种因素需要进行基因组编辑来纠正基因组的改变。治疗性基因组编辑的关键挑战是基因修饰的脱靶效应[58]。特别是对于 CAR-T 疗法，保护正常组织免受肿瘤特异性 T 细胞侵袭的一种聪明方法是使用被称为"NOT"门和/或"AND"门的双受体通路。CRISPR-Cas9 系统可以同时表达"NOT"门和/或"AND"门 CAR 受体，特别是在克服正常和肿瘤组织表达的抗原方面。虽然这种方法听起来令人兴奋，但仍需要进行广泛的临床前研究来优化 CAR-T 组合，使其能够对肿瘤产生最大的影响[59]。一旦有害的基因被永久性修饰了，脱靶效应会引入有害的突变和插入，而这个使致癌基因、肿瘤抑制剂突变的有害的修饰可能会导致肿瘤的发生。

目前，已经报道了一些评估脱靶效应的方法，其增加了基因组编辑系统的特异性。基因组编辑技术广泛应用的关键是建立能保证安全的方法。尽管现在的方法暂时可能是安全的，但对修饰及其递送系统的远期效果仍需要长期观察。例如，无 DNA和 RNA 水平的，仅蛋白质水平的修饰可以为临床功能修饰的转化医学提供安全的方法[60]。但是，根据临床目的必须通过 DNA 和 RNA 输送系统（例如 ZFN、TALEN 和CRISPR 系统）输送多种成分。为了进行精确的基因编辑，它们还需要额外的 DNA 供体模板。现在，已经观察到整合缺陷型慢病毒载体（IDLV）降低了脱靶效应的风险，因此可以在一定程度上避免潜在的副作用[61]。

最近，一些使用基因调控、化学和物理策略来调节 CRISPR-Cas9 活性的新兴策略在提高时空可控性方面取得了可喜的成果，包括细胞特异性启动子、小分子激活和抑制、生物响应性递送载体和光/热/超声/磁激活等[62]。

最后，基因组编辑技术的临床转化所面临另一个潜在挑战是对改正后的基因的免疫反应[63]。如果靶基因未能在原始体内正确表达致使蛋白质表达缺失，那么由改正后基因表达产生的蛋白质可能会引起机体适应性免疫反应。

此外，基因组编辑工具展现出巨大的潜力，可能在发育生物学和人类病理学领域引发一场生物技术革命。然而，如果这些技术落入不当之手，可能会导致滥用和误用，包括对生殖细胞遗传学的不当干预。尽管时间将是评判这些技术利弊的最终标准，但它们也可能以极具破坏性的方式影响人类。主要的担忧包括道德问题、优生学、临床中的知情同意问题、宗教辩论、克隆的可能性、设计婴儿，以及可能出现的超人。此外，文献还指出，基因组编辑可能成为未来战争中的一种武器。尽管许多社会都认同追求婴儿健康和治疗选择权，但即将到来的生物技术革命迫切需要对基因组编辑相关的分子医学进行规范性理解，以及需要在非临床作物和食品行业中所需的技术。这需要社会公众的共识、生物技术专家的参与、生物伦理专家的意见、立法机构制订监管框架，以及最终确定有限应用的指南和监督[64]。

　　综上所述，包括基因组编辑在内的新一代基因疗法已迅速发展，病毒和非病毒递送大分子技术的进展日益使体外、离体和体内基因编辑和基因组编辑成为可能。我们相信，在不久的将来，新的基因疗法，如精准基因编辑和基因组编辑，可以为某些目前认为不可治愈性疾病和肿瘤疾病提供新的治疗方法。

（杨　帅　陆　静　李彪如）

参考文献

［1］ Shudo K. From cancer prevention to cancer treatment [J]. Yakugaku Zasshi, 2000, 120(10): 987-995.

［2］ Bhattacharjee R, Das Roy L, Choudhury A. Understanding on CRISPR/Cas9 mediated cutting-edge approaches for cancer therapeutics [J]. Discov Oncol, 2022, 13(1): 45-48.

［3］ Chen K Y, Knoepfler P S. To CRISPR and beyond: the evolution of genome editing in stem cells [J]. Regen Med, 2016, 11(8): 801-816.

［4］ Liu J, Gaj T, Yang Y, et al. Efficient delivery of nuclease proteins for genome editing in human stem cells and primary cells [J]. Nat Protoc, 2015, 10(11): 1842-1859.

［5］ Kamarck M E, Barbosa J A, K hn L, et al. Somatic cell genetics and flow cytometry [J]. Cytometry, 1983; 4(2): 99-108

［6］ Sheridan C. Gene therapy finds its niche [J]. Nature Biotechnology, 2011, 29(2): 121-128.

［7］ Castanotto D, Rossi J J. The promises and pitfalls of RNA-interference-based therapeutics [J]. Nature, 2009, 457: 426-433.

［8］ Lipinski C, Hopkins A. Navigating chemical space for biology and medicine [J]. Nature, 2004, 432(7019): 855-861.

［9］ Li B, Ding J, Larson A, et al. Tumor tissue recycling--a new combination treatment for solid tumors: experimental and preliminary clinical research [J]. In Vivo, 1999, 13(5): 433-438.

［10］ Joung J, Konermann S, Gootenberg J S, et al. Genome-scale CRISPR-Cas9 knockout and transcriptional activation screening [J]. Nat Protoc, 2017, 12(4): 828-863.

［11］ Yin H, Kanasty R L, Eltoukhy A A, et al. Non-viral vectors for gene-based therapy [J]. Nat Rev Genet, 2014, 15(8): 541-555.

［12］ Xi S, Yang Y G, Suo J, et al. Research Progress on Gene Editing Based on Nano-Drug Delivery Vectors for Tumor Therapy [J]. Front BioengBiotechnol, 2022, 10: 873369.

［13］ Li L, Hu S, Chen X Y. Non-viral delivery systems for CRISPR/Cas9-based genome editing: Challenges and opportunities [J]. Biomaterials, 2018, 171: 207-218.

［14］ Zhang H M, Qin C H, An C M, et al. Application of the CRISPR/Cas9-based gene editing technique in basic research, diagnosis, and therapy of cancer [J]. Mol Cancer, 2021, 20(1): 126.

［15］ Hhtter G, Bodor J, Ledger S, et al. CCR5 Targeted Cell Therapy for HIV and Prevention of Viral Escape [J]. Viruses, 2015, 7(8): 4186-4203.

［16］ Stadtmauer E A, Fraietta J A, Davis M M, et al. CRISPR-engineered T cells in patients with refractory cancer [J]. Science, 2020, 367(6481): eaba7365.

［17］ Ren J, Liu X, Fang C, et al. Multiplex Genome Editing to Generate Universal CAR T Cells Resistant to PD1 Inhibition [J]. Clin Cancer Res, 2017, 23(9): 2255-2266.

［18］ Rafii S, Tashkandi E, Bukhari N, et al. Current Status of CRISPR/Cas9 Application in Clinical Cancer Research: Opportunities and Challenges [J]. Cancers (Basel), 2022, 14(4): 947.

［19］ Razeghian E, Nasution MKM, Rahman HS, et al. A deep insight into CRISPR/Cas9 application in CAR-T cell-based tumor immunotherapies [J]. Stem Cell Res Ther, 2021, 12(1): 428.

［20］ Torikai H, Reik A, Liu P Q, et al. A foundation for universal T-cell based immunotherapy: T cells engineered to express a CD19-specific chimeric-antigen-receptor and eliminate expression of endogenous TCR [J]. Blood, 2012, 119(24): 5697-5705.

［21］ Poirot L, Philip B, Schiffer-Mannioui C, et al. Multiplex Genome-Edited T-cell Manufacturing Platform for "Off-the-Shelf" Adoptive T-cell Immunotherapies [J]. Cancer research, 2015, 75(18): 3853-3864.

［22］ Qasim W, Zhan H, Samarasinghe S, et al. Molecular remission of infant B-ALL after infusion of universal TALEN gene-edited CAR T cells [J]. Sci Transl Med, 2017, 9(374): eaaj2013.

［23］ Singh N, Shi J, June CH, et al. Genome-Editing Technologies in Adoptive T Cell Immunotherapy for Cancer [J]. Curr Hematol Malig Rep, 2017, 12(6): 522-529.

［24］ Liu X, Zhang Y, Cheng C, et al. CRISPR-Cas9-mediated multiplex gene editing in CAR-T cells [J]. Cell Res, 2017, 27(1): 154-157.

［25］ Ren J, Zhang X, Liu X, et al. A versatile system for rapid multiplex genome-edited CAR T cell generation [J]. Oncotarget, 2017, 8(10): 17002-17011.

［26］ Torikai H, Reik A, Soldner F, et al. Toward eliminating HLA class I expression to generate universal cells from allogeneic donors [J]. Blood, 2013, 122(8): 1341～1349.

［27］ Li C, Mei H, Hu Y. Applications and explorations of CRISPR/Cas9 in CAR T-cell therapy [J]. Brief Funct Genomics, 2020, 19(3): 175-182.

［28］ ASGCT 19th Annual Meeting: Abstracts [J]. Mol Ther, 2016, 24 (Suppl 1): S1-S304.

［29］ Laing A A, Harrison C J, Gibson B E S, et al. Unlocking the potential of anti-CD33 therapy in adult and childhood acute myeloid leukemia [J]. Experimental hematology, 2017, 54: 40-50.

［30］ Borot F, Wang H, Ma Y, et al. Gene-edited stem cells enable CD33-directed immune therapy for myeloid malignancies [J]. Proc Natl Acad Sci U S A, 2019, 116(24): 11978-11987.

［31］ Kung Sutherland M S, Walter R B, Jeffrey S C, et al. SGN-CD33A: a novel CD33-targeting antibody–drug conjugate using a pyrrolobenzodiazepine dimer is active in models of drug-resistant AML [J]. Blood, 2013, 122(8): 1455-1463.

［32］ Jurcic J G. What happened to anti-CD33 therapy for acute myeloid leukemia? [J]. Current hematologic malignancy reports, 2012, 7(1): 65-73.

［33］ Molica M, Perrone S, Mazzone C, et al. CD33 Expression and Gentuzumab Ozogamicin in Acute Myeloid Leukemia: Two Sides of the Same Coin [J]. Cancers (Basel), 2021, 13(13): 3214.

［34］ Yu B, Liu D. Gemtuzumab ozogamicin and novel antibody-drug conjugates in clinical trials for acute myeloid leukemia [J]. Biomark Res, 2019, 7: 24.

［35］ Gill S, Tasian S K, Ruella M, et al. Preclinical targeting of human acute myeloid leukemia and myeloablation using chimeric antigen receptor-modified T cells [J]. Blood, 2014, 123(15): 2343-2354.

［36］ Kenderian S S, Ruella M, Shestova O, et al. CD33-specific chimeric antigen receptor T cells exhibit potent preclinical activity against human acute myeloid leukemia [J]. Leukemia, 2015, 29(8): 1637-1647.

［37］ Mardiana S, Gill S. CAR T Cells for Acute Myeloid Leukemia: State of the Art and Future Directions [J]. Front Oncol, 2020, 10: 697.

［38］ Valent P, Bauer K, Sadovnik I, et al. Cell-based and antibody-mediated immunotherapies directed against leukemic stem cells in acute myeloid leukemia: Perspectives and open issues [J]. Stem Cells Transl Med, 2020, 9(11): 1331-1343.

［39］ Gomes-Silva D, Srinivasan M, Sharma S, et al. CD7-edited T cells expressing a CD7-specific CAR for the therapy of T-cell malignancies [J]. Blood, 2017, 130(3): 285～296.

［40］ Gomes-Silva D, Atilla E, Atilla P A, et al. CD7 CAR T Cells for the Therapy of Acute Myeloid Leukemia [J]. Mol Ther, 2019, 27(1): 272-280.

［41］ Chen Y, Xu J, Wu X, et al. CD147 regulates antitumor CD8+T-cell responses to facilitate tumor-immune escape [J]. Cellular & molecular immunology, 2021, 18(8): 1995-2009.

［42］ Sasidharan Nair V, Elkord E. Immune checkpoint inhibitors in cancer therapy: a focus on Ts on Tocusocells [J]. Immunology and cell biology, 2018, 96(1): 21-33.

［43］ Sasidharan Nair V, El Salhat H, Taha R Z, et al. DNA methylation and repressive H3K9 and H3K27 trimethylation in the promoter regions of PD-1, CTLA-4, TIM-3, LAG-3, TIGIT, and PD-L1 genes in human primary breast cancer [J]. Clin Epigenetics, 2018, 10: 78.

［44］ Jin H, Qin S, He J, et al. New insights into checkpoint inhibitor immunotherapy and its combined therapies in hepatocellular carcinoma: from mechanisms to clinical trials [J]. Int J Biol Sci, 2022, 18(7): 2775-2794.

［45］ Topalian S L, Drake C G, Pardoll D M. Immune checkpoint blockade: a common denominator approach to cancer therapy [J]. Cancer Cell, 2015, 27(4): 450-461.

［46］ Hossain M A, Liu G, Dai B, et al. Reinvigorating exhausted CD8+cytotoxic T lymphocytes in the tumor microenvironment and current strategies in cancer immuno-therapy [J]. Medicinal Research Reviews, 2021, 41(1): 156-201.

［47］ Chen D S, Mellman I. Elements of cancer immunity and the cancer–immune set point [J]. Nature, 2017, 541(7637): 321-330.

［48］ Topalian S L, Hodi F S, Brahmer J R, et al. Safety, activity, and immune correlates of anti–PD-1 antibody in cancer [J]. New England Journal of Medicine, 2012, 366(26): 2443-2454.

［49］ Brahmer JR, Tykodi SS, Chow LQ, et al. Safety and activity of anti-PD-L1 antibody in patients with advanced cancer [J]. N Engl J Med, 2012, 366(26): 2455-2465.

［50］ Liu B, Song Y, Liu D. Recent development in clinical applications of PD-1 and PD-L1 antibodies for cancer immunotherapy [J]. J Hematol Oncol, 2017, 10(1): 174.

［51］ Naimi A, Mohammed RN, Raji A, et al. Tumor immunotherapies by immune checkpoint inhibitors (ICIs)；the pros and cons [J]. Cell Commun Signal, 2022, 20(1): 44.

［52］ Alsaab HO, Sau S, Alzhrani R, et al. PD-1 and PD-L1 Checkpoint Signaling Inhibition for Cancer Immunotherapy: Mechanism, Combinations, and Clinical Outcome [J]. Front Pharmacol, 2017, 8: 561.

［53］ Chen C H, Yu H S, Yu S. Cutaneous Adverse Events Associated with Immune Checkpoint Inhibitors: A Review Article [J]. Curr Oncol, 2022, 29(4): 2871-2886.

［54］ Francisco L M, Sage P T, Sharpe A H. The PD-1 pathway in tolerance and autoimmunity [J]. Immunol Rev, 2010, 236: 219-242.

［55］ Ren J, Liu X, Fang C, et al. Multiplex Genome Editing to Generate Universal CAR T Cells Resistant to PD1 Inhibition [J]. Clin Cancer Res, 2017, 23(9): 2255-2266.

［56］ Lu Y, Xue J, Deng T, et al. Safety and feasibility of CRISPR-edited T cells in patients with refractory non-small-cell lung cancer [J]. Nature medicine, 2020, 26(5): 732-740.

［57］ Rupp LJ, Schumann K, Roybal KT, et al. CRISPR/Cas9-mediated PD-1 disruption enhances anti-tumor efficacy of human chimeric antigen receptor T cells [J]. Sci Rep, 2017, 7(1): 737.

［58］ Jamal M, Khan F A, Da L, et al. Keeping CRISPR/Cas on-Target [J]. Curr Issues Mol Biol, 2016, 20: 1-12.

［59］ Afolabi L O, Afolabi M O, Sani M M, et al. Exploiting the CRISPR-Cas9 gene-editing system for human cancers and immunotherapy [J]. Clinical & Translational Immunology, 2021, 10(6): e1286.

［60］ Sather B D, Romano Ibarra G S, Sommer K, et al. Efficient modification of CCR5 in primary human hematopoietic cells using a megaTAL nuclease and AAV donor template [J]. Sci Transl Med, 2015, 7(307): 307ra156.

［61］ Ortinski P I, O'Donovan B, Dong X, et al. Integrase-Deficient Lentiviral Vector as an All-in-One Platform for Highly Efficient CRISPR/Cas9-Mediated Gene Editing [J]. Mol Ther Methods Clin Dev, 2017, 5: 153-164.

［62］ Zhuo C Y, Zhang J B, Lee J H, et al. Spatiotemporal control of CRISPR/Cas9 gene editing [J]. Signal Transduct Target Ther, 2021, 6: 238.

［63］. Kaczmarek J C, Kowalski P S, Anderson D G. Advances in the delivery of RNA therapeutics: from concept to clinical reality [J]. Genome Med, 2017, 9(1): 60.

［64］ Khan SH. Genome-Editing Technologies: Concept, Pros, and Cons of Various Genome-Editing Techniques and Bioethical Concerns for Clinical Application [J]. Mol Ther Nucleic Acids, 2019, 16: 326-334.

第十章

宏基因组学和肿瘤疾病

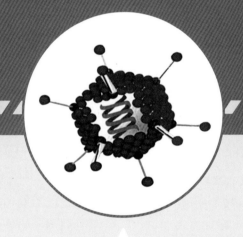

　　尽管Francis Peyton Rous早在1911年就发现了与肉瘤相关的劳斯肉瘤病毒，但直到NGS及其分析技术的迅速发展，一种研究和发现与肿瘤疾病相关微生物的新技术——宏基因组学（metagenomics），才应运而生。宏基因组学相关的实验内容涉及微生物DNA提取、NGS测定和生物信息学分析，这些可以支持对癌症患者人体样本中微生物的感染的分析。在应用了这项新技术之后，现在发现有15%～20%的肿瘤疾病与微生物慢性感染有关。此外，NGS的基因组数据及其分析结果将为人类肿瘤样本中的微生物感染情况提供诊断方法。本章将介绍与肿瘤有关的宏基因组学的实验技术和分析方法。在临床应用中，将介绍不同类型的肿瘤相关的微生物的不同基因组学，这些数据可能有助于肿瘤的靶向治疗。

　　自2002年首次报道通过宏基因组测序以检测病毒以来，病毒组学研究领域得到了拓展。而2019冠状病毒病（COVID-19）流行，引起了学者们对病毒组学研究的更广泛的关注[1]。在早期，科学家们发现某些病毒和细菌与肿瘤疾病的发生发展有关，例如，Francis Peyton Rous在1911年发现劳斯肉瘤病毒与肉瘤有关[2]；在1964年，三位英国科学家Anthony Epstein、Bert Achong和Yvonne Barr确定了与伯基特淋巴瘤相关的EB病毒（Epstein-Barr virus，EBV）[3]；此外，德国的Hausen HZ在1996年发现了与宫颈癌有关的HPV毒株[4]。根据前基因组时期记载的数据，许多病毒和细菌已被发现会引起肿瘤的发生发展。迄今为止，人类乳头瘤病毒（HPV）已被证实可引起宫颈癌；乙型肝炎病毒（HBV）和丙型肝炎病毒（HCV）可导致肝细胞癌[5]；EB病毒会导致鼻咽癌（NPC）、伯基特淋巴瘤、霍奇金淋巴瘤；艾滋病病毒（HIV）可能引起中枢神经系统（CNS）淋巴瘤[6]、下咽和喉部肿瘤；以及梅克尔细胞多瘤病毒会引起梅克尔细胞癌[7]。国际癌症研究机构（IARC）指定为1类致癌物的微生物中，除前面提到的HBV、HCV、HPV、EBV外，卡波西肉瘤相关疱疹病毒（KSHV或HHV8）会引起卡波西肉瘤和原发性渗出性淋巴瘤；人类嗜T细胞病毒1型（HTLV-1）引起成人T细胞淋巴瘤；中华肝吸虫和泰国肝吸虫会导致肝癌及埃及血吸虫会导致膀胱癌[8]。在细菌领域，幽门螺杆菌会导致胃癌[9]；脆弱拟杆菌和黏附侵袭性大肠杆菌这两种病原体已被确定可促进结肠炎进展成结直肠癌，而具核梭杆菌在结肠癌的进展中发挥重要作用[10]；结核分枝杆菌会诱发肺癌[11]。而在真菌领域，黄曲霉菌是一种广泛分布的腐生丝状真菌，可产生丰富的次生代谢物，包括黄曲霉毒素、分生孢子色素、环吡嗪酸、黄曲霉酸和曲酸。其中，黄曲霉毒素是主要的、最具致癌性的天然化合物，会诱发肝细胞癌[12]。而报道与癌症发生有关但未被归类为1类致癌物的微生物也会导致各种癌症的发生[13]。在将NGS技术用于微生物基因组学之后，微生物在肿瘤组织中的生长环境及其基因组学已被大量研究，对它们与肿瘤之间的关联性也进行了深入分析和诠释，宏基因组学由此应运而生。事实上，对临床肿瘤样本、动物模型和体外研究发现，许多肿瘤内微生物群会促进肿瘤发生和免疫逃逸。而且，肿瘤内微生物组参与调节免疫应答，甚至会影响癌症治疗的结果[14]。大约99%的微生物无法被培养[15]，因此无法通过传统方法作进一步鉴定。微生物的基因组分析可以极大地对栖息在肿瘤组织样本中的细菌和病毒的感染进行分析，因此宏基因组学可以为与微生物相关的肿瘤的治疗提供新的思路。

对癌症微生物组研究所作的定义超越了传统肠道微生物群的范围，进入了更系统的微生物研究领域，包括肿瘤内微生物组和循环微生物DNA（circulating microbial DNA，cmDNA）。事实上，cmDNA反映了癌症患者微生物负荷的总体情况以及微生物、肿瘤和免疫相互作用的结果。如果继续进行深入的基础研究和进一步的临床应用，这个快速发展的领域将会出现一次革命性的爆炸性的变化[13]。近年来，越来越多的证据表明，瘤内微生物群广泛存在于不同类型的肿瘤中，并具有复杂的功能。随着对肿瘤内微生物群的深入了解，黏膜器官和正常邻近组织（normal adjacent tissue，NAT）被认为是肿瘤内微生物群的两个潜在来源。肿瘤内微生物群是肿瘤微环境中重要且异质的组成部分，在肿瘤的发生发展中发挥着复杂的作用。肿瘤内微生物群的研究具有很强的临床转化潜力，可能是下一个抗肿瘤治疗的热点[16]。

第二节　宏基因组学技术

如表10-2-1与图10-2-1所示，首先需要采集一组包含微生物的（对照和病理样本）肿瘤、体液、粪便或尿液的样本进行基因组测序[17]。用商业试剂盒从样本中分离出DNA后，如图10-2-1A所示，根据制备16S宏基因组测序文库的设计对16S rRNA基因序列进行扩增和纯化[18]。近年来，人类微生物基因组学也可以使用鸟枪（shotgun）技术来发现更多未知的宏基因组学[19]。在图10-2-1B所示的基因组学实验步骤之后，图10-2-1C所示的生物信息学步骤为临床科学家提供了在不同相关肿瘤的不同部位发现人类微生物组的方法。

表10-2-1　微生物相关癌症列表

微生物	诱发的癌症	参考文献
人乳头瘤病毒	宫颈癌	Hausen（1996）
幽门螺杆菌	胃癌、MALT淋巴瘤	Cover和Blaser（2009）
EB病毒	鼻咽癌	Goldenberg等（2004）
梅克尔细胞多瘤病毒	梅克尔细胞癌	Feng等（2008）
乙型肝炎和丙型肝炎病毒	肝细胞癌	Raza等（2007年）
人巨细胞病毒	多形性胶质母细胞瘤	Ranganathan等（2012）；Soroceanu等（2011）
猿猴病毒40	脑癌	Pagano等（2004）
血管性链球菌	食管癌、头颈癌	Tateda等（2000年）
伤寒沙门菌	胆囊癌	Lazcano - Ponce等（2001年）
	胆管癌	Gazdar（2004）；Robbins等（1988）
肺炎衣原体	肺癌	Kocazeybek（2003）；Koyi等（2001）；Mager（2006）
鹦鹉热衣原体	眼部淋巴瘤	Ferreri等（2004）

随着对微生物组相关研究的不断深入，获得的研究成果显著增加了有关人类微生物组组成和功能数据的可用性。这些研究为深入探索宿主-微生物群关系及其与各种复杂疾病的发生发展的关系提供了必要的材料。需要用改进的数据分析工具来处理这些生物数据集的所有信息，同时还要考虑到微生物组数据的特性，即这些数据集的组成、异构和稀疏性。要基于分类信息的选择特征预测宿主表型，以建立微生物组之

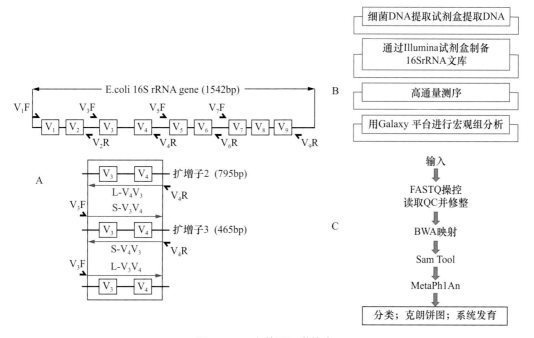

图 10-2-1　宏基因组学技术

A．16S宏基因组测序文库制备的设计；B．基因组学实验步骤；C．生物信息学步骤

间的联系并预测疾病状态，从而有利于个体化医疗。在这方面，机器学习（ML）为用于预测输出的模型的开发提供了新的见解[20]。再后Chan Wang 等人提出了一个微生物风险评分（MRS）框架，将复杂的微生物特征汇总成一个可用于衡量和预测疾病的易感性的风险评分系统[21]。使用一个严格的因果介导分析框架SparseMCMM来研究高维和微生物组组成在治疗和连续的结果之间的关系中的因果介导作用。然而SparseMCMM的一个局限性是：它只能将单一时间点的微生物组数据纳入拟议的框架中。Chan Wang 等人将致力于将微生物动态系统建模纳入SparseMCMM，以提供一个与治疗、纵向微生物组组成和结果相关的因果路径[22]。

第三节　宏基因组学应用

在应用二代测序技术研究基因组分析十多年之后，人类样本中的微生物种群被越来越多地用于肿瘤疾病的研究。本节将系统地介绍几种宏基因组学的实验和分析方法及其在癌症中的临床应用。

◦ 一、口腔肿瘤 ◦

口腔鳞状细胞癌（OSCC）和头颈部鳞状细胞癌（HNSCC）已被发现与口腔微生物的生长环境有关[23]。使用Qiagen Swab DNA试剂盒从口腔分泌物和相关物料中分离出DNA后，如上所述，通过Illumina公司的方法制备16S宏基因组测序文库，放大、纯化并检测16S rRNA基因序列。人类微生物基因组学实验可以按上述步骤进行，目的在于在口腔微生物中发现与OSCC和HNSCC相关的人类微生物组。一些普遍存在的病毒，如感染口腔的EB病毒可能会导致口腔癌[24]。在口腔鳞状细胞癌（OSCC）中残留了拟杆菌门的产黑色素普雷沃菌和牙龈二氧化碳嗜纤维菌以及厚壁菌门的轻链球菌[25]。近年来，研究发现了许多重要证据表明口腔微生物与OSCC密切相关，包括牙龈卟啉单胞菌[26]、具核梭杆菌[27]、齿密螺旋体[28]和念珠菌[29]等。

◦ 二、皮肤肿瘤 ◦

目前正在进行的皮肤癌与人类微生物群的研究，已经证实皮肤癌的发生发展与皮肤的微生物群密切相关[30]。研究表明，梅克尔细胞多瘤病毒（MCPyV）与皮肤癌有关，尽管这种病毒也可以在正常健康的皮肤表面被检测到[31]。金黄色葡萄球菌和角质杆菌与皮肤鳞状细胞癌有关。一些研究还发现HPV与非黑色素瘤皮肤癌之间存在关联[32]。对肠道-皮肤轴的综合分析对于理解肠道和皮肤肿瘤微生物组之间的相互作用至关重要，被认为是一个令人兴奋的研究领域，在治疗和皮肤美容方面具有广阔的应用前景。此外，评估不同细菌及其代谢产物在宿主生理和癌症进展中的功能，可以为提高抗癌治疗和癌症预防效果的潜在机制和途径提供新的见解[33]。有几篇报道研究了皮肤DNA的分离方法。可以根据上述方法进行人类微生物基因组学实验，从而发现皮肤肿瘤中的人类微生物组或病毒种群。由于这是一个新兴领域，又因为健康的皮肤会干扰实验结果，临床科学家需要建立数据库来进一步研究皮肤肿瘤与微生物之间的关系。

◦ 三、胃肠道（GI）肿瘤 ◦

人的肠道系统每克粪便中至少可容纳一万亿个细菌细胞。Qiagen DNA纯化试剂盒可用于从100克新鲜或冷冻材料（如胃和粪便）中分离出DNA，然后通过Illumina公司的方法制备16S宏基因组测序文库，放大、纯化并检测16S rRNA基因序列。Gloria Ravegnini、Bruno Fosso等人考虑到胃肠道微生物群在肿瘤进展过程中的作用，分析了60份胃肠道间质瘤样本和良性病变样本（胃肠道间质瘤的临床前形式，无症状的小病变，称为microGIST，在普通人群中约有30%被检测到）的组织微生物群落。得到的探索性分析强调了胃肠道间质瘤与良性病变之间的组织微生物组群落存在特定差异，微生物组的改变可以驱动癌变过程[34]。许多研究表明具核梭杆菌促进消化道癌症从炎症发展为恶性肿瘤，在口腔鳞状细胞癌、结直肠癌、食管鳞状细胞癌、胰腺癌的进展中发挥重要作用，而具核梭杆菌是否可以单独引起疾病或是否存在相关的协同机制因素以及它们如何发挥作用的问题需要进一步探索[35]。胃肠道肿瘤活检样本的宏基因组分析显示存在幽门螺杆菌[36]。胃分泌物中的低pH值环境有利于能产生致癌性N-亚硝胺化合物的细菌生长。在胃癌患者中发现的主要微生物种群包括韦永氏菌、嗜血杆菌、链球菌、乳杆菌、普氏杆菌和奈瑟氏菌。据报道，幽门螺杆菌存在于胃癌患者的胃黏膜中。此外，结直肠癌（CRC）中也发现了某些类型的微生物。1974年，牛链球菌被认为与大肠癌有关。在对CRC的组织样本进行基因组分析时，越来越多地观察到坏死梭杆菌、弯曲杆菌、纤毛菌、柔嫩梭菌、球形梭菌、拟杆菌/普氏杆菌、乳杆菌/乳明串珠菌/片球菌、双歧杆菌、大肠埃希菌和普氏粪杆菌存在于结肠癌患者的肿瘤样本中[37]。Jae Yong Park、Hochan Seo等人采用来自88名前瞻性入选患者的胃液样本分析胃微生物组（分为胃炎、胃腺瘤或早期/晚期胃癌组）。通过16S rRNA基因图谱分析微生物多样性和组成的差异，确定了胃癌发生过程中胃微生物组的变化，并试图研究参与该过程的微生物组的功能潜力，确定了胃癌患者的胃微生物组组成与未患胃癌的患者存在显著差异[38]。

◦ 四、宫颈肿瘤 ◦

宫颈癌是最常见的女性癌症之一，在发展中国家具有很高的死亡率。细菌性阴道病（BV）已被发现会破坏原有的乳酸杆菌，后者可以通过产生乳酸来降低阴道内的pH值，从而阻止阴道菌群中厌氧菌的过度生长[39]。在HPV感染和相关宫颈疾病中，阴道微生物组的紊乱与乳酸杆菌的耗竭、厌氧菌的富集和需氧菌的丰度增加有关[40]。HPV通过破坏NF-κB和Wnt/β-catenin信号级联，来抑制基础性的和促炎症诱导的宿主防御肽表达。由于HPV免疫逃逸的后果和副作用，维持乳酸杆菌物种生存的氨基酸来源大大减少，导致阴道菌群失衡。细菌性阴道病（BV）建立并持续产生的氧化应激会促进HPV相关（前）肿瘤病变的进展，这支持了HPV和BV之间的关联是复杂的和双向的[41]。在病毒学上，尽管在人类和动物中发现了200多种HPV类型，但在宫颈癌中，HPV-16和HPV-18是被发现最多的亚型，占病例的71%[42]。有趣的是，一项研究表明，低密度的乳酸杆菌种群可与纤毛菌和HPV共处。使用16S rRNA基因和宏基因组测序可更全面地展示HR-HPV感染女性的宫颈微生物组的组成和功能与未感染女性的显著不同。使用宏基因组测序进行分析可以弥补16S rRNA基因测序技术的不足[43]。

◦ 五、脑肿瘤 ◦

1999年，多瘤病毒猿猴病毒40（SV40）被发现与脑癌有关，后来巨细胞病毒（CMV）也显示出了与脑癌的关系。基因组分析揭示了胶质母细胞瘤（GBM）样本中CMV基因组的区域[44]。接下来需要进行进一步的研究，通过培养并鉴定CMV来研究CMV感染与脑肿瘤的相关性。

第四节 小结与展望

在人体内，99%的微生物无法进行培养，因此无法通过常规技术进行鉴定。在使用NGS技术进行微生物研究以后，可以利用其基因组学来研究和分析微生物与肿瘤疾病相关的特征。宏基因组学图谱的分析可能有助于识别引起肿瘤的微生物，利用基因组学技术研究肿瘤相关微生物还有望开发出新一代治疗药物。

未来，cmDNA的新探索将为恶性肿瘤的预防、控制、诊断和治疗提供重要线索，进一步推动肿瘤精准医疗的发展。cmDNA在癌症精准医疗中的价值应通过更多的大样本、多中心、纵向研究来检验[13]。

基于研究肿瘤内微生物群领域的不断发展，微生物疗法显示出巨大的应用潜力。目前，一些微生物已被用作癌细胞的杀手、抗肿瘤免疫的激活剂或药物的传递平台。然而，微生物疗法的临床转化仍面临诸多问题，如肿瘤内微生物的培养，环境污染严重影响肿瘤内微生物群的检测等。而从临床转化来看，考虑到肿瘤内微生物群的异质性，个性化治疗策略因其高效和靶向作用而具有吸引力[16]。

（杨　帅　陆　静　李彪如）

参考文献

[1] Bai G H, Lin S C, Hsu Y H, et al. Human Virome: Viral Metagenomics, Relations with Human Diseases, and Therapeutic Applications [J]. Viruses, 2022, 14(2): 278.

[2] Rous P. A sarcoma of the fowl transmissible by an agent separable from the tumor cells [J]. J Exp Med, 1911, 13(4): 397-411.

[3] Epstein M A, Achong B G, Barr YM. Virus particles in cultured lymphoblasts from Burkitt′s lymphoma [J]. Lancet, 1964, 283(7335): 702-703.

[4] Zur Hausen H. Papillomavirus infections--a major cause of human cancers [J]. Biochim Biophys Acta, 1996, 1288(2): F55-F78.

[5] Raza S A, Clifford G M, Franceschi S. World-wide variation in the relative importance of hepatitis B and hepatitic C viruses in hepatocellular carcinoma: a systematic review [J].

Brit J Cancer, 2007, 96: 1127-1134.

[6] Goldenberg D, Benoit N E, Begum S, et al. Epstein-Barr virus in head and neck, cancer assessed by quantitative polymerase chain reaction [J]. Laryngoscope, 2004, 114(6): 1027-1031.

[7] Feng H, Shuda M, Chang Y, et al. Clonal integration of a polyomavirus in human Merkel cell carcinoma [J]. Science, 2008, 319(5866): 1096-1100.

[8] Bhatt A P, Redinbo M R, Bultman S J. The role of the microbiome in cancer development and therapy [J]. CA Cancer J Clin, 2017, 67(4): 326-344.

[9] Cover T L, Blaser M J. Helicobacter pylori in Health and Disease [J]. Gastroenterology, 2009, 136(6): 1863-1873.

[10] Kostic A D, Chun E, Robertson L, et al. Fusobacterium nucleatum potentiates intestinal tumorigenesis and modulates the tumor-immune microenvironment [J]. Cell Host Microbe, 2013, 14(2): 207-215.

[11] Shiels M S, Albanes D, Virtamo J, et al. Increased risk of lung cancer in men with tuberculosis in the alpha-tocopherol, beta-carotene cancer prevention study. Cancer Epidemiol Biomarkers Prev [J]. Cancer Epidemiol Biomarkers Prev, 2011, 20(4): 672-678.

[12] Wang P, Ma L, Jin J, et al. The anti-aflatoxigenic mechanism of cinnamaldehyde in Aspergillus flavus [J]. Sci Rep, 2019, 9: 10499.

[13] You L, Zhou J, Xin Z, et al. Novel directions of precision oncology: circulating microbial DNA emerging in cancer-microbiome areas [J]. Precision Clinical Medicine, 2022, 5(1): pbac005.

[14] Liu J, Zhang Y. Intratumor microbiome in cancer progression: current developments, challenges and future trends [J]. Biomark Res, 2022, 10(1): 37.

[15] Qin J, Li R, Raes J, et al. A human gut microbial gene catalogue established by metagenomic sequencing [J]. Nature, 2010, 464: 59-65.

[16] Xie Y, Xie F, Zhou X, et al. Microbiota in Tumors: From Understanding to Application [J]. Adv Sci (Weinh), 2022, 9(21): e2200470.

[17] Grice E A, Segre J A. The human microbiome: our second genome [J]. Annu Rev Genomics Hum Genet, 2012, 13(1): 151-170.

[18] Radford A D, Chapman D, Dixon L, et al. Application of next-generation sequencing technologies in virology [J]. J Gen Virol, 2012, 93(9): 1853-1868.

[19] Chen K, Pachter L. Bioinformatics for whole-genome shotgun sequencing of microbial communities [J]. PLoS Comput Biol, 2005, 1(2): e24.

[20] Marcos-Zambrano L J, Karaduzovic-Hadziabdic K, LoncarTurukalo T, et al. Applications of Machine Learning in Human Microbiome Studies: A Review on Feature Selection, Biomarker Identification, Disease Prediction and Treatment [J]. Front Microbiol, 2021, 12: 634511.

[21] Wang C, Segal L N, Hu J, et al. Microbial risk score for capturing microbial characteristics, integrating multi-omics data, and predicting disease risk [J]. Microbiome, 2022, 10: 121.

[22] Wang C, Hu J, Blaser M J, et al. Estimating and testing the microbial causal mediation effect with high-dimensional and compositional microbiome data [J]. Bioinformatics, 2020, 36(2): 347-355.

［23］ Mager D L, Haffajee A D, Devlin P M, et al. The salivary microbiota as a diagnostic indicator of oral cancer: a descriptive, non-randomized study of cancer-free and oral squamous cell carcinoma subjects [J]. J Transl Med, 2005, 3(1): 27.

［24］ Guidry J T, Birdwell C E, Scott R S. Epstein-Barr virus in the pathogenesis of oral cancers [J]. Oral Dis, 2018, 24(4): 497-508.

［25］ Xie G, Chain P S G, Lo C C, et al. Community and gene composition of a human dental plaque microbiota obtained by metagenomic scquencing [J]. Mol Oral Microbiol, 2010, 25(6): 391-405.

［26］ Wen L, Mu W, Lu H, et al. Porphyromonas gingivalis Promotes Oral Squamous Cell Carcinoma Progression in an Immune Microenvironment [J]. Journal of Dental Research, 2020, 99(6): 666-675.

［27］ Zhang S, Li C, Zhang Z, et al. Analysis of differentially expressed genes in oral epithelial cells infected with Fusobacterium nucleatum for revealing genes associated with oral cancer [J]. J Cell Mol Med, 2021, 25(2): 892-904.

［28］ Kamarajan P, Ateia I, Shin J M, et al. Periodontal pathogens promote cancer aggressivity via TLR/MyD88 triggered activation of Integrin/FAK signaling that is therapeutically reversible by a probiotic bacteriocin [J]. PLoS Pathog, 2020, 16(10): e1008881.

［29］ Fitzsimonds Z R, Rodriguez-Hernandez C J, Bagaitkar J, et al. From Beyond the Pale to the Pale Riders: The Emerging Association of Bacteria with Oral Cancer [J]. J Dent Res, 2020, 99(6): 604-612.

［30］ Woo Y R, Cho S H, Lee J D, et al. The Human Microbiota and Skin Cancer [J]. Int J Mol Sci, 2022, 23(3): 1813.

［31］ Foulongne V, Kluger N, Dereure O, et al. Merkel cell polyomavirus in cutaneous swabs [J]. Emerg Infect Dis, 2010, 16(4): 685-687.

［32］ Anipindi M, Bitetto D. Diagnostic and Therapeutic Uses of the Microbiome in the Field of Oncology [J]. Cureus, 2022, 14(5): e24890.

［33］ Mekadim C, Skalnikova H K, Cizkova J, et al. Dysbiosis of skin microbiome and gut microbiome in melanoma progression [J]. BMC Microbiol, 2022, 22(1): 63.

［34 Ravegnini G, Fosso B, Ricci R, et al. Analysis of microbiome in gastrointestinal stromal tumors: Looking for different players in tumorigenesis and novel therapeutic options [J]. Cancer Sci, 2022, 113(8): 2590-2599.

［35］ Lai Y, Mi J, Feng Q. Fusobacterium nucleatum and Malignant Tumors of the Digestive Tract: A Mechanistic Overview [J]. Bioengineering (Basel), 2022, 9(7): 285.

［36］ Wang T C, Dangler C A, Chen D, et al. Synergistic interaction between hypergastrinemia and Helicobacter infection in a mouse model of gastric cancer [J]. Gastroenterology, 2000, 118(1): 36-47.

［37］ Sobhani I, Tap J, Roudot-Thoraval F, et al. Microbial dysbiosis in colorectal cancer (CRC) patients [J]. PLoS ONE, 2011, 6(1): e16393.

［38］ Park J Y, Seo H, Kang C S, et al. Dysbiotic change in gastric microbiome and its functional implication in gastric carcinogenesis [J]. Sci Rep, 2022, 12(1): 4285.

［39］ Mancuso M S, Figueroa D, Szychowski J M, et al. Midtrimester bacterial vaginosis and cervical length in women at risk for preterm birth [J]. Am J Obstet Gynecol, 2011, 204(4): 342. e1-e5.

［40］ Wu M, Li H, Yu H, et al. Disturbances of Vaginal Microbiome Composition in Human Papillomavirus Infection and Cervical Carcinogenesis: A Qualitative Systematic Review [J]. Front Oncol, 2022, 12: 941741.

［41］ Lebeau A, Bruyere D, Roncarati P, et al. HPV infection alters vaginal microbiome through down-regulating host mucosal innate peptides used by Lactobacilli as amino acid sources [J]. Nat Commun, 2022, 13(1): 1076.

［42］ De Sanjose S, Quint W G, Alemany L, et al. Human papillomavirus genotype attribution in invasive cervical cancer: a retrospective cross-sectional worldwide study [J]. Lancet Oncol, 2010, 11(11): 1048-1056.

［43］ Fang B, Li Q, Wan Z, et al. Exploring the Association Between Cervical Microbiota and HR-HPV Infection Based on 16S rRNA Gene and Metagenomic Sequencing [J]. Front Cell Infect Microbiol, 2022, 12: 922554.

［44］ Dziurzynski K, Chang S M, Heimberger A B, et al. Consensus on the role of human cytomegalovirus in glioblastoma [J]. Neurooncol, 2012, 14(3): 246-255.

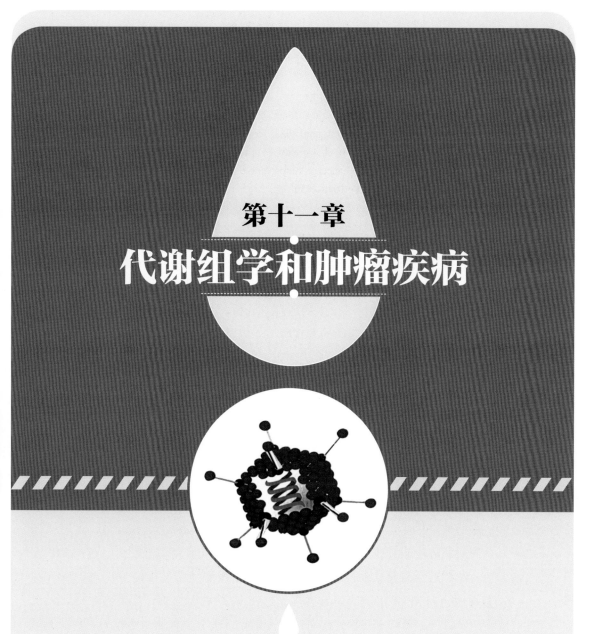

第十一章
代谢组学和肿瘤疾病

自从在肿瘤细胞中发现了被称为"Warburg效应"的有氧糖酵解后[1]，一种检测肿瘤组织和体液中代谢物的学科技术方法得到了迅速的发展，该学科被称为代谢组学（metabolomics）。本章将介绍代谢组学技术，包括代谢物采样、有关质谱（MS）和核磁共振（NMR）的检测技术、生物信息学分析和实验验证。在临床应用部分中，本章将介绍代谢物谱和生物标志物的发现经过，以及通过对代谢组学数据库的分析揭示对肿瘤进行个体化治疗的靶标。对代谢组学的研究可以对肿瘤患者的个体化治疗提供支持，因为它提供的肿瘤患者的代谢物信息可以为临床医师的个体化治疗提供服务。

代谢组学是被发现与疾病状态和进展相关的全身代谢物变化的"组学"技术之一，被越来越多地应用于研究和分析肿瘤患者的生物信息。由于代谢组学可以分析代谢物的微量变化，因此对代谢组学数据的分析可被用于通过生物标志物进行的代谢物谱检测以及对肿瘤患者进行的个体化治疗中。随着代谢物采样、MS分析技术的研究和发展，它们被广泛应用于代谢组学的研究中[2]。NMR也可用于检测带标记的底物来研究肿瘤疾病的代谢物改变[3]。而基于NMR的超极化碳-13核磁共振成像（HP^{13}C MRI）是一种新近发展起来的代谢成像技术。使用溶解动态核极化（d-DNP）技术，可以很容易地达到10000多倍的信号增强，这使得注射碳-13标记探针后，可以可视化肝脏中的实时代谢和特定底物到代谢物的转化[4]。此外，代谢组学作为一种动态代谢物的定量方法，可以定量检测体液和组织中代谢物的变化，从而监测肿瘤患者的药物反应[5]。最重要的是，新的生物信息学平台提供了肿瘤细胞从利用有氧糖酵解过程到产生核酸、氨基酸、核苷酸和脂质的代谢途径的代谢物谱，因此代谢组学具有为临床患者分析代谢物变化的强大能力[6]。临床代谢组学的目的是发现肿瘤代谢物谱和个体化生物标志物，为患者的诊断、预后或预测提供依据。以生物标志物为依据的诊断图谱可以确定肿瘤的进展情况，临床代谢组学还可根据肿瘤患者代谢物谱和生物标志物的变化为患者的个体化治疗提供依据。

第二节 技术与应用

　　肿瘤代谢组学技术包括四个部分：代谢物采样、代谢组学技术、生物信息学分析以及用于生物标志物发现和治疗靶向的数据解释。

◦ 一、代谢物采样 ◦

　　代谢物采样步骤包括样本处理、样本存储和用于下游 MS 或 NMR 的样本制备。与其他的组学方法不同，代谢组是"脆弱的"，可能会受到不适当的样本采集、存储和提取程序的负面影响。同样，不正确的数据收集、预处理或处理过程，或错误使用单变量和多变量的统计方法，也可能导致与生物学无关的结论[7]。首先，需要根据临床目的的不同，选择不同的样本和操作方式。例如，用于可识别的生物标志物首选体液，而研究与治疗靶向相关的机制则首选需要在液氮中速冻的肿瘤组织。其次，需要根据样本的类型和下游的分析方法来选择样本的处理方法，例如针对血清和尿液采用洗涤和淬灭法，而组织样本则采用生物提取法。为了减少因节食、禁食状态、运动和药物作用等对代谢过程产生的影响，用于临床代谢组学的采样需要事先设计和规范好。代谢组学的所有采样流程均已标准化并以标准操作规程（SOP）的形式公开[8]。FatemaBhinderwala 等人也总结了在使用 NMR 检测代谢物时从采样到数据分析等的操作规程[7]。

◦ 二、代谢组学技术 ◦

　　如上所述，MS 和 NMR 是代谢组学检测的两种主要方法。在用 MS 检测之前，代谢产物应先通过气相色谱（GC）、高效液相色谱（HPLC）和毛细管电泳（CE）进行分离，因此它们与MS串联的系统称为GC-MS、LC-MS和CE-MS。MS是非常灵敏的技术，因为MS可以使用电子电离（EI）、大气压化学电离（APCI）和电喷雾电离（ESI）等来分析代谢物。NMR是不需要进行代谢物分离的另一种检测代谢物的技术。相比之下，NMR是高特异性技术，而MS则相对灵敏。在进行代谢组学研究之前，合理的代谢组学实验设计（包括其对照设计）可以为代谢物分析提供良好的结果。目前已有四个设计好的代谢组学对照物：

（1）参考对照：如用于MS的亮氨酸脑啡肽、用于NMR的二氟三甲基硅烷基膦酸（DFTMP）。

（2）用于实验室间质量控制人类血液标准参照物库（standard reference material，SRM）。

（3）用于实验室内部质量控制的合成化合物。

（4）在大型研究中采用样本库[9]。

三、生物信息学技术

在收集了MS或NMR数据并对其进行了标准化之后，再用生物信息学对获得的数据进行挖掘。在进行了主成分分析（PCA）发掘代谢物数据后，再将人工神经网络（artificial neural network，ANN）和其他监管模型用于生物标志物的发现[10]。我们还可以利用已公开的代谢组学数据库对数据进行比较，例如使用人类代谢组数据库（human metabolome database，HMDB）、METLIN数据库和LIPID MAPS。基于约束的重建和分析（Constraint-Based Reconstruction and Analysis，COBRA）方法通过使用生化反应、基因-蛋白质反应关联以及生理和生化约束的数学表述，可用于构建和模拟代谢网络。这些方法在代谢重建、网络分析、扰动研究以及代谢状态预测方面取得了很大的进展。为了增加COBRA方法的可访问性并处理更复杂的数据集和模型，科学家们开发出了多个Python软件以在COBRA中执行不同的分析并将其应用于癌症代谢中[11]。

四、数 据 验 证

发现代谢组学生物标志物后，应进行生物标志物的验证。现在，据我们所知，已有 Sigma（https://www.sigmaaldrich.cn）、Biocrates（https://biocrates.com/）、IROA Technologies（https://www.iroatech.com/ kits-for-metabolic-profiling/）等公司提供大量分析代谢物数据的试剂盒。而 Thermo Fisher（https://www.thermofisher.cn/cn/zh/home.html）和 Bruker（https://www.bruker.com/it/applications/academia-life-science/metabolomics/metabolomics-solution.html）公司也提供靶向分析和定量的总体解决方案。常规地，代谢物谱只是为我们提供了生物标志物列表（图11-2-1）。如果我们要使用生物标志物进行诊断，则必须要经过验证过程，以定性和定量地评估所用的生物标志物[12]。

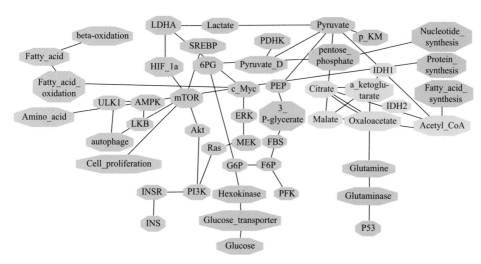

图 11-2-1　癌症代谢中代谢物谱

  "Warburg效应"如图11-3-1所示，有氧糖酵解为肿瘤生长提供了低氧条件，从而支持癌细胞生长所需的代谢产物[13]。"Warburg效应"是一系列生化反应过程，其会产生两个ATP、两个NADH和两个丙酮酸，而丙酮酸的最终代谢去路取决于肿瘤细胞中的氧气供应[14]。在正常血氧水平的典型细胞中，大多数丙酮酸进入线粒体，并由三羧酸循环氧化生成ATP来满足细胞的能量需求。然而，在低氧状态，如癌细胞或其他高度增殖的细胞类型中，糖酵解产生的大部分丙酮酸离开线粒体并在乳酸脱氢酶（LDH/LDHA）的作用下产生乳酸。肿瘤糖酵解代谢导致乳酸产量增加，一旦乳酸被肿瘤释放，酸性环境就会增加肿瘤的增殖[15]。通过糖酵解的葡萄糖代谢会产生一些肿瘤细胞所需的氨基酸前体、核苷酸和脂质。丙酮酸可通过丙酮酸脱氢酶（PDH）转化为乙酰辅酶A，而乙酰辅酶A会有致癌作用并促进癌症进展。生成的NADPH可

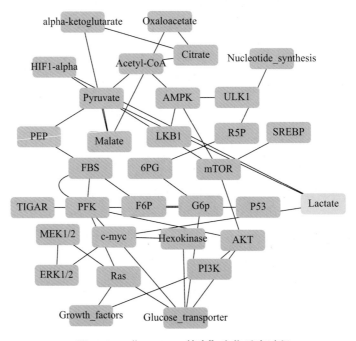

图11-3-1 "Warburg效应"生化反应过程

上调戊糖磷酸通路（pentose phosphate pathway，PPP）用于合成肿瘤细胞的 RNA[16]。谷氨酰胺裂解为肿瘤细胞提供能量。葡萄糖和谷氨酰胺可以为细胞增殖提供所需的核酸、氨基酸和脂质，因此在有氧糖酵解增加后，肿瘤细胞的氨基酸、核苷酸和脂质的合成也会增加[17]。

◦ 一、代谢物谱及其肿瘤生物标志物 ◦

"Warburg效应"增加了肿瘤增殖所需的氨基酸、核苷酸和脂质的合成，因此可以在血液和尿液中检测到作为肿瘤生物标志物的代谢物谱。

例如，甘氨酸是肿瘤细胞增殖所需的嘌呤合成的前体，可被缺氧诱导因子1（HIF-1）下调[18]；丙氨酸是在肝脏和脑部肿瘤中被发现的，在低氧状态下由丙酮酸的氨基转移产生[19]。在某些亚型的黑色素瘤细胞中，谷氨酰胺代谢通过c-myc介导的谷氨酰胺酶的上调而增强。谷氨酰胺这种高度活化的代谢，为几乎所有黑色素瘤细胞的代谢活动补充碳和氮，并促进黑色素瘤的生长。此外，谷氨酰胺可以补偿糖酵解和线粒体氧化磷酸化的双重抑制所引发的能量不足，从而导致耐药性[20]。支链氨基酸（BCAAs），包括亮氨酸和异亮氨酸，可调节蛋白质和脂质信号通路以及细胞生长。在癌症患者血清/血浆中亮氨酸和异亮氨酸水平升高。鸟氨酸和精氨酸是肺癌潜在的鉴别性生物标志物。而鸟氨酸转氨酶由鸟氨酸合成脯氨酸，通过上调miR-21基因促进非小细胞肺癌（NSCLC）的增殖和转移。这一发现提示脯氨酸和鸟氨酸可能是肺癌的生物标志物。此外，一些研究发现，精氨酸在快速生长状态（如恶性肿瘤）中可能会受到限制[21]。

内源性和外源性脂肪酸可能对细胞内脂质代谢的关键酶ATGL在肿瘤中的作用产生不同甚至相反的影响[22]。AUP1（一种脂滴调节极低密度脂蛋白组装因子）位于内质网膜和细胞内脂滴表面，是细胞内脂滴相关的蛋白，参与内质网相关的降解。AUP1控制着一系列复杂的脂质代谢级联通路过程，并直接干扰肿瘤的进展[23]。2-甲基丁基肉碱对防止肺癌、乳腺癌和卵巢癌的发生起到积极作用，它能降低这些癌症的发病率。此外，2-甲基丁基肉碱与胶质瘤较高的死亡率相关[24]。

DNA的甲基化和氧化破坏使核苷谱发生了改变，这种改变可以在尿液和血液中被检测到。在DNA甲基化过程中，S-腺苷-L-甲硫氨酸（SAMe）上的甲基被转移至DNA，其中该甲基通过甘氨酸N-甲基转移酶从SAMe转移到甘氨酸生成肌氨酸，在前列腺肿瘤发生进展和转移的患者中观察到了尿肌氨酸的增加[25]。越来越多的研究表明，非编码RNA（ncRNA）参与了肿瘤的发生和发展，主要包括环状RNA （circRNA）、长链非编码RNA（lncRNA）和microRNA（miRNA）。ncRNA调控网络对于肿瘤发生、侵袭和转移至关重要。一些ncRNA充当致癌驱动因子，而其他一些ncRNA则充当肿瘤抑制因子。它们可以通过RNA-RNA或RNA-蛋白质相互作用调节众多分子靶标。越来越多的证据支持ncRNA通过靶向葡萄糖转运蛋白1（GLUT1）、缺氧诱导因子1a（HIF-1a）和糖原合酶1（GYS1）等基因相关的代谢参与癌症的葡萄糖代谢重编程。Shushan Yan等人总结研究了ncRNAs在结直肠癌中葡萄糖代谢的改变和化疗耐药性中的作用[26]。Wei Meng等人详细描述了miR-199a是如何抑制肺癌的发生发展，特别是通过抑制肺癌细胞的增殖、浸润和迁移，抑制肿瘤血管生成，增加肺癌细胞凋亡，影响肺癌细胞的耐药。并以miR-199a为核心点，向外发散，综述了miR-199a与其他ncRNA的相互作用，描述了涵盖各种癌症的调控网络[27]。

最近的研究结果表明，肿瘤相关成纤维细胞（CAF）中单羧酸转运蛋白4（MCT4）高表达和癌细胞中线粒体高代谢的代谢区室化使癌细胞更容易受到氧化磷酸化（OXPHOS）抑制，从而减少呼吸消化道肿瘤生长[28]。雌激素相关受体γ（ERRγ）被越来越多的证据证实在代谢基因和细胞能量代谢的调控中发挥着核心作用。ERRγ可以结合和调节多种糖酵解基因启动子，如己糖激酶2（HK2）、醛缩酶C（Aldo-C）、烯醇化酶1和乳酸脱氢酶A（LDHA）。ERRγ的O-GlcNAcylation是促进肝糖异生的主要信号。这些结果表明，ERRγ参与维持体内葡萄糖稳态，糖代谢失衡——高水平的糖酵解是肿瘤细胞代谢的特征之一。Tong Yao等人的研究结果表明，ERRγ与子宫内膜癌中的血糖显著相关，并且ERRγ可能参与调节子宫内膜癌中的血糖和促进肌层浸润。ERRγ作为一个代谢相关基因，与肿瘤糖代谢密切相关，可能会被添加到肿瘤糖代谢的列表中。ERRγ在子宫内膜癌患者与健康人的鉴别中具有良好的诊断性能，具有较高的敏感度和特异性[29]。

肿瘤细胞的侵袭、迁移和增殖过程中已经检测到了一些脂肪酸的合成。某些肿瘤需要胆碱、磷酸胆碱、磷脂酰胆碱和甘油磷酸胆碱。溶血磷脂酰胆碱（lysoPC）是脂质中间体，可用于生产磷脂酰胆碱（PC）或PC的磷脂酶产物。据报道，在某些肿瘤疾病中，已观察到lysoPC和磷脂酰肌醇的血液和尿液水平降低，而溶血磷脂酸和磷酸肌醇则增加了[30]。一些代谢物如同型半胱氨酸、磷脂酶-A_2和溶血磷脂酶-D等生物标志物可能对子宫内膜癌患者的肿瘤组织类型、肌层浸润、淋巴管浸润和癌症进展的诊断、筛选和预测有用[31]。肌酸核苷（CR）是肌酸的核糖基化形式，是一种最近在尿液、血清和组织生物标本中检测到的预后代谢物，是一种肿瘤衍生的尿素循环和磷酸戊糖途径（PPP）活性改变的生物标志物，可促进多种类型的肿瘤生长。CR水平在非小细胞肺癌（NSCLC）患者的尿液中增加并随着肿瘤大小的增加而增加，人类NSCLC和肝细胞癌（HCC）细胞系中的CR水平高于正常和永生化的非肿瘤原代人支气管上皮细胞上的。此外，由于尿液CR水平与肿瘤CR水平密切相关，

CR作为诊断和预后的生物标志物的检测可以通过微创的方式进行液体活检来分析。通过这种方式，CR水平可能有助于识别复发风险高的NSCLC或HCC患者[32]。肿瘤微环境（TME）中的营养条件缺乏会抑制癌细胞的活力，而在胰腺癌细胞中有一种细胞溶质代谢酶，野生型异柠檬酸脱氢酶1（wtIDH1）能够适应这些条件。在营养缺乏的条件下，wtIDH1氧化异柠檬酸生成α-酮戊二酸（αKG），促进再生和用于支持抗氧化防御的NADPH。而突变体IDH1的变构抑制剂（mIDH1）在TME条件下是有效的wtIDH1抑制剂。且低镁水平促进了wtIDH1的变构抑制，当营养有限时，这对癌细胞是致命的[33]。烟酰胺-N-甲基转移酶是原发性和转移性透明细胞肾细胞癌的一个有前途的代谢性药物靶点[34]。

一项研究表明，细胞外囊泡可以改善黑色素瘤的诊断和治疗。细胞外囊泡是一种类似病毒的载体，被包括癌细胞在内的大多数细胞释放到血液和其他体液中。它们从细胞质中隔离分子物质，并将其作为信使运输到目标细胞。由于这些特性，细胞外囊泡提供了细胞起源的分子指纹，可以作为癌症诊断或预后的生物标志物。由于细胞外囊泡包含多种不同类型的分子，包括mRNA、miRNA、长链非编码RNA、线粒体DNA、单链DNA、双链DNA、蛋白质、代谢产物和脂质，因此对细胞外囊泡的分析可能提供一套可以联合使用的生物标志物。此外，细胞外囊泡在癌细胞与肿瘤环境之间交换的分子信号是可以揭示癌症进展的重要信号通路[35]。

在一些肿瘤疾病中，鞘脂也被认为是肿瘤生长和增殖的组织生物标志物，因此它们已被用于抗癌治疗。Dr. Xu等人研究了210对试管鳞状细胞癌的肿瘤组织样本和正常组织样本的代谢组学，MS结果显示，与正常组织相比，肿瘤组织中神经酰胺水平降低，鞘脂代谢异常[36]。鞘脂和Cav-1在血浆浓度的升高也与前列腺癌侵袭性呈正相关[37]。在促进肿瘤增殖的氨基酸、核苷酸和脂质的合成增加之后，利用MS和NMR进行肿瘤代谢组学检测（包括代谢物取样、生物信息学分析和数据解释）可以为肿瘤生物标志物的发现提供帮助。

◦ 二、代谢组学及其肿瘤治疗靶标 ◦

在发现了代谢物谱后，可以通过使用代谢物谱和生物标志物将治疗靶标设定为代谢物，而治疗药物则可定义为"抗代谢物"。"Warburg效应""抗代谢物"的类型如表11-3-1所示，它们的抗代谢类型包括：①靶向转运蛋白；②靶向糖酵解酶；③靶向DNA合成；④靶向脂肪酸合成；⑤靶向氨基酸合成。

表 11-3-1 代谢组学相关靶向药物

编号	抗代谢类型	靶向	药物
1	转运蛋白	GLUT	根皮素
		MCT	AZD3965
			AR-CI17977
			根皮素
		NHE1	卡立泊来德
2	葡萄糖激酶	HK	氯尼达明
			2-脱氧葡萄糖
			3-溴丙酮酸
		PK	TLN-232
3	核酸代谢组学	RSP	5-FU
			Ara-c
			MTX
			吉西他滨
4	脂肪酸代谢组学	FASN	GSK837149A
			C75
			奥利司他
		ACLY	58-204990
5	氨基酸代谢组学	谷氨酰胺	苯乙酸

代谢物谱的临床靶向脂肪酸、靶向糖酵解酶、靶向 DNA 合成、靶向氨基酸合成、靶向酶的临床应用如表 11-3-2 和图 11-3-2 所示。

表 11-3-2 详细的靶标代谢机制

代谢机制	靶标	药物	临床时期
脂质代谢	ATP-柠檬酸裂解酶（ACLY）	SB-204990	临床前
	乙酰辅酶 A 羧化酶（ACC）	索拉芬-A	临床前
	脂肪酸合酶（FASN）	TVB-2640	临床 II 期
糖酵解	GLUT	WZB117、BAY-876	临床前
	己糖激酶	2-脱氧葡萄糖	临床 I / II 期
	丙酮酸激酶 M2（PKM2）	TEPP-46	临床前
	乳酸脱氢酶 A（LDHA）	喹啉-3-磺酰胺、FX11、PSTMB	临床前
	单羧酸盐转运蛋白 1（MCT1）	AZD3965	临床 I 期
氨基酸运输与生物合成	磷酸甘油酸脱氢酶（PHGDH）	CBR-5884、NCT-503	临床前
	吲哚胺-2，3-双加氧酶-1（IDO1）	艾卡哚司他、吲哚莫德	临床 III 期
	循环的天冬酰胺	L-天冬酰胺	市售
	大型中性氨基酸转运蛋白（LAT1）	JPH203	临床前

代谢机制	靶标	药物	临床时期
核酸合成	胸苷酸合酶（TS）	5-FU、卡培他滨、培美曲塞、雷替曲塞	市售
	氢叶酸还原酶（DHFR）	甲氨蝶呤、培美曲塞	市售
	甘氨酰胺核糖核苷酸甲酰基转移酶（GARFT）	培美曲塞	市售
	二氢乳清酸脱氢酶（DHODH）	布喹那、来氟米特	临床Ⅰ/Ⅱ期
	核苷酸还原酶（RNR）	吉西他滨、氯法拉滨、氟达拉滨、克拉德滨、阿糖胞苷	市售
	5-磷酸核糖基-1-焦磷酸酶（PRPP）酰胺转移酶	巯嘌呤、硫鸟嘌呤	市售
谷氨酰胺代谢	谷氨酰胺酶1（GLS1）	CB-839、IPN60090	临床Ⅰ/Ⅱ期
	ASCT2（SLC1A5）	GPNA	临床前
	多靶标	JHU-083	临床前
线粒体代谢	丙酮酸脱氢酶、α-酮戊二酸脱氢酶	CPI-613	临床Ⅱ期
	呼吸链复合体1	二甲双胍、IACS-010759	临床Ⅰ~Ⅲ期
癌症中发生突变的酶	突变异柠檬酸脱氢酶1（IDH1）	AG-120、BAY1436032、LY3410738、FT-2102	临床Ⅰ~Ⅲ期
	突变异柠檬酸脱氢酶2（IDH2）	AG-221	临床Ⅲ期

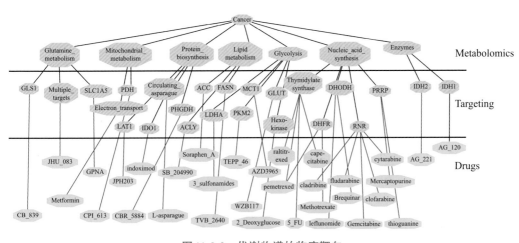

图11-3-2　代谢物谱的临床靶向

（1）转运蛋白在肿瘤进展的过程中非常活跃，因此某些肿瘤治疗的靶标为转运蛋白，例如葡萄糖转运蛋白（GLUT）、单羧酸盐转运蛋白（MCT）和Na$^+$/H$^+$交换蛋白（NHE1）。芹黄素（Apigenin）在降低葡萄糖摄取和改变GLUT水平方面最有效，有最高的抗增殖作用；山奈酚（Kaempferol）是2-脱氧-d-［1-3H］葡萄糖摄取的最有效抑制剂；水飞蓟素（Silybin）通过降低GLUT1表达来降低葡萄糖摄取；汉黄芩素（wogonin）抑制了表达野生型p53的癌细胞的糖代谢和细胞增殖；槲皮素（Quercetin）

第十一章　代谢组学和肿瘤疾病

通过类似的竞争机制结合到GLUT1的外表面位点，而不被运输到细胞中，抑制葡萄糖转运[38]。药物根皮素（phloretin）已被发现可以阻断葡萄糖转运蛋白（GLUT）；药物卡立泊来德（cariporide）已在临床前开发中用于靶向Na^+/H^+交换蛋白（NHE1），而药物AZD3965则已被发现可以阻断MCT转运蛋白[39]。

（2）靶向糖酵解酶和葡萄糖转运蛋白，包括糖酵解酶、己糖激酶（HK）和丙酮酸激酶（PK）。这些药物可以抑制肿瘤细胞中有氧糖酵解上调的酶，因此，它们可以阻断癌症生长所必需的内源性代谢产物产生。例如，氯尼达明（lonidamine）、2-脱氧葡萄糖和3-溴丙酮酸可以抑制HK从而抑制肿瘤细胞的生长；而TLN-232可以抑制PK从而减少糖酵解[40]。异柠檬酸脱氢酶（IDH）是三羧酸循环中的一种必需酶，它使用Mg^{2+}和$NADP^+$（或NAD^+）作为辅助因子将异柠檬酸（ICT）转化为α-酮戊二酸（α-KG）。有报道表明，由于突变，IDH将α-酮戊二酸转化为d-2-羟基戊二酸，这是胶质瘤发生癌症的不利因素。此外，已经发现IDH1失活导致脱氧核苷酸和脂质的生物合成减少和活性氧（ROS）聚集增强，从而可通过RNA阻断来减少胶质母细胞瘤（GBM）的生长。Liu Z等人设计并合成了61种化合物作为IDH1抑制剂，所合成的化合物在纳摩尔到微摩尔范围内均表现出良好的抑制作用[41]。PI3激酶是一种关键的信号分子，细胞中一些大的细胞事件，包括细胞分裂，只有当PI3激酶发出信号时才会发生。随着细胞向Warburg代谢的转移，PI3激酶的活性增加，细胞分裂的活性增强。癌细胞可能利用Warburg代谢来维持这种信号通路的活性，从而确保其持续生长和分裂，而乳酸脱氢酶A（LDHA）是对PI3激酶信号的反应，因此可以通过阻断LDHA的活性来抑制癌细胞的生长[42]。Anitha G等人的研究表明，与健康个体相比，口腔鳞状细胞癌患者的血清和唾液样本中LDH（或LDHA）水平显著升高；并且认为，血清尿酸水平、唾液尿酸水平、血清LDH（或LDHA）水平和唾液LDH（或LDHA）水平的组合特征可作为口腔鳞状细胞癌筛查的有用标志物[43]。

（3）靶向DNA合成，包括药物阿糖胞苷（Ara-c）、5-氟尿嘧啶（5-FU）和甲氨蝶呤（MTX），它们都是抑制肿瘤细胞后期DNA合成的抗代谢物[44]。

（4）靶向脂肪酸合成，包括药物奥利司他（Orlistat），靶向合酶（FASN）的药物C75和靶向ATP柠檬酸裂解酶（ACLY）的药物58-204990。靶向代谢酶或信号通路的药物可能会阻碍慢性淋巴细胞白血病（CLL）的进展。3-羟基-3-甲基戊二酰辅酶A还原酶（HMGCR）他汀类抑制剂和脂蛋白脂肪酶抑制剂奥利司他均可诱导CLL细胞凋亡。此外，一系列氧化磷酸化抑制剂在减少CLL细胞增殖中发挥重要作用[45]。

（5）靶向蛋白质合成，包括将谷氨酰胺导入肿瘤细胞的苯乙酸，其靶向肿瘤细胞中的蛋白质合成。Thioredoxin-interacting protein（Txnip），一种多功能蛋白，与癌症和糖尿病等多种疾病有关。Txnip减少可促进癌细胞生长，抑制癌细胞凋亡。Txnip表达受葡萄糖水平影响最大，并受到转录、表观遗传、microRNA和mRNA稳定，及蛋白质降解等多方面机制的严格调控。通过调控这些机制，尤其是通过表观遗传调控来逆转 Txnip 在癌细胞中的表达是一种新的抗癌方法。多梳状隐性复合物的抑制剂如 DZNep 已被研究来逆转 Txnip 的表达[46]。

◦ 三、影像代谢组学 ◦

我们通常使用 X 线、CT 和 MRI（磁共振成像）在体内检测肿瘤块。现在在了解了代谢物之后，我们可以利用影像学监测代谢物，例如，可以添加正电子发射断层扫描（PET）来提高癌症的诊断能力，将 PET 用于检测一种放射性标记的葡萄糖类似物 2-[18F] 氟 -2- 脱氧 -D- 葡萄糖（FDG），从而检测肿瘤细胞内葡萄糖吸收的增加情况。在越来越多的肿瘤代谢物被发现之后，影像代谢组学技术将很快在新领域中被使用[47]。

第四节 小结与展望

代谢组学已为个体化治疗和肿瘤诊断提供了一些前景。目前，来自代谢物谱及其生物标志物的代谢组学的临床应用还仅限于小规模的患者群体，因此，我们需要将他们的代谢物谱移入大型数据库，以明确对个体化治疗（包括其副作用）有积极反应的肿瘤代谢物。其中的技术挑战是质量控制（QC）、未知峰的鉴定以及体外、体内和离体的验证。将来个体化治疗的研究和开发将利用代谢组学技术，通过代谢物的生物标志物来评估其代谢物谱，以及观察治疗前、治疗中和治疗后有关药物反应的代谢组学变化。如果代谢组学谱可以结合miRNA谱、蛋白质组学谱和转录组学谱，则有氧代谢组学谱就可以用于个体化治疗的研究和开发中，这些个体化治疗的目标是肿瘤疾病网络中所涉及的改变了的代谢通路相关酶或转运蛋白。最终，代谢组学可以为来自组织活检的代谢物提供更好的代谢通路解释，并向肿瘤学家提供有关患者对个体化治疗反应的信息。

（杨　帅　陆　静　李彪如）

参考文献

[1]　Warburg O. On the origin of cancer cells [J]. Science, 1956, 123(3191): 309-314.

[2]　Griffin J L, Nicholls A W, Daykin C A, et al. Standard reporting requirements for biological samples in metabolomics experiments: Mammalian/in vivo experiments [J]. Metabolomics, 2007, 3(3): 179-188.

[3]　Goodacre R, Broadhurst D, Smilde A K, et al. Proposed minimum reporting standards for data analysis in metabolomics [J]. Metabolomics, 2007, 3: 231-241.

[4]　Ye Z, Song B, Lee P M, et al. Hyperpolarized carbon 13 MRI in liver diseases: Recent advances and future opportunities [J]. Liver Int, 2022, 42(5): 973-983.

[5]　Nicholson J K, Connelly J, Lindon J C, et al. Metabonomics: A platform for studying drug toxicity and gene function [J]. Nat Rev Drug Discov, 2002, 1: 153-161.

［6］ Boros LG. Metabolic targeted therapy of cancer: Current tracer technologies and future drug design strategies in the old metabolic network [J]. Metabolomics, 2005, 1: 11-15.

［7］ Bhinderwala F, Powers R. NMR Metabolomics Protocols for Drug Discovery [J]. Methods Mol Biol, 2019, 2037: 265-311.

［8］ Raterink R J, Lindenburg P W, Vreeken R J, et al. Recent developments in sample-pretreatment techniques for mass spectrometry-based metabolomics [J]. Trends in Analytical Chemistry, 2014, 61: 157-167.

［9］ Reily M D, Robosky L C, Manning M L, et al. DFTMP, an NMR reagent for assessing the near-neutral pH of biological samples [J]. J Am Chem Soc, 2006, 128(38): 12360-12361.

［10］ Sugimoto M, Kawakami M, Robert M, et al. Bioinformatics tools for mass spectrometry-based metabolomics data processing and analysis [J]. Curr Bioinformatics, 2012, 7: 96-108.

［11］ Ng R H, Lee J W, Baloni P, et al. Constraint-Based Reconstruction and Analyses of Metabolic Models: Open-Source Python Tools and Applications to Cancer [J]. Front Oncol, 2022, 12: 914594.

［12］ Mamas M, Dunn W, Neyses L, et al. The role of metabolites and metabolomics in clinically applicable biomarkers of disease [J]. Arch. Toxicol, 2011, 8: 5-17.

［13］ Kim J W, Dang C V. Cancer's molecular sweet tooth and the Warburg effect [J]. Cancer Res, 2006, 66: 8927-8930.

［14］ Zamecnik P C, Loftfield R B, Stephenson M L, et al. Studies on the carbohydrate and protein metabolism of the rat hepatoma [J]. Cancer Res, 1951, 11: 592-602.

［15］ Carracedo A, Cantley LC, Pandolfi P P. Cancer metabolism: Fatty acid oxidation in the limelight [J]. Nat Rev Cancer, 2013, 13: 227-232.

［16］ McKechan W L. Glycolysis, glutaminolysis and cell proliferation [J]. Cell Biol Int Rep, 1982, 6: 635-650.

［17］ Griffiths J R, Stubbs M. Opportunities for studying cancer by metabolomics: Preliminary observations on tumors deficient in hypoxia-inducible factor 1 [J]. Adv Enzyme Regul, 2003, 43: 67-76.

［18］ Ben-Yoseph O, Badar-Goffer R S, Morris P G, et al. Glycerol 3-phosphate and lactate as indicators of the cerebral cytoplasmic redox state in severe and mild hypoxia respectively: A ^{13}C-and ^{31}P-NMR. Study [J]. Biochem J, 1993, 291: 915-919.

［19］ Sreekumar A, Poisson L M, Rajendiran T M, et al. Metabolomic profiles delineate potential role for sarcosine in prostate cancer progression [J]. Nature, 2009, 457: 910-914.

［20］ Sun N, Tian Y, Chen Y, et al. Metabolic rewiring directs melanoma immunology [J]. Front Immunol, 2022, 13: 909580.

［21］ Mariën H, Derveaux E, Vanhove K, et al. Changes in Metabolism as a Diagnostic Tool for Lung Cancer: Systematic Review [J]. Metabolites, 2022, 12(6): 545.

［22］ Zhang R, Meng J, Yang S, et al. Recent Advances on the Role of ATGL in Cancer [J]. Front Oncol, 2022, 12: 944025.

［23］ Chen C, Zhao W, Lu X, et al. AUP1 regulates lipid metabolism and induces lipid accumulation to accelerate the progression of renal clear cell carcinoma [J]. Cancer Sci, 2022, 113(8): 2600-2615.

［24］ Feng Y, Wang R, Li C, et al. Causal effects of genetically determined metabolites on cancers included lung, breast, ovarian cancer, and glioma: a Mendelian randomization study [J]. Transl Lung Cancer Res, 2022, 11(7): 1302-1314.

［25］ Patterson A D, Maurhofer O, Beyoğlu D, et al. Aberrant lipid metabolism in hepatocellular carcinoma revealed by plasma metabolomics and lipid profiling [J]. Cancer Res, 2011, 71: 6590-6600.

［26］ Yan S, Wang S, Wang X, et al. Emerging role of non-coding RNAs in glucose metabolic reprogramming and chemoresistance in colorectal cancer [J]. Front Oncol, 2022, 12: 954329.

［27］ Meng W, Li Y, Chai B, et al. miR-199a: A Tumor Suppressor with Noncoding RNA Network and Therapeutic Candidate in Lung Cancer [J]. Int J Mol Sci, 2022, 23(15): 8518.

［28］ Domingo-Vidal M, Whitaker-Menezes D, Mollaee M, et al. Monocarboxylate Transporter 4 in Cancer-Associated Fibroblasts Is a Driver of Aggressiveness in Aerodigestive Tract Cancers [J]. Front Oncol, 2022, 12: 906494.

［29］ Tong Y, Huang M, Chen L, et al. ERRγ, a Novel Biomarker, Associates with Pathoglycemia of Endometrial Cancer to Predict Myometrial Invasion [J]. J Oncol, 2022, 2022: 5283388.

［30］ Yauch R L, Settleman J. Recent advances in pathway-targeted cancer drug therapies emerging from cancer genome analysis [J]. Curr Opin Genet Dev, 2012, 22: 45-49.

［31］ Raffone A, Troisi J, Boccia D, et al. Metabolomics in endometrial cancer diagnosis: A systematic review [J]. Acta Obstetricia et Gynecologica Scandinavica, 2020, 99(9): 1135-1146.

［32］ Parker AL, Toulabi L, Oike T, et al. Creatine riboside is a cancer cell-derived metabolite associated with arginine auxotrophy [J]. J Clin Invest, 2022, 132(14): e157410.

［33］ Vaziri-Gohar A, Cassel J, Mohammed FS, et al. Limited nutrient availability in the tumor microenvironment renders pancreatic tumors sensitive to allosteric IDH1 inhibitors [J]. Nat Cancer, 2022, 3(7): 852-865.

［34］ Reustle A, Menig L S, Leuthold P, et al. Nicotinamide-N-methyl transferase is a promising metabolic drug target for primary and metastatic clear cell renal cell carcinoma [J]. Clin Transl Med, 2022, 12(6): e883.

［35］ Lattmann E, Levesque MP. The Role of Extracellular Vesicles in Melanoma Progression [J]. Cancers (Basel), 2022, 14(13): 3086.

［36］ Xu J, Cao W, Shao A, et al. Metabolomics of Esophageal Squamous Cell Carcinoma Tissues: Potential Biomarkers for Diagnosis and Promising Targets for Therapy [J]. Biomed Res Int, 2022, 2022: 7819235.

［37］ Vykoukal J, Fahrmann J F, Gregg J R, et al. Caveolin-1-mediated sphingolipid oncometabolism underlies a metabolic vulnerability of prostate cancer [J]. Nat Commun, 2020, 11(1): 4279.

［38］ Pralea I E, Petrache A M, Tigu A B, et al. Phytochemicals as Regulators of Tumor Glycolysis and Hypoxia Signaling Pathways: Evidence from In Vitro Studies [J]. Pharmaceuticals (Basel), 2022, 15(7): 808.

［39］ Vander Heiden M G. Targeting cancer metabolism: A therapeutic window opens [J]. Nat Rev Drug Discov, 2011, 10: 671-684.

［40］ Tennant D A, Duran R V, Gottlieb E. Targeting metabolic transformation for cancer therapy [J]. Nat Rev Cancer, 2010, 10: 267-277.

［41］ Thakur A, Faujdar C, Sharma R, et al. Glioblastoma: Current Status, Emerging Targets, and Recent Advances [J]. J Med Chem, 2022, 65(13): 8596-8685.

［42］ Xu K, Yin N, Peng M, et al. Glycolysis fuels phosphoinositide 3-kinase signaling to bolster T cell immunity [J]. Science, 2021, 371(6527): 405-410.

［43］ Anitha G, Kumar K V, Deshpande G, et al. Utility of serum and salivary lactate dehydrogenase and uric acid levels as a diagnostic profile in oral squamous cell carcinoma patients [J]. J Oral Maxillofac Pathol, 2022, 26(2): 218-227.

［44］ Elion G B, Singer S, Hitchings G H. Antagonists of nucleic acid derivatives: Ⅷ. Synergism in combinations of biochemically related antimetabolites [J]. J Biol Chem, 1954, 208: 477-488.

［45］ Nie Y, Yun X, Zhang Y, et al. Targeting metabolic reprogramming in chronic lymphocytic leukemia [J]. Exp Hematol Oncol, 2022, 11(1): 39.

［46］ Masutani H. Thioredoxin-Interacting Protein in Cancer and Diabetes [J]. Antioxid Redox Signal, 2022, 36(13～15): 1001-1022.

［47］ Friess H, Langhans J, Ebert M, et al. Diagnosis of pancreatic cancer by 2 [18-F]-fluoro-2-deoxy-D-glucose positron emission tomography [J]. Gut, 1995, 36: 771-777.

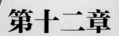

第十二章

新型 sRNA 在肿瘤疾病中的临床研究和应用

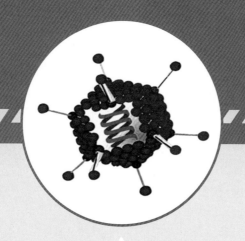

第一节　概　述

　　除MicroRNA外，其他新型小RNA（sRNA）的研究进展相当迅速。这些新型小RNA主要包括piRNA、snoRNA和tRNA。piRNA是与PIWI相互作用的RNA，是含有24～31个核苷酸的新型非编码RNA小分子。piRNA通常与PIWI蛋白家族的成员结合以发挥调节作用。最近，来自PIWI复合物研究的证据表明，piRNA在多种人体组织中也以组织特异性方式表达，并在转录水平或转录后水平调节关键信号通路。此外，在各种癌症中异常表达的piRNA和PIWI蛋白可以作为肿瘤诊断与治疗的新型生物标志物和治疗靶点。小核仁RNA（snoRNA）是一类非编码RNA，分为两类：box C/D snoRNA 和 box H/ACA snoRNA。box C/D snoRNA 和 box H/ACA snoRNA 的典型功能分别是2′-O-核糖甲基化和核糖体 RNA（rRNA）的假尿苷化。新出现的证据表明，snoRNA 参与了肿瘤发生和转移的各种过程。snoRNA 的突变和异常表达可以作为癌症的生物标志物和/或治疗靶点。tRNA 衍生的小RNA（tsRNA），是一种新型调节性非编码小 RNA，在包括癌症在内的人类疾病的发展中具有重要的生物学功能。tsRNA在癌症患者的组织和血清中异常表达，可以作为生物标志物和治疗靶点，tsRNA具有广阔的应用前景。本章将讨论这些新型小RNA作为肿瘤生物标志物和治疗靶点的临床研究和临床应用。

PIWI-interacting RNA（piRNA）是一类最早在生殖细胞中发现的小型非编码 RNA，这类单链非编码RNA的长度为24～31个核苷酸（nt），通常带有5′-末端尿苷，缺乏明确的二级结构部分序列[1]，在人类基因组中已经鉴定出大约20 000个piRNA 基因[2]。它们于2001年首次在果蝇睾丸中被描述为源自Su（Ste）串联重复序列的小RNA，可沉默转录以维持雄性生育能力[3]。与通常依靠RNase Ⅲ型酶将双链RNA 前体转化为miRNA和siRNA不同，成熟的piRNA是通过独特的生物合成过程从含有 piRNA簇的初级转录物中获得的[4]。piRNAs可以与PIWI蛋白结合形成piRNA/PIWI 复合物，从而影响转座子沉默、基因组重排、表观遗传调控、染色质修饰和DNA甲基化[5]。PIWI家族在多种生物体中表现出高度保守的结构和功能，包括小鼠（MILI、 MIWI和MIWI2）[6~10]和人类（HILI、HIWI1、HIWI2和HIWIL3）[11]。此外，越来越多的证据表明，与其他小ncRNA（例如miRNA）类似，piRNA在癌症发展中具有致癌和肿瘤抑制作用。由于癌症疾病通常需要早期发现，因此它在癌症诊断和预后以及有效治疗中起着关键作用。piRNA和piRNA/PIWI复合物可能是癌症诊断的潜在生物标志物[12]。

一、piRNA 与 miRNA 区别

微小RNA（miRNA）来源于形成稳定发夹的RNA片段（通常有单个RNA分子形成的双链RNA结构）。这些发夹被剪断，然后被称为Dicer的双链RNA核酸外切酶加工，该酶将双链茎切割成20～30个核苷酸的片段（表12-2-1）。与miRNA的来源相反，大多数piRNA来自基因组位点，称为piRNA簇[13]。与编码基因类似，单链簇包含由Pol Ⅱ Ser5P和H3K4me2标记的启动子，通过RNA聚合酶Ⅱ生成转录本，这些转录本经历5′端加帽、3′端多聚腺苷酸化，有时还有选择性剪接。与单链簇相反，双链簇是从两条基因组链转录的，依赖于附近编码基因的启动子来启动转录，并且进行不

等效处理[4, 13]（图 12-2-1A）。

表 12-2-1 piRNA 与 miRNA 的区别

结构和功能	miRNA	piRNA
大小	大约 22nt	24～31nt
前体	双链发夹 RNA	单链 RNA
成熟体	依赖于 Dicer	独立于 Dicer
靶向	mRNA	mRNA
相关蛋白	AGO2	PIWI 样蛋白
功能	mRNA 抑制	mRNA 和转座子再表达、DNA/组蛋白修饰
复杂度	>2000bp	>3000bp

piRNA 簇产生初级 piRNA，这些 piRNA 被转运到细胞质 Yb 体[14, 15]。Zucchini（Zuc）及其辅因子 Minotaur（Mino）切割初级 piRNA 以生成具有 5′尿嘧啶的 piRNA 中间体[16, 17]。PIWI 蛋白包含由 PAZ 和 PIWI 结构域组成的进化保守结构。PAZ 优先与具有 5′尿嘧啶的 piRNA 中间体结合。与 PIWI 蛋白结合后，它通过 Zuc 核糖核酸内切酶[18]或 Papi 依赖性修剪器的 3′末端切割而成熟。随后的甲基化产生成熟的 piRNA-PIWI 复合物[19]。piRNA/PIWI 蛋白在癌症中的功能和机制的最新研究表明，piRNA 在转录水平或转录后水平的生理和病理过程中起着至关重要的作用（图 12-2-1B、12-2-1C）。

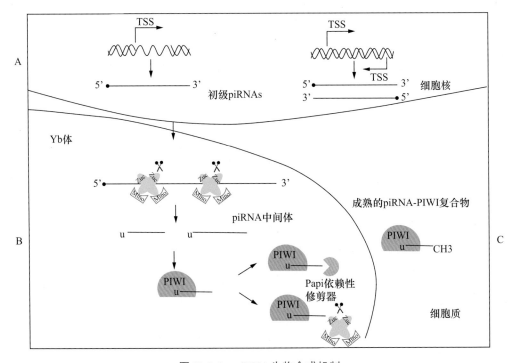

图 12-2-1 piRNA 生物合成机制

● 二、piRNA/PIWI 蛋白在癌症中的功能和机制 ●

最近的研究表明，piRNA 在转录水平或转录后水平的生理和病理过程中起着至关重要的作用。在这里，我们总结了 piRNA 在癌症中的功能和机制（图 12-2-2）。

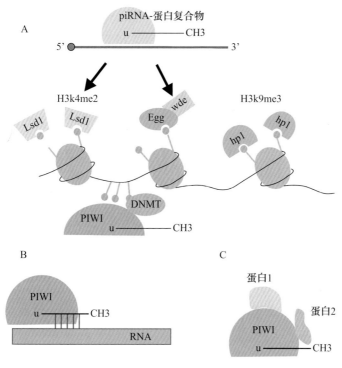

图 12-2-2　piRNA/PIWI 蛋白功能

1. piRNAs/PIWI 复合物介导的转录基因沉默（TGS）

piRNA/PIWI 复合物进入细胞核并通过序列互补的新生转录物结合其基因组靶标。一旦与 Panoramix（Panx）结合，piRNA 蛋白复合物就会通过募集沉默机制的成分来诱导 TGS。Eggless（Egg）及其辅因子 Windei（Wde）添加抑制性组蛋白 3 赖氨酸 9 三甲基化（H3K9me3）标记以靶向 DNA；随后，异染色质蛋白 1（HP1）被募集，导致异染色质形成。赖氨酸特异性去甲基化酶 1（Lsd1）从启动子区域去除激活的 H3K4me2 标记，抑制 RNA Pol II 转录[20]。piRNA/PIWI 复合物还募集 DNA 甲基转移酶（DNMT）以甲基化基因 CpG 位点（非转座因子（TE）蛋白质编码），从而改变转录活性（图 12-2-2A）。

2. piRNA/PIWI复合物介导的转录后静止状态（PTGS）

大量研究发现，许多piRNA通过piRNA-RNA相互作用来调节转录后网络以抑制靶标功能，类似于miRNA机制。这些RNA包括mRNA[21]、转录的假基因[22]和长链非编码RNA（lncRNA）[23]。高效的 mRNA-piRNA相互作用需要在piRNA的5′端的2～11nt内进行严格的碱基配对，在12～21nt内进行不太严格的碱基配对[24]（图12-2-2B）。

3. piRNA/PIWI复合物与蛋白质相互作用的静止状态

piRNA/PIWI复合物通过piRNA或PIWI蛋白的PAZ结构域直接与某些蛋白质结合，如piRNA/PIWI复合物与靶蛋白的共定位所示。这种相互作用促进了多蛋白相互作用，从而改变了它们的亚细胞定位（图12-2-2C）。

◦ 三、piRNA/PIWI 复合物的临床研究与临床应用 ◦

许多piRNA在肿瘤组织中失调，发挥促进肿瘤或抑制肿瘤的作用。越来越多的证据表明piRNA与肿瘤细胞的恶性表型和临床分期密切相关。表12-2-2汇总了近期关于piRNA在各种癌症中的作用机制的研究。

表12-2-2　不同肿瘤的PIWI调节

癌症分类	癌种	piRNA	表达
女性癌症	乳腺癌	piR-932	上调
		piR-021285	下调
		piR-DQ598677	下调
		piR-36712	下调
	卵巢癌	piR-52207	上调
		piR-33733	上调
肺癌	肺癌	piR-34871	上调
		piR-52200	上调
		piR-651	上调
		piR-35127	下调
		piR-46545	下调
		piR-55490	下调
消化系统	胃癌	piR-651	上调
		piR-FR222326	上调
		piR-FR064000	上调
		piR-FR387750	上调
		piR-FR290353	上调
		piR-823	下调
	结直肠癌	piR-1245	上调
		piR-54265	上调

癌症分类	癌种	piRNA	表达
消化系统	结直肠癌	piR-823	上调
		piR-015551	上调
	肝细胞癌	piR-HEP1	上调
		piR-LLi24894	上调
		piR-013306	上调
	胰腺癌	piR-017061	上调
泌尿系统	肾癌	piR-32051	上调
		piR-39894	上调
		piR-43607	上调
		piR-57125	下调
		piR-30924	下调/上调
		piR-38756	下调/上调
血液系统	血癌	piR-823	上调
		piR-651	上调
神经系统	胶质母细胞瘤	piR-30188	下调
		piR-8041	下调
		piR-DQ590027	下调
		piR-DQ593109	下调

1. 女性癌症

（1）乳腺癌：piR-932、piR-36712、piR-021285和piR-DQ598677是与乳腺癌密切相关的piRNA。piR-932和PIWIL2与乳胶启动子CpG岛形成复合物以促进乳腺癌干细胞中的甲基化[25]。乳胶蛋白是一种肿瘤抑制因子，可减少衰老的干细胞向癌症干细胞的转化，减少细胞复制，并增加细胞凋亡[26, 27]。增加的piR-932/PIWIL2复合物可降低乳胶蛋白的表达并促进乳腺癌中的上皮-间质转化（EMT）[25]。piR-36712/PIWIL1复合物通过piR-36712/SEPW1P RNA/P53/P21轴抑制细胞增殖和迁移，与肿瘤大小和转移呈负相关。piR-021285通过DNA甲基化调节细胞增殖，piR-021285模拟转染乳腺癌细胞系可减弱5′-UTR/第一个外显子CpG位点的ARHGAP11A促侵袭和促凋亡基因甲基化作用，从而导致乳腺癌细胞增殖中ARHGAP11A的表达更高。乳腺癌中下调的piR-DQ598677能通过piRNA-RNA不完全碱基配对介导的RNA降解在转录后抑制乳腺癌的生长。因为它与5′-UTR、3′-UTR和编码互补TAX1BP、TNFESF10B和SFRP2 mRNA的区域相互作用，这些区域参与关键的癌细胞功能，例如细胞间信号传导和相互作用、细胞死亡和存活，以及细胞周期[28]。

（2）卵巢癌：piR-52207和piR-33733是与卵巢癌密切相关的piRNA，其靶点NUDT4、MTR、EIF2S3和MPHOSPH8的3′-UTR促进卵巢癌细胞增殖和肿瘤发生[12]。piR-33733靶向LIAS 3′-UTR，而piR-52207结合ACTR10、PLEKHA5 3′-UTR和5′-UTR，导致抗凋亡蛋白增加和促凋亡蛋白减少。因此，piR-52207和piR-33733通过涉及转录

第十二章 新型sRNA在肿瘤疾病中的临床研究和应用

后水平的众多细胞信号通路参与卵巢癌发生，并作为卵巢癌的潜在治疗靶点[29]。

2. 肺癌

piR-34871、piR-52200、piR-651、piR-35127、piR-46545和piR-55490是与肺癌密切相关的piRNA。piR-651调节致瘤性细胞周期蛋白依赖性激酶4（CDK4）并与非小细胞肺癌（NSCLC）密切相关。上调的cyc-lin D1和CDK4促进细胞周期进程。细胞增殖肿瘤启动子RASSF1C通过RASSF1C-PIWIL1-piRNA轴上调piR-34871和piR-52200并下调piR-35127和piR-46545，以促进肺癌干细胞增殖、集落形成和EMT。这些piRNA变化抑制ATM-AMPK-p53-p21cip通路中的AMPK磷酸化，导致肺细胞EMT和增强的表皮生长因子受体（EGFR）信号传导，阻断细胞周期停滞并增强细胞增殖[30]。piR-55490与mTOR的3′-UTR结合，抑制mTOR及其靶基因HIF-1、PGC-1α和PPARγ的表达，减少肺癌细胞和肿瘤增殖[21]，因为Akt/mTOR信号通路是关键的癌症生物学治疗目标。

3. 消化系统

（1）胃癌（GC）：piR-651、piR-FR222326、piR-FR290353、piR-FR064000、piR-FR387750/piR-FR157678和piR-823是与胃癌密切相关的piRNA。piR-651在人胃癌、乳腺癌和肝癌细胞系中上调，表明piR-651可能在癌变过程中发挥关键癌基因的作用。将piR-651抑制剂转染到胃癌细胞中剂量依赖性地抑制细胞生长，这表明piR-651作为癌症治疗的潜在癌症生物治疗靶点[31]。Cheng等使用实时RT-PCR发现piR-823在GC中下调，piR-823表达增加具有肿瘤抑制作用[32]。表明piR-823是胃癌的癌症生物治疗靶点。此外，piR-651和piR-823比常用的生物标志物（如CEA和CA19-9）更敏感[33]。胃腺癌相关piRNA嵌入蛋白质编码序列piRNA簇（piR-FR290353、piR-FR064000、piR-FR387750/piR-FR157678）中。

（2）结直肠癌（CRC）：piR-1245、piR-54265、piR-015551和piR-823是与结直肠癌密切相关的piRNA。高piR-1245表达加速CRC细胞生长，促进迁移和侵袭，并抑制细胞凋亡。piR-1245高表达在低分化、晚期T分期、淋巴结转移、远处转移和OS较差的结直肠癌组织中更为明显[34]。piR-54265在结直肠癌组织中也增加，促进结直肠癌细胞增殖和转移，并通过PIWIL2/STAT3/p-SRC复合物形成抑制细胞凋亡，其中STAT3通过p-SRC的磷酸化激活，随后抑制细胞凋亡。凋亡BCL-XL和前转移基质金属蛋白酶2（MMP2）和MMP9上调。高piR-54265水平与较短的无进展生存期（PFS）和OS相关。此外，piR-54265的过表达会增加5-FU和奥沙利铂的半数最大抑制浓度（IC_{50}），从而导致化疗耐药。piR-823在结直肠癌组织中也上调。Sabbah等人评估了piR-823的血清水平作为检测CRC病例的非侵入性诊断生物标志物，发现与来自健康供体的样本相比，CRC患者血清中的这种piRNA显著增加[35]。ROC曲线显示piR-823的AUC值为0.933（83.3%的敏感度和89.3%的特异性），这再次证实了这一观点[35]，即这种piRNA不仅可以被认为是结直肠肿瘤的有希望的预后标志物和治疗靶点，而且可以用作未来检测这种恶性肿瘤的生物标志物。LNC00964-3包括piR-015551的序列，在结直肠癌组织中表达升高。

（3）肝细胞癌（HCC）：piR-Hep1、piR-LLi-24894和piR-013306是与肝细胞癌密切相关的piRNA。HCC中上调的piR-Hep1促进肝细胞增殖和侵袭，可能通过与PIWIL2结合上调PI3K/AKT信号通路中的磷酸化AKT[36]，这是HCC的关键致癌途径[37]。高piR-LLi-24894表示低级别HCC病变。此外，piR-013306仅在肝细胞癌中过表达[38]。

（4）胰腺癌：piR-017061与胰腺癌密切相关。在胰腺癌中下调，但机制仍不清楚。

4. 泌尿系统

在泌尿系统中，肾癌（RCC）是一类恶性程度很高的肿瘤。RCC最常见的病理和组织学亚型是肾透明细胞癌（ccRCC），占RCC病例的70%-80%[39]。许多piRNA包括 piR-30924、piR-57125和piR-38756在原发性非转移性和转移性ccRCC组织中异常表达[39]。而piR-30924和piR-38756与癌症转移相关，与正常组织相比，在转移性肿瘤中表达更高，在非转移性肿瘤中表达降低。因此，piR-30924和piR-57125可以是独立的潜在预后生物标志物[39]。此外，所有这些piRNA都与肿瘤复发和总生存时间相关，并可能改善ccRCC患者的预后信息。在前列腺癌（BCR）中，某些piRNA的表达与BCR的生化复发相关，因此可用于区分高风险和低风险BCR患者[40]。共有3种piRNA（hsa-piR-000627、hsa-piR-005553和hsa-piR-019346）与BCR相关[40]。其中，hsa-piR-000627和hsa-piR-005553有343个共同靶向基因，其中2个主要与核质和细胞内转运有关。

5. 血液系统恶性肿瘤

慢性白血病、霍奇金淋巴瘤和多发性骨髓瘤（MM）是一组血液系统恶性肿瘤。其特征是骨髓中的恶性骨髓细胞、恶性淋巴组织和恶性浆细胞的积累。piRNA-823在MM患者和细胞系中均增加，并且与疾病阶段呈正相关。piRNA-823在MM衍生的细胞外囊泡（EV）中积累，EV有效地将piRNA-823转至至内皮细胞，促进其增殖、迁移和毛细血管结构形成，并增强VEGF、IL-6、ICAM-1和CXCR4，导致其恶性转化。因此，piR-823被认为是MM治疗的一个有希望的靶点。经典霍奇金淋巴瘤（HL）主要包含$CD4^+$和细胞毒性T细胞、B细胞、巨噬细胞和其他与少数"霍奇金-里德-斯腾伯格"（HRS）肿瘤细胞相互作用的细胞类型[41, 42]。piR-651在HL患者的淋巴结中高度表达，并与临床结果相关；HRS细胞中piR-651的低表达与更短的无病生存期和更短的OS相关，因此代表了这些措施的独立预后因素。piR-651还可以区分一线治疗反应者和无反应者[43]。

6. 神经系统恶性肿瘤

胶质母细胞瘤是一类最恶性的颅内肿瘤。piR-30188、piR-8041、piRNA-DQ593109、

piR-DQ590027是与胶质母细胞瘤密切相关的piRNA。piR-30188和PIWIL3的表达降低，与胶质瘤的病理分级呈负相关。piR-30188通过与OIP5-AS1结合来抑制肿瘤细胞增殖、侵袭和迁移，并促进细胞凋亡。piR-8041下调HSP和DNAJ蛋白家族中的几个成员，抑制细胞增殖并促进死亡。piRNA-DQ593109/PIWIL1有助于将治疗剂输送到胶质瘤微环境中并增强抗肿瘤作用[44]。尽管血肿瘤屏障（BTB）的特征不同于肿瘤组织中的血脑屏障（BBB），但它仍然限制了大分子化疗药物向神经胶质瘤组织的转运[45]。最后，piR-DQ590027在胶质瘤条件下的内皮细胞中表达不佳，而piR-DQ590027过表达可以降低ZO-1、occulin和claudin-5的表达，以进一步通过piR-DQ590027/MIR17HG/miR-153（miR-377）/FOXR2途径增加胶质瘤条件下的正常BBB通透性。因此，piR-DQ590027是胶质瘤的一个有吸引力的治疗靶点[46]。相关研究表明，Hiwi作为PIWI家族的四个人类同源物之一，在大多数胶质瘤组织中特异性表达，随着肿瘤分级的升高，表达量大大增加[47]。此外，高Hiwi阳性患者的预后比低Hiwi阳性患者差，具有统计学意义[47]。

四、piRNA作为癌症的生物标志物

　　肿瘤的早期发现和治疗有利于癌症预后。由于piRNA主要作用于不同调控网络和信号通路的上游，因此对癌症的早期诊断和治疗具有重要意义。最近，RNA测序表明，不仅miRNA，包括piRNA在内的其他类型的非编码RNA也稳定表达。piRNAs的长度与miRNAs相似，可以很容易地穿过细胞膜进入血液循环[48]，非常稳定并且可以抵抗体液中核糖核酸酶的降解[49]。因此，循环肿瘤细胞（CTC）中的piRNA有望成为癌症新的互补肿瘤标志物。作为一种非侵入性诊断方法，血液样本可在临床实践中得到广泛应用。在这里，我们总结一下最近关于piRNA作为患者血液中生物标志物作用的研究结果[12]（表12-2-3）。胃癌患者CTCs外周血中piR-651的水平高水和piR-823的水平低于健康对照组。与血清癌胚抗原（CEA）和碳水化合物抗原19-9（CA19-9）水平相比，piR-651和piR-823的阳性检出率更敏感，表明这些piRNA对胃癌筛查的敏感度高于常用的生物标志物。piR-823水平也与T分期和远处转移呈正相关。外周血piR-651和piR-823都是有价值的生物标志物。结直肠癌患者血清中piR-5937和piR-28876的表达随着临床分期的增加而显著降低。PIWI蛋白临床应用包括肿瘤标志物癌症诊断和肿瘤靶点治疗。PIWIL1（HIWI）受DNA低甲基化的调节，在胃癌、结直肠癌、NSCLC、肾细胞癌中过度表达，这可能促进癌细胞增殖。PIWIL2（HILI）在胶质瘤、宫颈癌、NSCLC、肾细胞癌中高度表达，与患者预后不良相关。PIWIL3

（HIWI3）通过CEBPA/TRAF4通路可以调节胶质瘤细胞的生物学行为。PIWIL3 在胶质瘤组织中以低水平表达，与胶质瘤病理分级呈负相关。PIWIL3表达促进胃癌细胞增殖、迁移和侵袭，而其下调通过 JAK2/STAT3 信号通路抑制胃癌细胞进展。PIWIL4（HIWI2）在乳腺癌（BC）组织和源自三阴性乳腺癌（TNBC）的几种细胞系中广泛表达，它通过激活 TGF-β、MAPK/ERK 和 FGF 信号通路促进癌症细胞的存活、分裂和迁移，在癌症中起关键作用。此外，PIWIL4抑制MHC Ⅱ类表达，这可能有助于癌细胞避免被免疫识别和反应[50]。PIWIL2/PIWIL4的共表达和定位可用作肿瘤预后的指标。目前，随着新一代测序技术和其他先进检测技术的发展，通过 siRNA、反义寡核苷酸和CRISPR-Cas9介导的基因组编辑来抑制肿瘤细胞生长和分裂并促进肿瘤细胞凋亡，使得piRNA可能用于治疗靶点。新的进展可以激发进一步的研究，因为它将在癌症诊断以及有效治疗中起着关键作用。

表12-2-3　PIWI作为不同肿瘤的临床生物标志物

类型	piRNA	肿瘤	表达
piRNA	piR-651	胃	下调
	piR-823		下调
	piR-5937	结直肠	下调
	piR-28876		下调
	piR-54265		上调
	piR-823	肾	下调
	piR-823	多发性骨髓瘤	上调
	piR-30188	HK	上调
PIWI蛋白	PIWIL1	肺、胃、结直肠、肾细胞癌（下调）	上调
	PIWIL2	非小细胞肺癌、肾（下调）、颈部、胶质瘤	上调
	PIWIL3	多发性骨髓瘤、胶质瘤	上调
	PIWIL4	三阴性乳腺癌	上调

小核仁RNA

小核仁RNA（small nucleolar RNA，snoRNA）是一种广泛研究的非编码RNA，主要在核仁中积累，由60～300个核苷酸（NT）组成。snoRNA主要负责核糖体RNA（rRNA）、小核RNA（snRNA）和其他细胞RNA的转录后修饰和成熟。小核仁RNA根据其结构和主要功能分为两个家族：box C/D snoRNA和box H/ACA snoRNA。Box C/D snoRNA负责2′-O-甲基化，而后者家族指导核苷酸的假尿苷化[51,52]。snoRNA的box C/D家族以扭结转角（k-turn）（stem-bulge-stem）结构为特征，长度通常为70～120nt[53]，包含两个保守的序列元素：box C（RUGAUGA）和box D（CUGA），分别位于RNA分子的5′和3′末端[54,55]（图12-3-1A）。作为组装小核仁核糖核蛋白（snoRNP）的支架，包括以下蛋白质：Nop1p（也称为原纤维蛋白）、Nop56p、Nop58p和Snu13p（15.5 kDa）[56-59]。甲基转移酶原纤维蛋白是snoRNP的关键成分：它催化甲基从S-腺苷甲硫氨酸（SAM）转移到目标核苷酸的2′-O位[53]。最近的研究证明很大一部分与原纤维蛋白相关的snoRNA在pre-rRNA的位点特异性核糖甲基化中起着指导RNA的作用[60]。Nop56、Nop58和Snu13p有助于snoRNA的成熟、稳定和定位。有一些box C/D snoRNA不会形成规范的snoRNP在RNA甲基化中发挥作用[61,62]。大多数box C/D snoRNA在snoRNA的中心区域包含较少保守的box C和box D拷贝，分别标识为box C′和boxD′，它们通常带有一个或两个碱基修饰。box D/D′基序的上游元件与靶RNA互补，允许对适当的NT进行比对和甲基化。

box H/ACA家族snoRNA由保守的box H和box ACA基序组成（图12-3-1B）。Box H/ACA家族snoRNA具有称为"发夹-铰链-发夹-尾"的标志性二级结构，包括两个与单链区域（铰链）和3′末端区域（尾）相连的发夹结构域[52]。box H和box ACA分别位于铰链和尾部区域的发夹附近。Box H代表保守的ANANNA（N代表任何核苷酸）基序，而box ACA是位于3′-末端前3nt的三核苷酸，每个发夹由内部和外部循环组成，9～13nt长的引导序列位于内环的两条链上[53]。在与靶RNA分子相互作用的过程中，box H/ACA RNA的互补序列位于两个核苷酸的侧翼，包括一个尿苷残基，它进一步受到U/Ψ异构化[53]。因此，保守基序的三维结构使假尿苷化酶能够接近底物尿苷。rRNA-snoRNA双链体中目标核苷酸和box H/ACA之间的距离为14～15nt长[52,63]。

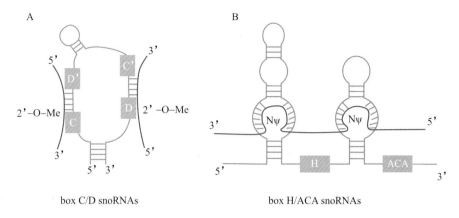

box C/D snoRNAs   box H/ACA snoRNAs

图 12-3-1　box C/D 和 box H/ACA snoRNAs 的结构特征

与 box C/D snoRNA 类似，一组核心蛋白与 box H/ACA snoRNA 结合形成稳定的功能性 snoRNP，包括 NHP2、NOP10、GAR1 和假尿苷合酶 dyskerin[62]。人类细胞中 snoRNA 表达的改变会影响许多重要的细胞过程。

人类细胞、血清和血浆中的 snoRNA 水平为人类病理学的诊断和治疗提供了一个有希望的目标，snoRNA 可以作为癌症诊断和/或治疗靶点的生物标志物。

⊙ 一、snoRNA 的功能 ⊙

大多数 snoRNA 在蛋白质编码或非编码基因的内含子中编码，除了少数由 RNA 聚合酶 Ⅱ 自主转录的 snoRNA[64]。大多数内含子 snoRNA 的生物发生涉及与宿主基因的共转录、内含子的剪接和核质中的外切核酸消化。

（1）参与 rRNA 加工：snoRNA 的一项经过充分研究的功能是它们在 rRNA 的修饰、成熟和稳定中的作用[64]。除了 rRNA 修饰功能外，一些 snoRNA 还作用于 pre-rRNA 切割[65, 66]。例如，SNORD3 促进适当的 pre-rRNA 形成，用于随后的核内加工；SNORD118、SNORD14、SNORD22、SNORA71 和可能的 SNORD13 参与前 rRNA 切割。

（2）snoRNA 在 mRNA 剪接和编辑中起重要作用：Bazeley 等人发现能量上占优的 SNORD116 推定靶标与能够选择性剪接的外显子相关，并推测 SNORD116 参与了选择性剪接的调节[67]；发现 5'snoRNA 加帽和 3'多腺苷酸化 lncRNA（SPA）需要 snoRNP 复合物来保护它们免受 5'-3'外切核糖核酸酶 2（XRN2）的修剪。SNORD27 最广为人知的功能是指导 rRNA 的甲基化。最近的研究表明，SNORD27 通过指导 RNA-RNA 相互作用来调节转录因子 E2F7 前 mRNA 的可变剪接[62]。SNORD88C 也被报道了有类似的功能，它产生的小RNA来源于snoRNA（sdRNA），包含了包括FGFR3在内的几种前mRNA互补的box C′，并调节FGFR3前mRNA的可变剪接[68]。在另一项研究中，Huang等人发现SNORA50A通过阻断Fib1-poly（A）位点相互作用来抑制mRNA 3′加工，这是首次报道snoRNA调节mRNA 3′加工[69]。

（3）snoRNA参与应激反应和代谢稳态：snoRNA的敲除同时增加了体内对棕榈酸酯的抗性[70]。此外，已发现snoRNA ACA11通过下调核糖体蛋白基因和其他snoRNA来抑制氧化应激发生[71]。还有其他报告表明，snoRNA调节细胞代谢稳态。例如，snoRNA U17通过其编码缺氧上调线粒体运动调节剂（HUMMR）的靶mRNA调节细胞胆固醇运输；Rpl13a中编码的四种snoRNA，即snoRNA U32A、U33、U34A和U35A，调节全身葡萄糖代谢[72, 73]。

⊙ 二、snoRNA 在癌症中的作用和机制 ⊙

SnoRNA在各种癌症类型中具有肿瘤抑制或致癌功能（表12-3-1）。据报道，SnoRNA参与了许多生物癌症发展过程，包括生长抑制因子的侵袭和细胞死亡，侵袭和转移的激活，以及血管生成和持续的增殖信号传导[55]。

表 12-3-1　SnoRNA 对不同肿瘤的调节作用

癌症	Box 类型	功能	交叉分子
乳腺癌	C/D	肿瘤抑制基因	Ras-ERK1/ERK2
乳腺癌	C/D	癌基因	p53
乳腺癌	C/D	癌基因	p53
乳腺癌	C/D	肿瘤抑制基因	N/A
乳腺癌	C/D	肿瘤抑制基因	N/A
乳腺癌	C/D	肿瘤抑制基因	N/A
乳腺癌	C/D	癌基因	YB-1
乳腺癌	C/D	癌基因	YB-1
乳腺癌	C/D	癌基因	YB-1
乳腺癌	C/D	癌基因	YB-1
乳腺癌	H/ACA	癌基因	YB-1
卵巢癌	C/D	肿瘤抑制基因	N/A
NSCLC、CRC	H/ACA	癌基因	P53
NSCLC、前列腺癌	C/D	癌基因	N/A

癌症	Box类型	功能	交叉分子
CRC	H/ACA	癌基因	N/A
CRC	H/ACA	癌基因	N/A
CRC	H/ACA	癌基因	N/A
CRC	C/D	肿瘤抑制基因	N/A
HCC	H/ACA	癌基因	stress-RPs-MDM2-P53
HCC	C/D	癌基因	PI3K/AKT
HCC、MM	H/ACA	癌基因	PI3K/AKT
HCC、GBM	C/D	癌基因/肿瘤抑制基因	Wnt
HCC	H/ACA	癌基因	N/A
HCC	C/D	肿瘤抑制基因	ERK1/2
胰腺癌	H/ACA	癌基因	SYNE2
HNSCC	C/D	肿瘤抑制基因	N/A
前列腺癌	H/ACA	癌基因	-64
前列腺癌	C/D	肿瘤抑制基因	-65
前列腺癌	C/D	肿瘤抑制基因	-65
前列腺癌	C/D	肿瘤抑制基因	-65
前列腺癌	C/D	肿瘤抑制基因	-65
前列腺癌	C/D	癌基因	miRNAs
胆囊癌	H/ACA	肿瘤抑制基因	AKT/mTOR
胶质母细胞瘤	C/D	肿瘤抑制基因	-68
APL	C/D	癌基因	Rb/p16
APL	C/D	癌基因	N/A
AML	C/D	癌基因	AES和DDX21
AML	C/D	癌基因	AES和DDX22
AML	C/D	癌基因	AES和DDX23
AML	C/D	癌基因	AES和DDX24
骨肉瘤	C/D	癌基因	突变体p53、Est2
骨肉瘤	H/ACA	癌基因	突变体p53、Est3
骨肉瘤	C/D	癌基因	突变体p53、Est4
骨肉瘤	H/ACA	癌基因	突变体p53、Est5
骨肉瘤	H/ACA	癌基因	突变体p53、Est6
骨肉瘤	H/ACA	癌基因	突变体p53、Est7
骨肉瘤	H/ACA	癌基因	突变体p53、Est8
骨肉瘤	SCARNA	癌基因	突变体p53、Est9

（1）癌症中的snoRNA和p53调节途径：p53是一种众所周知的肿瘤抑制因子。越来越多的证据表明，snoRNA与p53调节途径密切相关。例如，最近的一项研究发现，snoRNA生物合成升高导致癌基因Myc上调从而诱导p53抑制；snoRNA通路基因敲低诱导的细胞与MDM2的结合来增加p53的积累，并导致p53稳定；snoRNA42在非小细胞肺癌（NSCLC）中表达，并通过调节p53的表达发挥致癌作用。

（2）snoRNA调控其他癌症相关信号通路：snoRNA还有许多相关的信号通路，包括此处讨论的磷酸肌醇3-激酶（PI3K）-AKT和Wnt/β-连环蛋白通路。PI3K-AKT通路是大多数多细胞生物中高度保守的细胞信号系统，它对干细胞、细胞增殖、分化和死亡等多种细胞过程至关重要[74]。PI3K-AKT信号通路在癌症中的作用已得到充分证明[74]。许多snoRNA直接或间接地与PI3K-AKT信号传导有关。在胆囊癌中，SNORA74B敲低抑制AKT/雷帕霉素机械靶（mTOR）通路的激活[75]。在Wnt/β-catenin通路（调节HCC发展和进展的主要通路）中，SNORD76敲低显著降低了β-catenin、c-Myc和cyclinD1的水平。相反，SNORD76的过表达通过激活Wnt/β-catenin通路促进了HCC的致瘤性[76]。

（3）SnoRNA作为小RNA的前体：近年来，snoRNA的加工模式引起了广泛关注，越来越多的证据表明这些小RNA在癌症中发挥作用。SnoRNA-miR-28是一种源自snoRNA的miRNA样非编码RNA，在乳腺肿瘤中显著上调并促进肿瘤细胞的增殖[77]。miR-768-5p是另一种源自SNORD17的miRNA样非编码RNA，据报道它与YB-1结合并可能在癌症的发展中发挥作用[78]。

（4）snoRNA-PIWI相互作用：snoRNA还具有发挥piRNA样功能的能力。肿瘤特异性抑制因子TRAIL被乳腺癌细胞中合成的pi-sno-75上调。SNORD44、SNORD74、SNORD78和SNORD81的sdRNA在前列腺癌中上调。

（5）snoRNA在癌症干细胞中的作用：snoRNA在癌症干细胞中发挥着重要作用。box C/D snoRNA和rRNA 2′-O-甲基化对于AML1-ETO诱导的白血病细胞体外和体内自我更新是必不可少的。AES的敲除导致snoRNA（主要是C/D box snoRNA）的减少和AE9a转导的白血病细胞中翻译效率的抑制。白血病干细胞敲除SNORD14D或SNORD35A在体外抑制白血病细胞的克隆形成的潜力并在体内延迟白血病的发生。

◦ 三、snoRNAs的临床研究与临床应用 ◦

如表12-3-2所述，snoRNA的异常表达在许多癌症中普遍存在，其中一些异常的snoRNA具有癌症类型特异性。大量研究表明，许多snoRNA在癌症患者的血浆、血清和尿液等体液中能检测到并稳定表达。它们的表达水平与亚型的诊断、预后和分类密切相关。鉴于这些特性，snoRNA有可能成为癌症生物标志物[79, 80]。snoRNA表达谱可用于白血病亚型分类[81]。SNORD33、SNORD66和SNORD76在NSCLC患者中过表达并且在血浆中可检测到。小核仁box H/ACA RNA SNORA42在非小细胞肺癌（non-small cell lung cancer，NSCLC）中过表达，被鉴定为肺癌致癌基因，肿瘤组织标本中SNORA42的表达水平与NSCLC患者的生存期呈负相关[82]。SNORA47、SNORA68和SNORA78准确预测NSCLC患者的总生存期，这可能成为基于snoRNA模型预测肺癌患者总生存期的重要手段[55]。据报道，SNORD42和SNORD21是有希望的CRC患者预后的预测性生物标志物[83, 84]。SNORA18L5在HCC组织中的表达水平与患者的生存时间相关；SNORA23高表达的患者无病生存时间较短[85, 86]。RUN44、RUN43和RUN48在乳腺癌中下调。由于snoRNA参与肿瘤发生、肿瘤侵袭性和分期，因此它们是癌症治疗研究的理想候选者。snoRNA表达的调节可能有助于提高癌症治疗的目标。例如，反义寡核苷酸（ASO）介导的SNORA23表达下调可减少导管胰腺癌中的肿瘤生长、传播和肝转移[86]。我们的研究表明SNORD44在CRC中下调，并且溶瘤腺病毒过度表达SNORD44抑制了CRC生长[87]。在不同来源的白血病细胞——AML、T-ALL和前B ALL、Burkitt淋巴瘤/白血病和实体瘤（HeLa细胞系）中，使用定量RT-PCR分析了snoRNA和scaRNA基因的表达谱[88]，发现Box C/D和box H/ACA snoRNA表达谱在不同类型和亚型的癌症中有所不同，不同的白血病亚型具有最大的相似性。snoRNA水平的差异使我们能够使用snoRNA和scaRNA模式来表征和分类癌症类型[88]。还报道了不同亚型T细胞淋巴瘤的snoRNA表达谱在诊断上有用的差异[89]。

表 12-3-2　SnoRNA 作为临床生物标志物

分类	癌症	snoRNAs	水平
女性癌症	乳腺癌	U50/SNORD50A/RNU50	降低
		U3/SNORD3@	升高
		U8/SNORD118/LCC	升高
		RNU44/SNORD44/U44	降低
		RNU43/SNORD43/U43	降低
		SNORD48/U48/RNU48	降低
		SNORD29/U29/RNU29	N/A
		SNORD34/U34/RNU34	N/A
		SNORD67/HBII-166	N/A
		SNORD33/U33/RNU33	N/A
		ACA44/SNORA44	N/A
	卵巢癌	SNORD114-10/14q（II-10）	降低
肺癌	非小细胞肺癌	SONRA42/MBI-43	升高
	非小细胞肺癌	SNORD78/U78	升高

分类	癌症	snoRNAs	水平
消化系统	结直肠癌	SONRA42/MBI-43	升高
		SNORA21/ACA21	升高
		SNORA15/ACA15A	升高
		SNORA41/ACA41A	升高
		SNORD33/U33/RNU33	降低
	肝细胞癌	SNORA18L5	升高
		SNORD126/MIR1201/MIRN1201	升高
		ACA11/SCARNA22	升高
		SNORD76/U76	升高/降低
		SNORA47/HBI-115	升高
		SNORD113-1/14q（I-1）	降低
	胰腺癌	SNORA23/ACA23	升高
	胆囊癌	SNORA74B/U19-2	降低
	头颈部鳞状细胞癌	SNORD35B/RNU35B/U35B	降低
泌尿系统	前列腺癌	SNORD78/U78	升高
		SNORA55/ACA55	升高
		SNORD59A/U59/RNU59	降低
		SNORD82/RNU82/U82/Z25	降低
		SNORD116/HBII-85	降低
		SNORD117/U83	降低
		SNORD24/RNU24/U24	降低
神经系统	胶质母细胞瘤	SNORD47/RNU47/U47	降低
	GBM	SNORD76/U76	升高/降低
血液系统	APL	SNORD114-1/14q（II-1）	升高
	APL	SNORD112-114	升高
	AML	SNORD35A/RNU35/RNU35A/U35	升高
	AML	SNORD74/U74/Z18	升高
	AML	snORD14D	升高
	AML	SNORD43/RNU43/U43	升高
	MM	ACA11/SCARNA22	升高
骨	骨肉瘤	SNORD94/U94	升高
		SNORA70/DXS648E/RNU70/U70	升高
		SNORD10/mgU6-77	升高
		SNORA13/ACA13	升高
		SNORA38/ACA38	升高
		SNORA79/ACA65A	升高
		SNORA46/ACA46	升高
		SCARNA9/Z32/mgU2-19/30	升高

总之，报告的数据表明，在肿瘤疾病的发展过程中，人体细胞和体液中的box C/D和box H/ACA snoRNA水平发生了有意义的变化。小核仁RNA被认为既可以作为肿瘤疾病的生物标志物，也可以作为癌症治疗的靶标。其他ncRNA，首先是血浆中循环的microRNA，被认为是疾病的前瞻性微创生物标志物[90-95]。因此，snoRNA补充了一组具有治疗和诊断意义的调节RNA，并且snoRNA结构和生物学功能的基础知识可以应用于癌症治疗的新治疗方法的开发。

tRNA衍生的小RNA

tRNA（转移RNA）是一组经典的ncRNA，成熟的tRNA为70～90nt，带有一个D环、一个TψC环、一个反密码子环、一个可变环和一个受体臂。在蛋白质翻译的过程中，tRNA起到连接mRNA与氨基酸的桥梁作用。1979年，tRNA衍生的小RNA（tsRNA）首次在癌症患者中被发现[96]。最近，研究的证据表明，tRNA在多种人体组织中也参与细胞增殖和肿瘤发生。tsRNA最初被认为是tRNA生物发生和降解过程中的随机降解产物。然而，逐渐积累的证据表明tsRNA与亲本tRNA丰度几乎没有关系，它们由成熟或前tRNA特定位点的特定核酸酶产生，与代谢、病毒感染、神经变性和肿瘤发生密切相关[97]。与miRNA一样，tsRNA在大多数类型的癌组织的细胞中被广泛检测到。最近的研究表明，tsRNA可以用于肿瘤疾病的生物标志物和治疗靶点。

一、tsRNA的分类

近年来，许多研究人员专注于tsRNA相关的研究。然而，这些研究没有统一命名，tsRNA的命名是杂乱无章的。在这里，我们将讨论tsRNA的主要分类。tsRNA是从长度为18～40nt的前体或成熟tRNA上切割下来的，包括两个主要成分：tRNA衍生的片段（tRF）和tRNA的一半，tRNA的一半（tRH或tiRNA），即tRH-3和tRH-5[98]。每一类tRF均由特定的核糖核酸酶产生，是从成熟的tRNA或前体tRNA加工而来的调节性小RNA[99]，并受特定途径的调控。tRNA的一半更长，为30～40nt。tRF更短，长度为18～30nt（图12-4-1）。tRF由tRF-5、tRF-3、tRF-1（3′U-tRF）和tRF-2（i-tRF）组成。tRF-5、tRF-3和tRF-2是成熟tRNA切割的产物，而tRF-1是从前tRNA中切割下来的。tRF-3和tRF-5分别起源于成熟tRNA的3′和5′末端，可以依赖Dicer或不依赖Dicer的方式产生[100-104]。负责其生产的酶目前正在研究中。tRF-3可细分为两种类型：①tRF-3a（18个碱基）单链并在T环之前被切割；②tRF-3b（22个碱基）单链并在T环内切割。tRF-5被细分为三种类型：①tRF-5a（14-16个碱基）大部分是单链的，在D环之前被

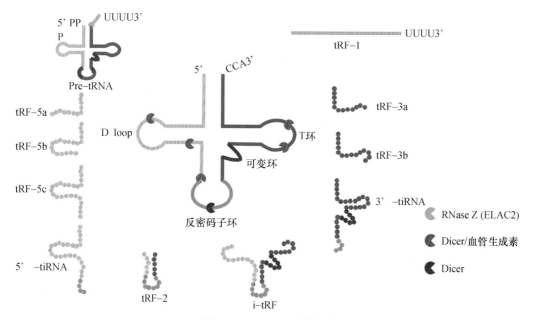

图 12-4-1　tsRNAs 的分类

切割；②tRF-5b（22～24个碱基）部分双链并在D环后立即被切割；③tRF-5c（28～30个碱基）双链并在反密码子环之前被切割[98]。由于tRF-3和tRF-5源自功能保守的成熟tRNA，因此它们可能存在于不同物种中。i-tRF[105, 106]最近被发现和表征，它们来源于成熟tRNA的内部区域并且非常丰富，可能参与许多病理过程。tRF-1（16～48nt）由核糖核酸酶Z（RNaseZ）或在细胞质中由同源核糖核酸酶Z2（ELAC2）[107, 108]衍生自前体tRNA的3′-末端。tRF-1和tRF-3都具有tRNA的3′-末端，但由于5′-末端的不同而具有不同的生物学功能。由于核酸内切酶识别的位置不同，tRF-1的长度比其他tRF的长度更多样化。与上述tRF不同，tRF-2（i-tRFs）是一种新发现的tRF，它是由成熟tRNA的内部区域产生。

◦ 二、tsRNA 的生物学功能 ◦

tsRNA的第一个生物学功能是通过miRNA样沉默抑制基因表达。然而，最近的研究表明，tsRNA可以结合AGO以外的蛋白质，并表现出更复杂的分子功能。在此，我们将介绍三种主要的tsRNA诱导的分子机制（图12-4-2）。

（1）翻译调制：据推测，tRF-5还具有抑制蛋白质翻译的作用。研究表明，大多数tRF-5确实可以抑制蛋白质翻译，这是由保守序列或结构特征（"GG"二核苷酸）赋予的[109]。先前的研究已经证实了与哺乳动物tsRNA结合的蛋白质，以阐明驱动翻

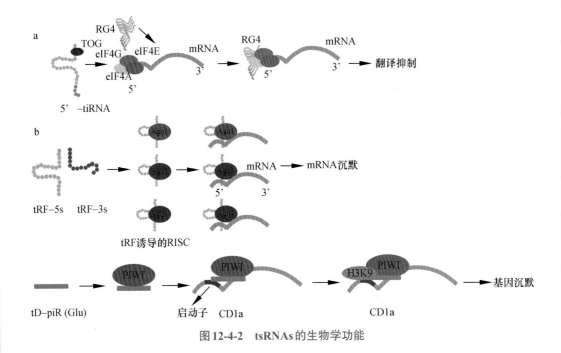

图 12-4-2　tsRNAs 的生物学功能

译抑制的潜在机制[110]。

（2）miRNA样功能：有人提出，一些tRF具有与microRNA（miRNA）相似的5′磷酸和3′羟基，并具有类似的作用。

（3）piRNA样功能：tsRNA还可以通过与PIWI（P-element-induced wimpy testis）蛋白结合参与基因沉默，并充当piRNA）[111]。piRNA的一个关键功能是沉默转座子元件。

◦ 三、tsRNA 的临床研究与应用 ◦

随着对tsRNA生物学功能的深入了解，在这里，我们总结了癌症的生物标志物，这些标志物肯定或潜在地受到tsRNA的调控（表12-4-1）。

表 12-4-1　tRNA 在不同肿瘤中的临床机制

分类	癌症	tRF	类型	功能	机制
女性癌症	乳腺癌	5²-tiRNAVal	tiRNA	促进进展和淋巴结	Wnt
	乳腺癌	tRNA-Glu、tRNA-Asp、tRNA-Gly、tRNA-Tyr	i-tRF	抑制细胞增殖和癌症	YBX1
	乳腺癌	SHOT-RNAAsp-GUC（GUU，GUG）	tiRNA	促进细胞增殖	N/A

分类	癌症	tRF	类型	功能	机制
女性癌症	卵巢癌	tRF-03357	N/A	促进细胞增殖和迁移	HMBOX1，HGSOC
	卵巢癌	tRF5-Glu	tRF-5s	抑制细胞增殖	BCAR3
肺癌	非小细胞肺癌	tRF-Leu-CAG	tiRNA	促进细胞增殖和细胞周期	AURKA
	非小细胞肺癌	ts-46、ts-47	tRF-1s	抑制细胞增殖	N/A
	肺癌	ts-3676、ts-4521	tRF-3s	肿瘤抑制	PIWI蛋白
消化系统	胃癌	tRF-3017A	tRF-3s	促进侵袭和迁移	NELL2
	结直肠癌	tRF/miR-1280	N/A	促进细胞增殖和迁移	Notch
	结直肠癌	tRF-20-M0NK5Y93	tiRNA	抑制细胞迁移和侵袭	Claudin-1
	肝细胞癌	LeuCAG3′tsRNA	tRF-3s	促进细胞凋亡	RPS15
泌尿系统	前列腺癌	SHOT-RNAAsp-GUC（GUU，GUG）	tiRNA	促进细胞增殖	N/A
	前列腺癌	tRF-1001	tRF-1s	促进细胞增殖	G2期
	前列腺癌	tRF-315	tiRNA	促进顺铂耐药性	GADD45A
血液系统	B细胞淋巴瘤	CU1276	tRF-3s	抑制细胞凋亡	RPA1
	慢性淋巴细胞白血病	ts-43、ts-44	tRF-5s	肿瘤抑制	抑制剂
	慢性淋巴细胞白血病	ts-3676、ts-4521	tRF-3s	肿瘤抑制	PIWI蛋白

（1）tsRNA失调：在各种癌细胞中发现了第一个异常表达的tsRNA（tRF-1001）[108]，此后失调的tsRNA数量有所增加。tsRNA在肿瘤学研究中的作用被重新审视，许多进入了临床试验。之后，还发现了肿瘤细胞中许多失调的tsRNA。与正常对照相比，ts-3676和ts-4521等tRF在慢性淋巴细胞白血病（CLL）中显著下调和突变[112]。tRF-Leu-CAG在非小细胞肺癌（NSCLC）组织、细胞系和患者血清中的表达显著上调，并与肿瘤分期呈正相关[113]。

（2）细胞增殖：tRF-1001是第一个被发现与肿瘤增殖相关的tsRNA。tRF-1001是一种前列腺癌易感基因，来源于pre-tRNA-Ser，在癌细胞中高表达，通过调节细胞周期促进细胞增殖[108]。性激素在癌症的生物发生过程中发挥着重要作用，尤其是乳腺癌和前列腺癌。tRF-03357是在卵巢癌中发现的一种源自tRNA-Glu的tRF。tRNA-Glu-CTC（tRF5-Glu）被证实直接与乳腺癌抗雌激素抵抗3（BCAR3）mRNA的3′UTR中的一个位点结合，从而降低其表达，最终抑制卵巢癌细胞的增殖[114]。

（3）细胞凋亡：对细胞凋亡或程序性细胞死亡的抵抗力是另一个重要特征，它允许癌细胞扩大其数量并逃避药物诱导的灭绝。由于tsRNAs来源于tRNAs，因此可以推断tsRNAs可能与tRNAs共享一些功能，最终抑制细胞凋亡。

（4）肿瘤转移：转移是恶性肿瘤的主要特征，是肿瘤进展和预后不良的重要标志。

具有转移的样本具有较高比例的 18nt tRF 和较低比例的 20nt tRF。tRF-20-M0NK5Y93 通过靶向 Claudin-1 抑制大肠癌细胞的 EMT，从而调节大肠癌细胞的迁移和侵袭[115]。

（5）肿瘤微环境：最近的研究表明，源自肿瘤细胞（乳腺癌细胞、神经胶质瘤干细胞和肝癌细胞）的外囊泡，例如微泡（EV）和外泌体还包含 tRF。tRF 可能在肿瘤微环境通信中起关键作用[97]。

（6）耐药性：耐药能力是癌细胞的另一个重要特征。有研究证据 tRF 可能是新的肿瘤耐药调节因子。比如 tDR-0009（tDR-7336）可能通过调节 STAT3 磷酸化和 IL-6 反应参与三阴性乳腺癌（TNBC）的化学耐药性和阿霉素耐药性[116]。

（7）癌症干细胞：在过去的十年中，癌症干细胞（CSC）成为癌症的新兴标志物。CSC 是一组高致瘤性癌细胞，参与许多恶性生物学功能，如 EMT、肿瘤增殖，尤其是耐药性和肿瘤复发[117]，tRNA 片段已被证明可以调节体内干细胞中的蛋白质翻译和细胞分化[118, 119]。

（8）癌症代谢：非编码 RNA 的全基因组转录组分析表明 tRF Lys-CTT-010 在人类 TNBC 中显著增加，它促进了 TNBC 的增殖和迁移，它还与淀粉和蔗糖代谢途径密切相关（京都基因和基因组百科全书分析），并正向调节该途径相关基因之一的葡萄糖-6-磷酸酶催化亚基（G6PC）的表达[120]。G6PC 是糖异生和糖原分解中的葡萄糖 6 磷酸酶复合物，在人类 TNBC 样本中上调。此外，tRF Lys-CTT-010 与 G6PC 相互作用以调节细胞乳酸产生和糖原消耗，从而导致细胞存活和增殖[120]。因此，微调葡萄糖代谢和 tRF Lys-CTT-010 /G6PC 轴可能为 TNBC 治疗提供治疗靶点。

单一 tsRNA 作为肿瘤的生物标志物或治疗靶点是癌症的早期诊断和获得改善的治疗及预后的关键。越来越多的证据表明，外泌体中的 miRNA、环状 RNA 和长链非编码 RNA 已显示出作为恶性疾病诊断或预后的生物标志物的巨大潜力[121]。最近的研究已将 tsRNA 确定为一种新型的肿瘤生物标志物，其他 ncRNA 和循环肿瘤 DNA（ctDNA）如表 12-4-2。肝癌患者血清中 tsRNA 含量明显高于健康供者。在 tsRNA 中，tRNA-Val-TAC-3、tRNA-Gly-TCC-5、tRNA-Val-AAC-5 和 tRNA-Glu-CTC-5 的升高最为显著[122]。同样，tRF-Leu-CAG 被证明是 NSCLC 的潜在标志物，因为它在 NSCLC 组织、细胞系和血清中显著上调[113]。tRF-30-JZOYJE22RR33 和 tRF-27-ZDXPHO53KSN 在曲妥珠单抗耐药的乳腺癌细胞中高表达[123]。在 B 细胞淋巴瘤中，研究人员发现一些 tRF 通过调节 DNA 损伤反应基因的表达来抑制细胞增殖并调节 DNA 损伤反应[124]。研究显示骨髓增生异常综合征（MDS）治疗前样本中 tRF 的表达水平可能可以预测 DNA 甲基转移酶抑制剂治疗的效果[125]。与从未进展为急性髓性白血病（AML）的 MDS 患者相比，后来发展为 AML 的 MDS 患者的 tRF Asp 表达水平显著降低。tRF Asp 可能是预测从 MDS 到 AML 进展的生物标志物[126]。有证据表明 CLL 和肺癌细胞中的 ts-101 和 ts-53 基因位点发生突变，表明这些 tsRNA 可作为癌症诊断和治疗的生物标志物[127, 128]。研究人员使用RNA-seq分析了与前列腺癌组织相邻的正常前列腺组织以及来自前列腺癌不同阶段组织的细胞中tRF的表达水平，发现了598个差异表达的tRF[129]。在复发性前列腺癌中，与邻近的正常组织相比，tRNA-Phe-GAA的tRF显著下调，而tRNA-Lys-CTT的tRF上调并在较高级别的前列腺癌中以更高水平表达，并且基于tRNA-Lys-CTT/tRNA-Phe-GAA的高表达tRF具有较短的生存期和复发期[130]。因此，tRF比率即tRNA-Lys-CTT/tRNA-Phe-GAA可能是前列腺癌进展的一个有意义的标记。tRF-Leu-CAG与肺癌的分期有明显的相关性，抑制tRF-Leu-CAG的表达可以抑制细胞增殖，阻止细胞周期进程[130]。在卵巢癌中，tRNA-Glu-CTC产生的tRF-5能结合乳腺癌抗雌激素抵抗3（BCAR3）mRNA的3′UTR位点，抑制BCAR3的表达，从而抑制卵巢癌的增殖细胞[131]。tsRNA表达特征可以作为预测癌症患者预后的新模型。根据不同的基因组选择，该研究策略已应用于多种恶性肿瘤，如胶质瘤、胃癌和肺癌。

表 12-4-2　tRNA 作为临床生物标志物

癌症	tRF	表达
肝癌	tRNA-Val-TAC-3	上调
	tRNA-Gly-TCC-5	上调
	tRNA-Val-AAC-5	上调
	tRNA-Glu-CTC-5	上调
乳腺癌	tRF-30-JZOYJE22RR33	上调
	tRF-27-ZDXPHO53KSN	上调
	tRF-32-XSXMSL73VL4YK	上调
	tRF-17-79MP9PP	下调
	tRF-32-Q99P9P9NH57SJ	下调
	tRF-Glu-CTC-003	下调
	tRF-Gly-CCC-007	下调
	tRF-Gly-CCC-008	下调
	tRF-Leu-CAA-003	下调
	tRF-Ser-TGA-001	下调
	tRF-Ser-TGA-002	下调
非小细胞肺癌	tRF-Leu-CAG	上调
前列腺癌	tRNA-Lys-CTT	上调
	tRNA-Phe-GAA	上调/下调

第五节 小 结

　　尽管我们对新型小RNA（piRNA、snoRNA和tRNA）在癌症中的作用机制尚未完全掌握，但它们在癌症诊断和临床治疗中显示出巨大的应用潜力。piRNA（及其与之相互作用的PIWI蛋白）、snoRNA和tsRNA在癌症患者的癌组织和血清中呈现异常表达模式，并且能够调控多种关键的肿瘤相关生物标志物。

　　这些小RNA分子的异常表达可能提示肿瘤的发生和发展，使其成为癌症早期诊断和疾病监测的潜在生物标志物。此外，它们在调控肿瘤标志物中的作用也意味着它们可能作为治疗靶点，为开发新的治疗方法提供方向。随着对这些分子功能的进一步研究，它们在癌症治疗中的应用前景将变得更加明确，可能为患者带来更精准的治疗方案。

（徐　方　陆　静　李彪如）

参考文献

［1］ Liu P, Dong Y, Gu J, et al. Developmental piRNA profiles of the invasive vector mosquito Aedes albopictus [J]. Parasites & vectors, 2016, 9(1): 1-15.

［2］ Weng W, Li H, Goel A. PIWI-interacting RNAs (piRNAs) and cancer: Emerging biological concepts and potential clinical implications [J]. Biochimica et Biophysica Acta (BBA)-Reviews on Cancer, 2019, 1871(1): 160-169.

［3］ Sijen T, Vijn I, Rebocho A, et al. Transcriptional and posttranscriptional gene silencing are mechanistically related [J]. Current Biology, 2001, 11(6): 436-440.

［4］ Czech B, Hannon G J. One loop to rule them all: the ping-pong cycle and piRNA-guided silencing [J]. Trends in biochemical sciences, 2016, 41(4): 324-337.

［5］ Jia D D, Jiang H, Zhang Y F, et al. The regulatory function of piRNA/PIWI complex in cancer and other human diseases: The role of DNA methylation [J]. International Journal of Biological Sciences, 2022, 18(8): 3358-3373.

［6］ Theurkauf W E, Klattenhoff C, Bratu D P, et al. rasiRNAs, DNA damage, and embryonic axis specification [J]. Cold Spring Harb Symp Quant Biol, 2006, 71: 171-180.

［7］　Girard A, Sachidanandam R, Hannon G J, et al. A germline-specific class of small RNAs binds mammalian PIWI proteins [J]. Nature, 2006, 442(7099): 199-202.

［8］　Batista P J, Ruby J G, Claycomb J M, et al. PRG-1 and 21U-RNAs interact to form the piRNA complex required for fertility in C. elegans [J]. Molecular cells, 2008, 31(1): 67-78.

［9］　Schüpbach T, Wieschaus E. Female sterile mutations on the second chromosome of Drosophila melanogaster. II. Mutations blocking oogenesis or altering egg morphology [J]. Genetics, 1991, 129(4): 1119-1136.

［10］　Cox D N, Chao A, Lin H. PIWI encodes a nucleoplasmic factor whose activity modulates the number and division rate of germline stem cells [J]. Development, 2000, 127(3): 503-514.

［11］　Tan Y, Qin J N, Wan H Q, et al. PIWI/piRNA-mediated regulation of signaling pathways in cell apoptosis [J]. European Review for Medical and Pharmacological Sciences, 2022, 26(16): 5689-5697.

［12］　Liu Y, Dou M, Song X, et al. The emerging role of the piRNA/PIWI complex in cancer [J]. Molecular cancer, 2019, 18(1): 1-15.

［13］　Han B W, Zamore P D. PiRNAs [J]. Current Biology, 2014, 24(16): R730-R733.

［14］　Olivieri D, Sykora M M, Sachidanandam R, et al. An in vivo RNAi assay identifies major genetic and cellular requirements for primary piRNA biogenesis in Drosophila [J]. The EMBO journal, 2010, 29(19): 3301-3317.

［15］　Saito K, Ishizu H, Komai M, et al. Roles for the Yb body components Armitage and Yb in primary piRNA biogenesis in Drosophila [J]. Genes & development, 2010, 24(22): 2493-2498.

［16］　Nishimasu H, Ishizu H, Saito K, et al. Structure and function of Zucchini endoribonu-clease in piRNA biogenesis [J]. Nature, 2012, 491(7423): 284-287.

［17］　Ipsaro J J, Haase A D, Knott S R, et al. The structural biochemistry of Zucchini implicates it as a nuclease in piRNA biogenesis [J]. Nature, 2012, 491(7423): 279-283.

［18］　Han B W, Wang W, Li C, et al. piRNA-guided transposon cleavage initiates Zucchini-dependent, phased piRNA production [J]. Science, 2015, 348(6236): 817-821.

［19］　Iwasaki Y W, Siomi M C, Siomi H. PIWI-interacting RNA: its biogenesis and functions [J]. Annual review of biochemistry, 2015, 84: 405-433.

［20］　Post C, Clark J P, Sytnikova Y A, et al. The capacity of target silencing by Drosophila PIWI and piRNAs [J]. Rna, 2014, 20(12): 1977-1986.

［21］　Peng L, Song L, Liu C, et al. piR-55490 inhibits the growth of lung carcinoma by sup-pressing mTOR signaling [J]. Tumor Biology, 2016, 37(2): 2749-2756.

［22］　Tan L, Mai D, Zhang B, et al. PIWI-interacting RNA-36712 restrains breast cancer progression and chemoresistance by interaction with SEPW1 pseudogene SEPW1P RNA [J]. Molecular cancer, 2019, 18(1): 1-15.

［23］　Liu X, Zheng J, Xue Y, et al. PIWIL3/OIP5-AS1/miR-367-3p/CEBPA feedback loop regulates the biological behavior of glioma cells [J]. Theranostics, 2018, 8(4): 1084-1105.

［24］　Goh W S S, Falciatori I, Tam O H, et al. piRNA-directed cleavage of meiotic transcripts regulates spermatogenesis [J]. Genes & development, 2015, 29(10): 1032-1044.

［25］　ZhangH, Ren Y, Xu H, et al. The expression of stem cell protein PIWIl2 and piR-932 in breast cancer [J]. Surgical oncology, 2013, 22(4): 217-223.

［26］ Liang Y, Jansen M, Aronow B, et al. The quantitative trait gene latexin influences the size of the hematopoietic stem cell population in mice [J]. Nature genetics, 2007, 39(2): 178-188.

［27］ Liang Y, Van Zant G. Aging stem cells, latexin and longevity [J]. Experimental cell research, 2008, 314(9): 1962-1972.

［28］ Hashim A, Rizzo F, Marchese G, et al. RNA sequencing identifies specific PIWI-interacting small non-coding RNA expression patterns in breast cancer [J]. Oncotarget, 2014, 5(20): 9901-9910.

［29］ Singh G, Roy J, Rout P, et al. Genome-wide profiling of the PIWI-interacting RNA-mRNA regulatory networks in epithelial ovarian cancers [J]. PloS one, 2018, 13(1): e0190485.

［30］ Reeves M E, Firek M, Jliedi A, et al. Identification and characterization of RASSF1C piRNA target genes in lung cancer cells [J]. Oncotarget, 2017, 8(21): 34268-34282.

［31］ Cheng J, Guo J M, Xiao B X, et al. piRNA, the new non-coding RNA, is aberrantly expressed in human cancer cells [J]. Clinicachimica acta, 2011, 412(17-18): 1621-1625.

［32］ Cheng J, Deng H, Xiao B, et al. piR-823, a novel non-coding small RNA, demonstrates in vitro and in vivo tumor suppressive activity in human gastric cancer cells [J]. Cancer letters, 2012, 315(1): 12-17.

［33］ Zhang M, Du X. Noncoding RNAs in gastric cancer: Research progress and prospects [J]. World journal of gastroenterology, 2016, 22(29): 6610-6618.

［34］ Weng W, Liu N, Toiyama Y, et al. Novel evidence for a PIWI-interacting RNA(piRNA) as an oncogenic mediator of disease progression, and a potential prognostic biomarker in colorectal cancer [J]. Molecular cancer, 2018, 17(1): 1-12.

［35］ Sabbah N A, Abdalla W M, Mawla W A, et al. PiRNA-823 is a unique potential diagnostic non-invasive biomarker in colorectal cancer patients [J]. Genes, 2021, 12(4): 598.

［36］ Law P T Y, Qin H, Ching A K K, et al. Deep sequencing of small RNA transcriptome reveals novel non-coding RNAs in hepatocellular carcinoma [J]. Journal of hepatology, 2013, 58(6): 1165-1173.

［37］ Whittaker S, Marais R, Zhu A X. The role of signaling pathways in the development and treatment of hepatocellular carcinoma [J]. Oncogene, 2010, 29(36): 4989-5005.

［38］ Cai A, Hu Y, Zhou Z, et al. PIWI-Interacting RNAs(piRNAs): Promising Applications as Emerging Biomarkers for Digestive System Cancer [J]. Frontiers in Molecular Biosciences, 2022, 9.

［39］ Busch J, Ralla B, Jung M, et al. PIWI-interacting RNAs as novel prognostic markers in clear cell renal cell carcinomas [J]. Journal of experimental & clinical cancer research, 2015, 34(1): 1-11.

［40］ Zuo Y, Liang Y, Zhang J, et al. Transcriptome analysis identifies PIWI-interacting RNAs as prognostic markers for recurrence of prostate cancer [J]. Frontiers in Genetics, 2019, 10: 1018.

［41］ Küppers R. Molecular biology of Hodgkin lymphoma [J]. ASH Education Program Book, 2009, 2009(1): 491-496.

［42］ Niemann C U, Biancotto A, Chang B Y, et al. Cytokine and T-Cell Phenotypic Changes Upon In Vivo Ibrutinib Therapy For CLL-Targeting Both CLL Cells and The Tumor-Microenvironment [J]. Blood, 2013, 122(21): 2856-2863.

［43］ Cordeiro A, Navarro A, Gaya A, et al. PIWIRNA-651 as marker of treatment response and survival in classical Hodgkin lymphoma [J]. Oncotarget, 2016, 7(29): 46002-46013.

［44］ Shen S, Yu H, Liu X, et al. PIWIL1/piRNA-DQ593109 regulates the permeability of the blood-tumor barrier via the MEG3/miR-330-5p/RUNX3 axis [J]. Molecular Therapy-Nucleic Acids, 2018, 10: 412-425.

［45］ Ningaraj N S, Rao M, Hashizume K, et al. Regulation of blood-brain tumor barrier permeability by calcium-activated potassium channels [J]. Journal of Pharmacology and Experimental Therapeutics, 2002, 301(3): 838-851.

［46］ Leng X, Ma J, Liu Y, et al. Mechanism of piR-DQ590027/MIR17HG regulating the permeability of glioma conditioned normal BBB [J]. Journal of Experimental & Clinical Cancer Research, 2018, 37(1): 1-17.

［47］ Sun G, Wang Y, Sun L, et al. Clinical significance of Hiwi gene expression in gliomas [J]. Brain research, 2011, 1373: 183-188.

［48］ Mei Y, Clark D, Mao L. Novel dimensions of piRNAs in cancer [J]. Cancer letters, 2013, 336(1): 46-52.

［49］ Mitchell P S, Parkin R K, Kroh E M, et al. Circulating microRNAs as stable blood-based markers for cancer detection [J]. Proc Natl Acad Sci USA. 2008, 105(30): 10513–10518.

［50］ Wang Z, Liu N, Shi S, et al. The role of PIWIL4, an argonaute family protein, in breast cancer [J]. Journal of Biological Chemistry, 2016, 291(20): 10646-10658.

［51］ Cavaillé J, Nicoloso M, Bachellerie J P. Targeted ribose methylation of RNA in vivo directed by tailored antisense RNA guides [J]. Nature, 1996, 383(6602): 732-735.

［52］ Ganot P, Bortolin M L, Kiss T. Site-specific pseudouridine formation in preribosomal RNA is guided by small nucleolar RNAs [J]. Cell, 1997, 89(5): 799-809.

［53］ Stepanov G A, Filippova J A, Komissarov A B, et al. Regulatory role of small nucleolar RNAs in human diseases [J]. BioMed research international, 2015, 2015.

［54］ Maxwell E S, Fournier M J. The small nucleolar RNAs [J]. Annual review of biochemistry, 1995, 64(1): 897-934.

［55］ Liang J, Wen J, Huang Z, et al. Small nucleolar RNAs: insight into their function in cancer [J]. Frontiers in oncology, 2019, 9: 587.

［56］ Klein D J, Schmeing T M, Moore P B, et al. The kink-turn: a new RNA secondary structure motif [J]. The EMBO journal, 2001, 20(15): 4214-4221.

［57］ Szewczak L B W, Gabrielsen J S, Degregorio S J, et al. Molecular basis for RNA kink-turn recognition by the h15. 5K small RNP protein [J]. Rna, 2005, 11(9): 1407-1419.

［58］ Špačková N, Réblová K, Šponer J. Structural dynamics of the box C/D RNA kink-turn and its complex with proteins: the role of the A-minor 0 interaction, long-residency water bridges, and structural ion-binding sites revealed by molecular simulations [J]. The Journal of Physical Chemistry B, 2010, 114(32): 10581-10593.

［59］ Henras A K, Dez C, Henry Y. RNA structure and function in C/D and H/ACA s(no) RNPs [J]. Current opinion in structural biology, 2004, 14(3): 335-343.

［60］. Cavaillé J, Nicoloso M, Bachellerie J P. Targeted ribose methylation of RNA in vivo directed by tailored antisense RNA guides [J]. Nature, 1996, 383(6602): 732-735.

［61］ Falaleeva M, Pages A, Matuszek Z, et al. Dual function of C/D box small nucleolar RNAs in rRNA modification and alternative pre-mRNA splicing [J]. Proceedings of the National Academy of Sciences, 2016, 113(12): E1625-E1634.

［62］ Massenet S, Bertrand E, Verheggen C. Assembly and trafficking of box C/D and H/ACA snoRNPs [J]. RNA Biol. 2017, 14: 680-92.

［63］ Lindsay M A, Griffiths-Jones S, Lui L, et al. Small nucleolar RNAs and RNA-guided post-transcriptional modification [J]. Essays in biochemistry, 2013, 54: 53-77.

［64］ Reichow S L, Hamma T, Ferré-D'Amaré A R, et al. The structure and function of small nucleolar ribonucleoproteins [J]. Nucleic acids research, 2007, 35(5): 1452-1464.

［65］ Atzorn V, Fragapane P, Kiss T. U17/snR30 is a ubiquitous snoRNA with two conserved sequence motifs essential for 18S rRNA production [J]. Molecular and cellular biology, 2004, 24(4): 1769-1778.

［66］ Eliceiri G L. Small nucleolar RNAs [J]. Cellular and Molecular Life Sciences CMLS, 1999, 56: 22-31.

［67］ Bazeley P S, Shepelev V, Talebizadeh Z, et al. snoTARGET shows that human orphan snoRNA targets locate close to alternative splice junctions [J]. Gene, 2008, 408(1-2): 172-179.

［68］ Ono M, Yamada K, Avolio F, et al. Analysis of human small nucleolar RNAs(snoRNA) and the development of snoRNA modulator of gene expression vectors [J]. Molecular biology of the cell, 2010, 21(9): 1569-1584.

［69］ Huang C, Shi J, Guo Y, et al. A snoRNA modulates mRNA 3'end processing and regulates the expression of a subset of mRNAs [J]. Nucleic acids research, 2017, 45(15): 8647-8660.

［70］ Michel C I, Holley C L, Scruggs B S, et al. Small nucleolar RNAs U32a, U33, and U35a are critical mediators of metabolic stress [J]. Cell metabolism, 2011, 14(1): 33-44.

［71］ Chu L, Su M Y, Maggi Jr L B, et al. Multiple myeloma–associated chromosomal translocation activates orphan snoRNA ACA11 to suppress oxidative stress [J]. clin invest, 2012, 122(8): 2793-2806.

［72］ Jinn S, Brandis K A, Ren A, et al. snoRNA U17 regulates cellular cholesterol trafficking [J]. Cell metabolism, 2015, 21(6): 855-867.

［73］ Lee J, Harris A N, Holley C L, et al. Rpl13a small nucleolar RNAs regulate systemic glucose metabolism [J]. J clin invest, 2016, 126(12): 4616-4625.

［74］ LoRusso P M. Inhibition of the PI3K/AKT/mTOR pathway in solid tumors [J]. J clin oncol, 2016, 34(31): 3803.

［75］ Qin Y, Meng L, Fu Y, et al. SNORA74B gene silencing inhibits gallbladder cancer cells by inducing PHLPP and suppressing Akt/mTOR signaling [J]. Oncotarget, 2017, 8(12): 19980.

［76］ Chen L, Han L, Wei J, et al. SNORD76, a box C/D snoRNA, acts as a tumor suppressor in glioblastoma [J]. Scientific reports, 2015, 5(1): 1-8.

［77］ Yu F, Bracken C P, Pillman K A, et al. p53 represses the oncogenic Sno-MiR-28 derived from a SnoRNA [J]. PloS one, 2015, 10(6): e0129190.

［78］ Blenkiron C, Hurley D G, Fitzgerald S, et al. Links between the oncoprotein YB-1 and small non-coding RNAs in breast cancer [J]. PloS one, 2013, 8(11): e80171.

［79］ Thorenoor N, Slaby O. Small nucleolar RNAs functioning and potential roles in cancer [J]. Tumor Biology, 2015, 36: 41-53.

［80］ Mannoor K, Liao J, Jiang F. Small nucleolar RNAs in cancer [J]. Biochim Biophys Acta, 2012, 1826(1): 121-128.

［81］ Teittinen K J, Laiho A, Uusimäki A, et al. Expression of small nucleolar RNAs in leukemic cells [J]. Cellular oncology, 2013, 36: 55-63.

［82］ Mei Y P, Liao J P, Shen J, et al. Small nucleolar RNA 42 acts as an oncogene in lung tumorigenesis [J]. Oncogene, 2012, 31(22): 2794-2804.

［83］ Yoshida K, Toden S, Weng W, et al. SNORA21-an oncogenic small nucleolar RNA, with a prognostic biomarker potential in human colorectal cancer [J]. EBioMedicine, 2017, 22: 68-77.

［84］ Okugawa Y, Toiyama Y, Toden S, et al. Clinical significance of SNORA42 as an oncogene and a prognostic biomarker in colorectal cancer [J]. Gut, 2017, 66(1): 107-117.

［85］ Cao P, Yang A, Wang R, et al. Germline duplication of SNORA18L5 increases risk for HBV-related hepatocellular carcinoma by altering localization of ribosomal proteins and decreasing levels of p53 [J]. Gastroenterology, 2018, 155(2): 542-556.

［86］ Cui L, Nakano K, Obchoei S, et al. Small nucleolar noncoding RNA SNORA23, up-regulated in human pancreatic ductal adenocarcinoma, regulates expression of spectrin repeat-containing nuclear envelope 2 to promote growth and metastasis of xenograft tumors in mice [J]. Gastroenterology, 2017, 153(1): 292-306. e2.

［87］ Yuan S, Wu Y, Wang Y, et al. An oncolytic adenovirus expressing SNORD44 and GAS5 exhibits antitumor effect in colorectal cancer cells [J]. Human Gene Therapy, 2017, 28(8): 690-700.

［88］ Teittinen K J, Laiho A, Uusimäki A, et al. Expression of small nucleolar RNAs in leukemic cells [J]. Cellular oncology, 2013, 36(1): 55-63.

［89］ Valleron W, Ysebaert L, Berquet L, et al. Small nucleolar RNA expression profiling identifies potential prognostic markers in peripheral T-cell lymphoma [J]. Blood, The Journal of the American Society of Hematology, 2012, 120(19): 3997-4005.

［90］ Hirajima S, Komatsu S, Ichikawa D, et al. Clinical impact of circulating miR-18a in plasma of patients with oesophageal squamous cell carcinoma [J]. British journal of cancer, 2013, 108(9): 1822-1829.

［91］ Wu C, Wang C, Guan X, et al. Diagnostic and prognostic implications of a serum miRNA panel in oesophageal squamous cell carcinoma [J]. PloS one, 2014, 9(3): e92292.

［92］ Farazi T A, Hoell J I, Morozov P, et al. MicroRNAs in human cancer [J]. MicroRNA cancer regulation, 2013: 1-20.

［93］ Zandberga E, Kozirovskis V, Ābols A, et al. Cell - free microRNAs as diagnostic, prognostic, and predictive biomarkers for lung cancer [J]. Genes, Chromosomes and Cancer, 2013, 52(4): 356-369.

［94］ Yang Y, Gu X, Zhou M, et al. Serum microRNAs: A new diagnostic method for colorectal cancer [J]. Biomedical reports, 2013, 1(4): 495-498.

［95］ Yang C, Wang C, Chen X, et al. Identification of seven serum microRNAs from a genome-wide serum microRNA expression profile as potential noninvasive biomarkers for malignant astrocytomas [J]. International journal of cancer, 2013, 132(1): 116-127.

［96］ Speer J, Gehrke C W, Kuo K C, et al. tRNA breakdown products as markers for cancer [J]. Cancer, 1979, 44(6): 2120-2123.

［97］ Li X, Liu X, Zhao D, et al. tRNA-derived small RNAs: Novel regulators of cancer hallmarks and targets of clinical application [J]. Cell Death Discovery, 2021, 7(1): 1-10.

［98］ Zhu P, Yu J, Zhou P. Role of tRNA-derived fragments in cancer: novel diagnostic and therapeutic targets tRFs in cancer [J]. American Journal of Cancer Research, 2020, 10(2): 393.

[99] XieY, Yao L, Yu X, et al. Action mechanisms and research methods of tRNA-derived small RNAs [J]. Signal Transduction and Targeted Therapy, 2020, 5(1): 1-9.

[100] Li Z, Ender C, Meister G, et al. Extensive terminal and asymmetric processing of small RNAs from rRNAs, snoRNAs, snRNAs, and tRNAs [J]. Nucleic acids research, 2012, 40(14): 6787-6799.

[101] Cole C, Sobala A, Lu C, et al. Filtering of deep sequencing data reveals the existence of abundant Dicer-dependent small RNAs derived from tRNAs [J]. Rna, 2009, 15(12): 2147-2160.

[102] Schopman N C T, Heynen S, Haasnoot J, et al. A miRNA-tRNA mix-up: tRNA origin of proposed miRNA [J]. RNA biology, 2010, 7(5): 573-576.

[103] Maute R L, Schneider C, Sumazin P, et al. tRNA-derived microRNA modulates proliferation and the DNA damage response and is down-regulated in B cell lymphoma [J]. Proceedings of the National Academy of Sciences, 2013, 110(4): 1404-1409.

[104] Kumar P, Anaya J, Mudunuri S B, et al. Meta-analysis of tRNA derived RNA fragments reveals that they are evolutionarily conserved and associate with AGO proteins to recognize specific RNA targets [J]. BMC biology, 2014, 12(1): 1-14.

[105] Goodarzi H, Liu X, Nguyen H C B, et al. Endogenous tRNA-derived fragments suppress breast cancer progression via YBX1 displacement [J]. Cell, 2015, 161(4): 790-802.

[106] Schaffer A E, Eggens V R C, Caglayan A O, et al. CLP1 founder mutation links tRNA splicing and maturation to cerebellar development and neurodegeneration [J]. Cell, 2014, 157(3): 651-663.

[107] Phizicky E M, Hopper A K. tRNA biology charges to the front [J]. Genes & development, 2010, 24(17): 1832-1860.

[108] Lee Y S, Shibata Y, Malhotra A, et al. A novel class of small RNAs: tRNA-derived RNA fragments (tRFs) [J]. Genes & development, 2009, 23(22): 2639-2649.

[109] Sobala A, Hutvagner G. Small RNAs derived from the 5′ end of tRNA can inhibit protein translation in human cells [J]. RNA biology, 2013, 10(4): 553-563.

[110] Keam S P, Sobala A, Ten Have S, et al. tRNA-derived RNA fragments associate with human multisynthetase complex (MSC) and modulate ribosomal protein translation [J]. Journal of proteome research, 2017, 16(2): 413-420.

[111] Pekarsky Y, Balatti V, Palamarchuk A, et al. Dysregulation of a family of short noncoding RNAs, tsRNAs, in human cancer [J]. Proceedings of the National Academy of Sciences, 2016, 113(18): 5071-5076.

[112] Veneziano D, Tomasello L, Balatti V, et al. Dysregulation of different classes of tRNA fragments in chronic lymphocytic leukemia [J]. Proceedings of the National Academy of Sciences, 2019, 116(48): 24252-24258.

[113] Shao Y, Sun Q, Liu X, et al. tRF-Leu-CAG promotes cell proliferation and cell cycle in non-small cell lung cancer [J]. Chemical biology & drug design, 2017, 90(5): 730-738.

[114] Zhou K, Diebel K W, Holy J, et al. A tRNA fragment, tRF5-Glu, regulates BCAR3 expression and proliferation in ovarian cancer cells [J]. Oncotarget, 2017, 8(56): 95377.

[115] Luan N, Chen Y, Li Q, et al. TRF-20-M0NK5Y93 suppresses the metastasis of colon cancer cells by impairing the epithelial-to-mesenchymal transition through targeting

Claudin-1 [J]. American Journal of Translational Research, 2021, 13(1): 124-142.

[116] Cui Y, Huang Y, Wu X, et al. Hypoxia-induced tRNA-derived fragments, novel regulatory factor for doxorubicin resistance in triple-negative breast cancer [J]. Journal of cellular physiology, 2019, 234(6): 8740-8751.

[117] Batlle E, Clevers H. Cancer stem cells revisited [J]. Nature medicine, 2017, 23(10): 1124-1134.

[118] Guzzi N, Cieśla M, Ngoc P C T, et al. Pseudouridylation of tRNA-derived fragments steers translational control in stem cells [J]. Cell, 2018, 173(5): 1204-1216. e26.

[119] Flores J V, Cordero-Espinoza L, Oeztuerk-Winder F, et al. Cytosine-5 RNA methylation regulates neural stem cell differentiation and motility [J]. Stem cell reports, 2017, 8(1): 112-124.

[120] Zhu P, Lu J, Zhi X, et al. tRNA-derived fragment tRFLys-CTT-010 promotes triple-negative breast cancer progression by regulating glucose metabolism via G6PC [J]. Carcinogenesis, 2021, 42(9): 1196-1207.

[121] Li Y, Zheng Q, Bao C, et al. Circular RNA is enriched and stable in exosomes: a promising biomarker for cancer diagnosis [J]. Cell research, 2015, 25(8): 981-984.

[122] Zhu L, Li J, Gong Y, et al. Exosomal tRNA-derived small RNA as a promising biomarker for cancer diagnosis [J]. Molecular cancer, 2019, 18(1): 1-5.

[123] Sun C, Yang F, Zhang Y, et al. tRNA-derived fragments as novel predictive biomarkers for trastuzumab-resistant breast cancer [J]. Cellular Physiology and Biochemistry, 2018, 49(2): 419-431.

[124] Maute R L, Schneider C, Sumazin P, et al. tRNA-derived microRNA modulates proliferation and the DNA damage response and is down-regulated in B cell lymphoma [J]. Proceedings of the National Academy of Sciences, 2013, 110(4): 1404-1409.

[125] Guo Y, Bosompem A, Mohan S, et al. Transfer RNA detection by small RNA deep sequencing and disease association with myelodysplastic syndromes [J]. BMC genomics, 2015, 16(1): 1-11.

[126] Guo Y, Strickland S A, Mohan S, et al. MicroRNAs and tRNA-derived fragments predict the transformation of myelodysplastic syndromes to acute myeloid leukemia [J]. Leukemia & lymphoma, 2017, 58(9): 2144-2155.

[127] Balatti V, Rizzotto L, Miller C, et al. TCL1 targeting miR-3676 is codeleted with tumor protein p53 in chronic lymphocytic leukemia [J]. Proceedings of the National Academy of Sciences, 2015, 112(7): 2169-2174.

[128] Pekarsky Y, Balatti V, Palamarchuk A, et al. Dysregulation of a family of short noncoding RNAs, tsRNAs, in human cancer [J]. Proceedings of the National Academy of Sciences, 2016, 113(18): 5071-5076.

[129] Olvedy M, Scaravilli M, Hoogstrate Y, et al. A comprehensive repertoire of tRNA-derived fragments in prostate cancer [J]. Oncotarget, 2016, 7(17): 24766.

[130] Shao Y, Sun Q, Liu X, et al. tRF-Leu-CAG promotes cell proliferation and cell cycle in non - small cell lung cancer [J]. Chemical biology & drug design, 2017, 90(5): 730-738.

[131] Zhou K, Diebel K W, Holy J, et al. A tRNA fragment, tRF5-Glu, regulates BCAR3 expression and proliferation in ovarian cancer cells [J]. Oncotarget, 2017, 8(56): 95377.

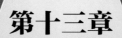

第十三章

生物样本库在临床个体化治疗和精准医学中的建立与应用

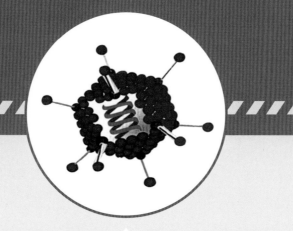

第一节　概　述

　　临床生物样本库作为保存患者血液和组织等样本的资源库，在个体化治疗（或称个体化精准治疗）和精准医学中发挥越来越大的作用。新一代个体化治疗和精准医学往往依据于人体组织、细胞、分子的分析数据，因此个体化治疗和精准医学开始将患者样本和临床信息与基因组数据一起存储。如果癌症患者能够在治疗前保存肿瘤组织或血液等样本并且存储一些基因组数据，那么保存在生物样本库中的样本和从他们的组织中检测到的基因组数据可能可以被临床医师和临床科学家作为开展个体化精准治疗的依据，包括预测患者对接受个体化治疗的反应等。本章介绍的临床生物样本库，它是个体化精准医学中最重要的环节之一，可用于收集临床样本和临床数据以进行研发（R&D）。本章旨在描述生物样本库的概念和给患者的未来治疗带来的潜在价值。它还包括样本保存协议和数据管理以及样本和临床数据的在线服务等一些适用于个体化精准诊断和治疗程序的个体化管理的标准操作流程（SOP）。最后，我们还会讨论临床样本工作的伦理学、临床信息和基因组学数据的管理学等这些支持临床生物样本库管理的配套知识。

　　肿瘤疾病的基因特征已经被研究几十年了[1]。随着人类基因组图谱的问世，个体化精准医学也迅速地得到了发展。个体化精准医学是一种新的医学模式，它依据于每个患者的肿瘤疾病的基因组个体特征，而不是传统的"一刀切"的治疗方法，因而也称个体化精准医疗。当人类基因组序列在2004年被解码后，不同领域的科学家和医师开始研究肿瘤的临床生物样本库、基因组图谱、系统建模以及与新技术相关的体内/体外细胞研究的工作流程。我们一直在研究可支持肿瘤临床生物样本库的原代肿瘤细胞和T细胞的分离、储存和培养等相关技术，包括原代肿瘤细胞和T细胞的单细胞培养、单细胞基因组学和系统生物学的工作流程。最近十多年来，利用肿瘤生物样本库进行个体化精准治疗的报道越来越多[2]。

　　总之，要顺利地开展最佳的个体化精准治疗方案有赖于肿瘤生物样本库的支持。这需要一开始就保存患者的手术样本，包括肿瘤组织、T细胞和肿瘤细胞，以及其分子和基因组学数据。一旦基于基因表达的系统建立起来，临床科学家和医师就可以很容易地使用患者的肿瘤生物样本库的信息对患者的肿瘤疾病进行临床管理并让患者接受治疗。肿瘤生物样本库的另一作用是从接受基于基因组学治疗的患者那里收集数据，以便用于可选治疗方案的相关评估，比如将样本和数据与患者相关联，以便对患者进行个体化精准治疗。它们还能为后续的持续治疗提供依据，评估肿瘤生物标志物与患者变量之间的相关性以制订治疗癌症的进一步方案，以及提供可识别的生物标志物与免疫疗法之间相互作用的治疗方案。肿瘤组织储存、T细胞/肿瘤细胞的储存、解冻和培养等新技术的研发提高了用于治疗患者的肿瘤生物样本库的质量。如果患者的肿瘤和血液样本得以存储，那么大量的患者可以在医师的建议下选择治疗其自身所患肿瘤疾病的最佳方案。今后，随着人工智能时代的来临，新疗法和新化合物的应用越来越可能依赖于肿瘤样本的储存、分析和临床实践[3]。

第二节　精准医学的生物样本库

◎ 一、肿瘤生物样本库的概念 ◎

基于建立多样性的肿瘤生物样本库的目的及其作用，为生物样本库设定一个清晰的概念并不容易。一般来说，生物样本库，欧美国家亦称生物银行，是临床样本的专业存储库，用于在采集后存储样本，还包括临床、流行病学和一般数据的管理。此外，为临床患者分析和优化保存处理过的样本，以共享给为患者进行临床治疗和临床转化研究的医院、临床科学家，这也属于生物样本库管理工作的范畴。一个理想的生物样本库包括在 SOP 下的采集、交付、保存方法，以确保所有组成（例如样本匿名化，样本采集、交付、制备、分析、适当的储存条件）的正确执行，使其能在符合道德规范要求的医院中获得共享。简而言之，生物样本库的概念是为患者建立一个标准操作流程规范下的组织存储系统，以及满足研发、转化医学和临床应用的各种数据需求的资源库。

1. 肿瘤细胞样本库的优点

个体化治疗涉及肿瘤细胞的生物样本库，称为肿瘤细胞样本库，旨在通过采集和比较健康细胞与肿瘤细胞的差异性来探索肿瘤细胞的生物学特征。总体而言，肿瘤细胞样本库为精准医疗（个体化免疫治疗和个体化精准治疗）带来了四个优点[4]：

（1）是用于了解精准医学的新的可行性生物标志物（biomarker）的分子基础：此目的的实现需要分离分子，例如 DNA、RNA 和蛋白质。生物标志物是指可以标记系统、器官、组织、细胞及亚细胞结构或功能的改变或可能发生改变的生化指标。人体内存在多种不同的生物标志物，并且随着分子生物学技术的不断发展，生物标志物包含的种类也越来越多，包括特定的分子、基因突变、细胞标记以及蛋白质或某种代谢物等生物分子。

（2）可了解 T 细胞杀伤肿瘤细胞的敏感度：目前过继性 T 细胞免疫疗法（如LAK、TIL、NK、CIK、DC-CIK）以及修饰的 T 细胞（如 TCR-T 细胞和 CAR-T 细胞）

已越来越多地应用于临床试验不同阶段的免疫治疗。然而，不同类型的T细胞对不同的患者和不同的肿瘤疾病有不同的反应[5]。如果可以将患者的肿瘤细胞与T细胞一起储存，那么可以用培养的T-细胞对原发性肿瘤细胞进行T-细胞免疫治疗的离体敏感度测试，从而测试出这些肿瘤的细胞毒性T淋巴细胞（cytotoxlc T lymphocyte，CTL）。

（3）可了解肿瘤细胞的药物敏感度：如果肿瘤生物样本库具有储存患者肿瘤细胞的功能，则应使用库中的肿瘤细胞进行药物敏感度测定（体外/离体化学敏感度测定，CSA），以决定选择敏感的药物对患者进行个体化化疗。我们早期（1989～1999年间）的研究表明，使用CSA联合肿瘤浸润淋巴细胞（tumor infiltrating lymphocyte，TIL）和敏感药物的效果比仅采用T细胞免疫疗法（如TIL治疗）或仅采用化疗的效果要好得多[6]。

（4）可了解肿瘤细胞对分子靶向治疗的敏感反应：如果肿瘤生物样本库中保存有适当的患者肿瘤细胞，则肿瘤生物样本库中的肿瘤细胞可用于筛选分子靶向抗体和小分子以进行治疗。筛查分析可以让医师为这些患者选择更敏感、更实惠的分子靶向化合物[7]。

2. 来自患者的肿瘤组织样本库个体化治疗还具有以下三个特征

（1）特异性：个体化治疗，包括个体化免疫治疗、个体化化疗、个体化分子治疗，是专门针对患者体内自身的肿瘤细胞。

（2）杀伤功能：个体化治疗，包括个体化免疫治疗、个体化化疗和个体化分子治疗，具有强大的杀伤功能，能系统性地攻击患者体内自身的肿瘤细胞。

（3）副作用低：个体化治疗，包括个体化免疫治疗、个体化化疗、个体化分子治疗，只杀死患者自身的肿瘤细胞，且对患者治疗的副作用非常低[8]。

3. 个体化治疗涉及肿瘤组织和来自肿瘤微环境的细胞、分子的调节

肿瘤微环境（tumor microenvironment，TME）研究旨在通过识别分子（蛋白质和RNA）、调节细胞和肿瘤组织基质来探索生物学特征。一般来说，生物样本库的TME优势包括分子识别和细胞调节，以进行个体化靶向治疗。

（1）识别个体化治疗中TME的分子调控：其意义我们将在下文中讨论。

（2）识别TME对个体化治疗和个体化免疫治疗的细胞调控：目的是在TME中检测不同基因和蛋白质在细胞水平和基质组织水平上的表达。如果生物样本库存有适当的患者肿瘤组织，则针对肿瘤组织的TME基质、细胞和分子等的分析可显著提高患者的个体化治疗效果[9]。

（3）鉴定检查点抑制剂以调节肿瘤细胞生长和T细胞免疫：如果生物样本库存有适当的患者样本，则生物样本库中的TME可用于筛选检查点抑制剂的分子靶向治疗。筛查系统可以给患者的分子靶向治疗提供很大的支持。

在未来，构建一个理想的肿瘤生物样本库不仅需要包含基于组织的样本和个体化疗法，还应扩展到疾病特异性和人群多样性的样本库。疾病特异性生物样本库的建立旨在识别与特定抑制剂相关的暴露因素，并通过对患者样本的细致收集来追踪肿瘤疾病的发生和发展路径。这通常涉及到从同一患者不同时间点和不同部位收集的样本，或是从不同患者相似疾病不同阶段收集的样本。例如，20世纪90年代我们研究了从骨髓增生异常综合征（MDS）到慢性粒细胞白血病（CML）和急性粒细胞白血病（AML）的发育模型。得益于我们的生物样本库，我们能够深入研究淋巴瘤-MDS-CML-AML的疾病谱系，并发现在MDS向AML转变的特定时期，IL4和IL10免疫疗法能增强氨磷汀的疗效[10]。不同人群的生物样本库则涵盖了从志愿者或患者那里收集的样本、流行病学信息和临床数据。这些数据的收集不受限于严格的纳入或排除标准，目的是捕捉疾病的特殊状态，并与普通人群进行比较研究。例如，我们从健康肺组织和其他阳性和阴性对照中选择了数十个供体样本，与一名晚期NSCLC患者的样本进行比较，以指导个体化治疗的实施[11]。这一过程最终帮助我们为患者找到了有效的靶向治疗药物，凸显了不同人群生物样本库在个体化治疗中的重要性。

目前，GEO（高通量基因表达数据库）、SRA（序列读取存档数据库）、ENCODE（DNA元素百科全书）和TCGA（癌症基因组图谱）已经存储了大量此类信息。如果我们能够自己开发一个不同人群的生物样本库，它将为个体化免疫治疗、个体化化疗、个体化分子治疗提供更多信息和帮助[12]。

◦ 二、生物样本库组成 ◦

1. 生物样本库的基本组成部分

根据上文介绍的生物样本库的概念，生物样本库的研发和为临床应用所提供的服务是生物样本库的基本组成部分。

（1）收集、运输和储存患者的肿瘤组织和血液等样本，并结合一般信息、病史、流行病学数据。

（2）执行标准操作流程（SOP）。

（3）为供体和患者应用样本的匿名化管理。

（4）动态开发与管理生物样本库以给患者提供长期服务。

（5）监测正在进行的研究项目、研发、转化医学和当前以及未来的临床应用。

（6）监测生物样本库的伦理问题和法律法规问题。

2. 个体化治疗的生物样本库组成部分

（1）肿瘤细胞和肿瘤微环境（TME）的成分：在肿瘤组织中，如上所述，对肿瘤细胞和TME的研究在个体化免疫治疗、个体化治疗和个体化靶向治疗中发挥着重要作用。在肿瘤组织中，TME由以下三部分组成：

1）被称为细胞外基质（ECM）的组织：包括上皮、基底和内皮。

2）调节细胞：包括肿瘤相关成纤维细胞（CAF）、髓源性抑制细胞（MDSC）、肿瘤相关巨噬细胞（TAM）、肿瘤浸润淋巴细胞（TIL）、中性粒细胞等。

3）信号分子：通过释放细胞外信号促进肿瘤血管生成，诱导免疫耐受，影响肿瘤细胞的生长，从而影响肿瘤的生长。尽管对生物样本库的TME研究很少，但一旦TME技术成熟，就会开发TME信号分子。例如，目前病理学家可以通过免疫细胞化学技术识别基因和蛋白质的表达；此外，10×基因组学技术可以使用已识别细胞的不同条形码来定义基因组学表达模式。现在我们需要在肿瘤组织水平上建立一个最佳的生物样本库，其保存有完整的TME信号分子，以便该生物样本库可以在未来的个体化免疫治疗、个体化化疗和个体化靶向治疗的转化医学和临床治疗中获得应用[13]。

（2）肿瘤组织的免疫细胞成分（如TIL生物库）：使用来源于肿瘤组织的免疫细胞进行个体化免疫治疗、个体化分子治疗。

肿瘤组织不仅是癌症细胞的发源地，也是免疫细胞如淋巴细胞和巨噬细胞的活跃场所。这些免疫细胞在个体化免疫治疗和个体化分子治疗中扮演着关键角色。特别是TIL，它们直接与肿瘤细胞接触，是我们研究和应用过继免疫疗法的焦点，我们研究TIL并将其应用于过继免疫疗法已经超过30年了[14]。在我们的早期研究中，我们将TIL与CSA测试获得的敏感化疗药物联合用于肿瘤患者。20世纪80年代至90年代对晚期肿瘤患者的研究显示，有27%的患者实现了完全缓解。此外，肿瘤浸润性B淋巴细胞作为有效的抗原呈递细胞（antigen presenting cell，APC），虽然在免疫治疗领域的研究相对较少，但它们的作用不容忽视。激活的CD40⁺B细胞能够在体外和体内特异性诱导T细胞反应，为癌症疫苗的开发提供了新思路[15]。近期的临床试验进一步证实了TIL中B细胞在抗肿瘤T细胞反应中的潜力。这些发现不仅丰富了我们对TME中免疫细胞功能的理解，也为开发新的癌症免疫治疗策略提供了科学依据。

（3）来自外周血液的免疫细胞（如免疫细胞储存库）：在血液中，免疫细胞包括淋巴细胞和巨噬细胞以及其他来自骨髓的细胞，所有淋巴细胞均源自干细胞的共同淋巴祖细胞（CLP），因此，共同淋巴祖细胞分化成它们不同的淋巴细胞类型。当B细胞从人类肠道相关淋巴组织（GALT）成熟时形成淋巴细胞，而T细胞迁移到胸腺并在胸腺中成熟。成熟后，淋巴细胞进入淋巴循环并进入外周血，我们可以将其提取出来。循环淋巴细胞包括T细胞、NK细胞（CD16/CD56）、CD3细胞（CD4辅助细胞和CD8细胞毒性细胞）和B细胞（如CD19细胞）。目前，LAK、NK、CIK、DC-CIK等免疫治疗的T细胞均来自外周血。

此外，血液的免疫细胞可以被改造为TCR-T细胞或CAR-T细胞，因此许多T细胞免疫疗法需要储存外周血来治疗肿瘤患者。被激活的T细胞或被改造的T细胞被重新注入患者体内，以在患者体内杀死肿瘤细胞。来自外周血的生物储存样本库几乎包含以下免疫治疗免疫细胞的所有成分：

（1）外周血生物储存样本库的T细胞可以培养和激活免疫治疗的T细胞：如LAK、CIK、DC-CIK和工程化的T细胞，如TCR-T细胞和CAR-T细胞[16]。

（2）外周血生物储存样本库的B细胞可以培养和激活免疫治疗的B细胞：虽然B细胞在人类免疫治疗方面的研究很少，但B细胞已被证实可以浸润到实体瘤中。到目前为止，已经发现B细胞不仅可以产生抗体，还可以作为抗原呈递细胞发挥免疫功能。B细胞在细胞治疗中的潜力越来越多地在动物身上进行的研究中显示出来。例如，CD40L/CD40信号通路保留在B淋巴细胞中。CD40激活的B细胞在功能上诱导特异性T细胞反应作为APC。此外，基于CD40激活的B细胞的癌症免疫疗法可以直接诱导有效的抗肿瘤功能。在人体中，一些涉及基于B-细胞的癌症疫苗和基于B细胞的免疫疗法的早期临床研究会在第一阶段研究安全性和毒性。因此，我们应该考虑淋巴细胞生物样本储存库，包括用于未来转化医学和临床应用的B细胞，例如CD40激活的B细胞。

（3）外周血生物储存样本库的NK细胞可以培养和激活免疫治疗的NK细胞：外周血中的NK细胞主要用于肿瘤疾病的研究，并且越来越多地被报道其具备治疗肿瘤疾病的能力。NK细胞给药的结果表明，对患有肿瘤疾病的患者副作用比较低。CD16/CD56培养的细胞在功能上能发挥抗肿瘤作用，因为CD16/CD56培养的细胞可以直接杀死肿瘤细胞而无需复杂的免疫调节。因此，应将NK细胞纳入未来转化医学和临床管理应用的生物样本库[17]。

（4）外周血生物储存样本库的其他T细胞可以培养和激活免疫治疗的其他T细胞：例如NKT细胞和双阴性T细胞（DN-T细胞）。NKT细胞的潜力不仅在于NK功能，而且还具有一些T细胞的特殊受体。此外，DN-T细胞是早期T细胞生物标志物，例如没有CD4/CD8的CD3。现在，两者在体内和体外细胞治疗的杀伤肿瘤细胞机制方面的研究越来越多。例如，NKT细胞/DN-T细胞的一些结果表明，两者都可以在动物和人体实验中有效杀死肿瘤细胞。因此我们也应该考虑T细胞的生物样本储存库，包括那些在未来的转化医学和免疫治疗中需要的细胞[18]。

（5）外周血生物样本储存库的巨噬细胞可以培养和激活免疫治疗的巨噬细胞：巨噬细胞的潜力不仅在于其免疫功能，而且还可以用于研究肿瘤疫苗。一些医院已经开始应用肿瘤疫苗治疗前列腺癌。因此我们也应该考虑建立巨噬细胞的生物储存样本库，包括那些用于未来的转化医学和临床免疫治疗的细胞的储存[19]。

生物样本库的标准操作流程

◦ 一、个体化治疗方案要求 ◦

个体化治疗作为精准医学的一种方式，应用临床的精准医学也具有四种功能要求：预测、预防、预后评估和个体化治疗。

1．预测

对肿瘤疾病风险进行精确分析，进而有效地对人群进行预测。例如，患者被发现具SNP的基因谱，该SNP对伊马替尼药物治疗敏感，因此医师可以使用伊马替尼治疗患者[20]。现在，生物样本库在发现新的预测因子（例如TME和肿瘤细胞）方面发挥着重要作用，这些因子可以通过对肿瘤细胞和TME的正确预测来促进生物样本库数据的完善。

2．预防

储存肿瘤组织、T细胞、B细胞或全血的生物样本库也具有预防肿瘤疾病的功能。例如，上面提到的CD40激活的B细胞似乎具有预防性疫苗接种的作用。由于CD40激活的B细胞可以特异性诱导T细胞反应，因此现在有几项早期临床研究涉及基于B细胞的癌症疫苗，因此个性化免疫疗法包含了肿瘤预防的机制。

3．预后评估

如果我们用T细胞/B细胞/肿瘤细胞生物样本库建立基因组数据，就有可能提高预后价值。生物样本库最终使医师能够快速准确地诊断，并能够及时为肿瘤患者评估出正确的治疗方向。研究表明，T细胞、B细胞和肿瘤细胞以及TME的生物储存库可以为肿瘤疾病、治疗选择和对这些治疗的反应提出新的计划。

4．个体化治疗

通过为不同患者保留不同的SNP和基因组表达，储存一系列数据成为有效的数据库，这些数据对后续患者的治疗效果有重要影响。我们已经报告了大量的案例，通过使用基因组数据来支持对患者的治疗，包括个体化免疫治疗、个体化化疗、个体化分

第十三章 生物样本库在临床个体化治疗和精准医学中的建立与应用

子治疗。二代测序技术性价比更高，因此精确诊断可以显著提高治疗效果。生物样本库对于患者材料（如RNA、DNA和蛋白质）的储存至关重要。

○ 二、标准操作流程 ○

1. 基本标准操作流程

根据生物样本库的概念和组成，个体化治疗生物样本库包括所有标准操作程序（standard operating procedure，SOP）服务，例如良好的生物样本库、SOP执行、样本分析、信息技术（IT）和数据库管理、伦理文件管理以及样本的应用（包括研发和长期样本管理）。

（1）生物储存样本库：结合一般信息、病史、流行病学数据，收集、运输和储存肿瘤组织和血液等临床样本；

（2）对（1）中的所有步骤执行SOP；

（3）常规的生物样本分析；

（4）人工智能支持下的数据库生物样本IT管理；

（5）进行伦理与法制管理；

（6）配合临床医师等相关应用科学家制订研发、转化医学及临床应用计划。

2. 个体化治疗操作规程

个体化治疗的生物样本库根据不同的侧重点，可以采用多种分类方式。以下是几种主要的分类依据：

（1）精准医学治疗概念：生物样本库根据精准医学的治疗理念，处理和存储相关的细胞和组织样本，包括免疫细胞（如T细胞和B细胞）、原发性肿瘤细胞以及肿瘤微环境。

（2）免疫疗法成分：生物样本库根据免疫疗法的需要，包含三个主要成分，即来自血液的免疫细胞（T细胞和B细胞）、来自肿瘤组织和肿瘤微环境的免疫细胞，以及肿瘤组织内的调节细胞和分子。

（3）精准医学临床应用：生物样本库在精准医学的临床应用中，涉及预测、预防、预后评估和个体化治疗四个方面。

（4）必要流程：生物样本库的管理流程包括六个关键项目：样本收集与存储、SOP执行、常规分析、IT与数据库管理、伦理与法律遵循，以及研发和长期管理。

总体而言，一个合适的生物样本库方案需要在概念、组件、精准医学应用以及基本管理这四个方面保持一致性。自1989年以来，我们通过临床TIL免疫疗法和化疗药物敏感度测试（CSA）的首次应用，建立了TIL和肿瘤细胞的分离与存储流程，并自1980年代起积累了丰富的经验[21]。无论早期肿瘤组织和免疫细胞/肿瘤细胞如何在我们的实验室中被存储，我们始终坚持采用FFPE（formalin fixed paraffin embedded，甲醛固定石蜡包埋）、OCT（optimal cutting temperature，最佳切割温度）和新鲜冷冻组织及其成分的保存方式。随着知识的不断积累和技术的快速发展，我们的医疗团队现在能够将患者的样本应用于当前的精准医学领域，包括疾病预测、预防、预后评估和个性化免疫治疗。我们很早就认识到这些生物样本库对未来的诊断和治疗至关重要，因此，我们的医师现在可以利用这些样本库来优化他们目前的诊断和治疗方案。

第四节 生物样本库的分析

1999年早期，我们进行个体化免疫治疗时，发现临床样本具有一些个体化的特征，因此对个体化免疫疗法生物样本库的分析，更多地集中在用于治疗的免疫细胞和用于诊断或检测的肿瘤细胞上。在采样过程中，我们将这个过程称为"肿瘤组织再循环"，有五个步骤：

1．进入实验室分析

生物样本库在患者知情同意的情况下开始提供一般患者信息。由于患者的生物样本库开始于医疗程序，临床医师、病理学家和诊断实验室等实验室医师以及生物样本库工作人员为共享系统的三个并行步骤。

2．生物样本库的初步分析

一旦患者的样本被存储到生物样本库中，就可开始初步分析，包括：

（1）分析样本采集情况，例如是否有血栓、肿瘤组织是否坏死、区分肿瘤组织与正常组织；

（2）无菌方式和特定温度条件下的血液或组织的保存；

（3）根据我们的上述方案分取一小块进行分析；

（4）不解冻的样品供医院共享；

（5）深度冷冻的样品供医院共享；

（6）完成调查数据并记录，以备进一步分析。

这些多重分析需要SOP工作流程来保持重现性和稳定性。

3．生物样本库的系统分析

收集的临床样本，包括血液（图13-4-1）和肿瘤组织（图13-4-2），需要适当的准备和保存方案。分析的第一步是使用适当的标签执行可复制且可行的等分工作流程，该工作流程应与IT系统兼容，以确保第一组样本的正确存储。在个体化免疫治疗中，包括DNA、RNA和蛋白质在内的分子和包括免疫细胞和原发性肿瘤细胞在内的原代细胞需要的等分工作流程。分析的目的可以是用于研究当前的个体化治疗和用于未来精准医疗的首次样本储存。

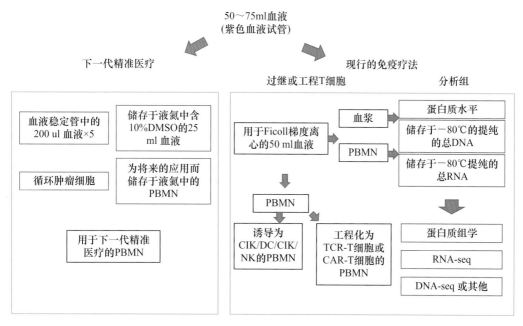

图 13-4-1　血液生物储存样本库

PBMN：外周血单核细胞；DMSO：二甲基亚砜

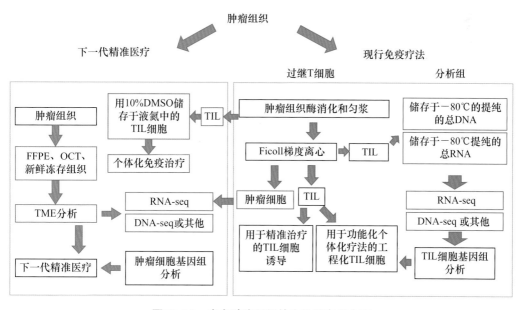

图 13-4-2　来自肿瘤组织的生物储存样本库

4. 生物样本库的后续分析

尽管人体组织样本是在液氮环境中储存的，但样本在储存过程中还是会有质量流失。跟踪分析样本管理的基本步骤是执行可用、精确和可复制的等分工作流程。在个体化治疗中，由分子（包括 DNA、RNA 和蛋白质）和原代细胞（包括免疫细胞和原代细胞）等部分组成。分析的目的是研究样本的情况，以进行个体化免疫治疗或精准医疗。

5. 研发分析和长期分析

免疫治疗细胞与肿瘤细胞需要非常严格的分析，一旦患者的样本被确定用于研发目的和转化医学，如 CAR-T 细胞免疫疗法，研发分析的内容包括：

（1）来自采集样本的细胞活力，如来自血液或 PBMN（peripheral blood mononuclear cell，外周血单核细胞）的 TIL 或来自肿瘤组织的原发性肿瘤细胞；

（2）纯化后的 T 细胞或原发性肿瘤细胞等各细胞的纯度；

（3）临床样本及其培养物的 HIV-1/HIV-2、HBV、HCV 等 GMP 检测；

（4）采集样本的细胞数及其纯化后的免疫细胞和原发性肿瘤细胞数。

免疫细胞治疗的长期分析需要比研发严格得多。一旦长期储存的临床样本用于转化医学，例如来自患者样本的过继性免疫治疗的 T 细胞，则需要严格的管理和流程控制。长期分析包括：

（1）来自采集样本的细胞活力，例如来自血液或 PBMN 的 TIL 或来自肿瘤组织的原发性肿瘤细胞；

（2）纯化后的 T 细胞或原发性肿瘤细胞等各细胞的纯度；

（3）临床样本及其培养物的 HIV-1/HIV-2、HBV、HCV 等 GMP 分析；

（4）采集样本的细胞数及其纯化后的免疫细胞和原发性肿瘤细胞数；

（5）长期服务临床科学家的存储稳定性，以执行细胞从解冻到培养基的方案。

生物样本库伦理问题和法律解决

生物样本库，包括临床病理学和临床遗传学领域，面临一些需要妥善解决的伦理问题。尽管许多伦理问题与临床病理学和临床遗传学共通，但仍有若干独特的问题需要特别关注。本节主要讨论四个核心伦理问题[22]，称为四个"A"：知情同意（Agreement）、匿名化（Anonymization）、可访问性（Accessibility）、所有权（An owner）：

1. 知情同意书及其决议

知情同意文件的最佳方案对于启动生物样本库至关重要。适当的知情同意可以为临床科学家和医师提供足够的伦理支持来处理生物储存样本库，并将样本的研究结果给患者、研究人员和医师用于他们的项目。生物样本库方式的知情同意包括临床病理学和临床遗传学的一般同意，此外还需获得患者的许可，可以将他们的样本用于目前的研究和未来的应用，而无需向患者重新申请许可。目前，如果生物样本库的布局改变了其服务和应用等系统，超出了首次知情同意，大多数生物样本库仍需要重新申请同意书。幸运的是，IT服务的开发可以保持持续和动态的同意性能。这种服务与银行中的"保存帐户"相同，可以轻松访问以保持与患者-医师的联系并动态管理他们的生物样本。例如，医师可以报告生物样本库更新信息中的一些发现；患者可以向生物样本库通报他们疾病的一些进展。基于IT的知情同意支持系统在进行临床研究时具有为患者提供医疗保健或重要发现的巨大好处。最近一项关于澳大利亚生物储存样本库的研究表明，94.4%的人对知情同意做出了回应，这样他们就可以在患者的健康和生物样本库的治疗中发挥重要作用。

现在生物样本库中有两个伦理问题尚不清楚：①关于儿童样本，从儿童那里获得的生物样本库应征得父母或法定监护人的同意。从儿童获得并经父母同意授予的组织以及长大成人后使用的原有样本组织在道德表现方面尚不清楚[23]。②关于国际生物样本库，由于各国法律制度不同，对知情同意尚无国际共识[24]。

2. 样品的匿名化

匿名化是生物储存样本库性能中伦理问题的一个关键概念，尤其是样本的研发、临床诊断和治疗过程中的长期储存，需要对其识别程序进行完全匿名化。例如，美国和欧洲提供专业和安全的数据管理指南[25]。在个体化免疫治疗的生物样本库中，大部分遵循常规的临床执行方案，与病理学相同。一旦患者的样本进入生物样本库实验室，通过编码进行的数据匿名化将分为两个工作流程系统（生物样本库性能编码系统和来自患者的真实信息管理系统）。因此，通过对所有样本使用设计的代码，以有序的性能完成样本编码。最后，通过SOP下的两个系统的解码，完成患者的识别数据以及与真实患者信息的编码符号（代码和条形码）相结合。匿名化可确保研究人员和临床医师正确执行他们的数据或避免意外接触患者的信息，也确保样本信息的安全和保密。

3. 可访问性的预防

在基因组数据通过其应用程序（例如NGS，next generation sequencing）进入生物样本库后，患者和捐赠者开始关注他们在生物样本库中的数据和样本。现在，患者数据和样本的安全性受到越来越多的质疑。例如，没有接受过伦理教育的研究人员使用基因组序列数据，包括通过分析来调查患者的治疗情况，他们的活动有增加暴露患者健康状况的风险。因此，在样本处理和分析的每个步骤中都要执行广泛的预防措施。此外，研究单位和临床单位使用"双盲"作为医学数据管理的方式，同时管理基因组数据和医学数据，因为这种管理方式很好地阻止了生物样本库数据的泄露。

4. 所有权

所有权或放弃所有权应从生物样本库的启动开始设置，因为所有权在研究人员/医师之间转移样本（MTA，材料转让协议）中起着至关重要的作用，即使样本是在患者死亡之后使用的。现在临床科学家也应该了解所有权问题。如果临床科学家和医学博士想要将他们的样本用于研发、转化医学，而不是为了患者自己的权利，他们必须遵守所有权规定，包括研究目标，例如生物标志物的发现和靶点的新药或新疗法的发现，但患者并非能成为生物储存库结果和利益的参与者。

在生物样本库中，所有权的一个伦理问题仍然存在争议：例如，来自某些国家的样本，比如来自中国。由于一些国家的医师和患者家属希望减少患者对肿瘤疾病的恐慌，他们很少告知患者患有肿瘤疾病，因此样本的所有权并不明确。样本库接收家庭成员或医师交付的肿瘤患者的样本，但是样本库和医师并没有样本的所有权。

通常，来自不同国家的生物样本库面临的法律问题需要与其法律制度相匹配，因此需要根据其法律制度来制定解决方案。

生物样本库数据库管理和在线服务

数据库是生物样本库中的关键问题之一，因此通过一些生物信息学专家在生物样本库中研究与服务，使生物样本库的数据得到充分支持和正确分析。此外，严格的可访问性、适当的管理和匿名化要求数名IT工程师高度执行硬件和软件的规定。因此，国际标准允许在NCI、ISBER和EC-JRC等国际组织的结构下共享协调数据库，这增加了项目可以为国际公司带来利润和对样本进行适当管理的可能性[26]。

1. 生物样本库数据

许多数据库系统支持生物样本库，而一些生物样本库需要完善的数据库系统。在这里，我们介绍一个结合了相互支持的生物样本库-数据库的优秀系统，称为癌症基因组图谱（TCGA）[27]。TCGA是美国国家癌症研究所和国家人类基因组研究所推出的第一个分析癌症基因突变以改进诊断、治疗和预防癌症的可行性的操作平台。2006～2009年间，三种人类癌症的综合基因组数据（多形性胶质母细胞瘤、肺癌和卵巢癌）在TCGA中被存储和研究。2009年之后，该平台又对33种肿瘤整合基因组进行了表征。现在，他们的项目和技术包括基因表达谱、拷贝数变异谱、SNP基因分型、全基因组DNA甲基化谱、microRNA谱和外显子测序。TCGA有一个常规工作流程，从用于临床数据收集、初步病理数据和样本收集的组织来源点（TSS），到负责分子分析物分离和质量控制（QC）的生物样本核心资源库（BCR），最终进入基因组处理和分析。为了彻底研究基因组数据，四个研究中心为基因组处理生成数据和分析数据：基因组测序中心（GSC）、基因组鉴定中心（GCC）、数据整理中心（DCC）和基因组数据分析中心（GDAC）。我们可以看到一个综合的生物样本库数据库系统，即TCGA的TSS-BCR-QC-分析系统（GSC/GCC/DCC/GDAC）。我们应该相信，与TCGA相同的个体化免疫治疗数据库，将很快在肿瘤疾病个体化免疫治疗中发挥着至关重要的作用。

2. 生物样本库在线服务

如上所述，生物样本库中的数据范围很广，包括：①从患者那里收集的人口统计学、种族、医学、环境、遗传信息等基本信息；②病史、症状、实验室、影像学和病理结果等医学信息；③样本保存等生物样本库信息。所有生物样本库都需要一个可行且复杂的IT管理和在线服务支持的优秀系统。由于这些复杂的任务，在线服务对于执行对医院、生物样本库和患者兼容的数据至关重要。现在软件已经服务于诸如 XTENS之类的系统，它有一个门户网站、一个内部数据库和一个数据网格存储元素。由于这些系统在法律预防的情况下执行非常敏感的信息，研究人员和临床医师需要一个可用且允许使用的在线工具，其中一些工具可根据其国家的法律法规共享。拥有IT系统和在线服务的生物样本库需要了解患者-医师-生物样本库三个部分中本国所限制的伦理问题，以便生物样本库能够快速地支持患者和医师。

在20世纪50年代，一些大学和医院开始将他们的手术和病理标本储存在他们的设备中[28]。由于临床科学家发现了存储临床样本的许多好处，因此自80年代以来，越来越多的医院、大学和血液中心迅速开发了生物样本库。根据不同期刊和机构的报道，至2013年美国已建成了636个生物样本库，2011年之前欧洲建成了300多个生物样本库。如上所述，我们从建立TIL治疗和肿瘤细胞CSA就开始考虑存储肿瘤组织，包括80年代至90年代的CSA。随着新技术的发展和储存方法的成熟（例如重新解冻肿瘤细胞以通过CSA测试药物敏感度，以及将新鲜冷冻的TIL与它们的新培养物一起参与治疗），我们得以开始设计和再利用肿瘤组织的项目。自1995年以来，我们开始在H. D. Preisler医师的指导下，与患者签署存储协议，对患者的骨髓和实体瘤进行正式的存储。1999年，我们还报道了如何研究肿瘤组织的"回收工作"[29]。半个世纪以来，生物样本库的研究和开发得益于新技术的发展，例如新的冷冻技术、初级技术的迭代技术、细胞培养和激增的分子生物学新技术、新兴的基因组学（尤其是NGS）以及TME。现在IT管理和在线服务（如AI人工智能），以及法律预防的伦理问题，也与生物存储库相关，使得生物样本库技术与生物样本库得到了较快的发展。

第七节 生物样本库教育培训

随着生物样本库技术的迅猛发展，众多医院已建立了自己的生物样本库，使得医师能够选择这些新兴技术来治疗肿瘤疾病。然而，在生物样本库系统的实施中，仍存在两个需要解决的系统性问题：

1. 需要开设硕士、博士/医学博士"生物样本科学"教育培训科目

当前，生物样本库科学家大多来自具有不同医学背景的病理学家和临床医师，包括外科、儿科、妇产科等专业。每位科学家由于医学背景各异，导致不同生物样本库在存储能力和应用方面存在差异，缺乏统一标准。这些经历对他们的临床研究和应用提出了挑战。如果我们对生物样本库进行标准化教育，这样我们就可以避免这些问题。目前，大学教育系统中已包括基因组学相关学科，如遗传咨询师（MS）、生物信息学（MS/Ph.D.）和基因组学（MS/MA/Ph.D.）等。如果建立了生物样本科学（MS/Ph.D./MD），则可以统一使用一致的生物样本来避免样本的规范性缺陷。一旦生物样本在课堂上被视为"科学"，新一代医学科学家就可以更专业性地研究生物样本库生理学、样本采集和影响因素等生物样本库类别，以解决多种问题和迎接各项挑战。

2. 建立"国际网络"

由于生物样本库涉及上千种疾病相关的比较如阳性对照和阴性对照，及不同国家的生物样本库级别不同，如果我们建立一个国际生物样本库并进行网络合作，就可以增加生物样本库的使用率，以支持新一代个体化治疗。然而，由于不同国家的法律制度差异，国际合作面临诸多法律障碍。例如，国际网络需要在不同国家的法律框架内达成共识。为了解决这些问题，一些临床科学家开始考虑采用一些新的方法来帮助"发展中国家"的患者、医师和医院来解决问题，例如"世界卫生组织"或"社会大使"统一组织。

整体而言，个体化治疗的实施，使得患者的肿瘤组织或血液样本与T细胞和肿瘤细胞一同保存成为可能。生物样本库的建立，不仅便于患者利用存储的样本在医院接受个体化治疗，而且在肿瘤复发时，医师能迅速将样本和数据与患者关联，从而提供持续治疗。随着新兴技术和新一代药物的不断涌现，患者拥有的样本为他们提供了尝试新疗法和新化合物的可能性。

（李彪如　施建婷　钱新荣）

参考文献

［1］ Kawazoe A, Shitara K. Next-generation sequencing and biomarkers for gastric cancer: what is the future? [J]. Ther Adv Med Oncol. 2019, 11: 17.

［2］ Andersson K, Bray F, Arbyn M, et al. The interface of population-based cancer registries and biobanks perspectives [J]. Acta Oncol, 2010, 49(8): 1227-1234.

［3］ Rush A, Matzke L, Cooper S, et al. Research Perspective on Utilizing and Valuing Tumor Biobanks [J]. Bioreserve Biobank, 2019, 17(3): 219-229.

［4］ Saadeh C, Bright D, Rustem D. Precision Medicine in Oncology Pharmacy Practice [J]. Acta Med Acad, 2019, 48(1): 90-104.

［5］ Subklewe M, von Bergwelt-Baildon M, Humpe A. Chimeric Antigen Receptor T Cells: A Race to Revolutionize Cancer Therapy [J]. Transfus Med Hemother, 2019, 46(1): 15-24.

［6］ Li B, Dong SQ, Zheng XH, et al. A New Experimental and Clinical Approach of Combining Usage of Highly Active Tumor-infiltrating Lympho-cytes and Highly Antitumor Drugs for the Advanced Malignant Tumor [J]. Chin Med J (English), 1994, 107(11): 803-807.

［7］ Lussow AR, Fanget L, Gao L, et al. Targeting of activated T-cells with natural cytotoxic antibodies via an IL2-hapten conjugate prolongs graft survival [J]. Transplant Proc, 1996, 28(2): 571-572.

［8］ Kotch C, Barrett D, Teachey DT. Tocilizumab for the treatment of chimeric antigen receptor T cell-induced cytokine release syndrome [J]. Expert Rev Clin Immunol, 2019, 20: 1-10.

［9］ Tandon I, Pal R, Pal JK, et al. Extrachromosomal circular DNAs: an extra piece of evidence to depict tumor heterogeneity [J]. Future Sci OA, 2019, 5(6): FSO390.

［10］ Tao M, Li B, Nayini J, et al. In vivo effects of IL-4, IL-10, and amifostine on cytokine production in patients with acute myelogenous leukemia [J]. Leuk Lymphoma, 2001, 41(1-2): 161-168.

［11］ Li B, Senzer N, Rao DD, et al. Bioinformatics Approach to Individual Cancer Target Identification, 11th Annual Meeting of the American Society of Gene Therapy, 2008, C8, 451004.

［12］ Oehl K, Kresoja-Rakic J, Opitz I, et al. Live-Cell Mesothelioma Biobank to Explore Mechanisms of Tumor Progression [J]. Front Oncol, 2018, 8: 40.

［13］ Toor SM, Nair VS, Decock J, et al. Immune checkpoints in the tumor microenvironment [J]. Semin Cancer Biol, 2019, 65: 1-12.

［14］ Li B. Why will TIL produce different efficacy to treat solid tumor [J]. Frontier in Immuno-logy, 2022, 3: 1-13.

［15］ Motamedi H, Ari MM, Shahlaei M, et al. Designing multi-epitope vaccine against important colorectal cancer (CRC) associated pathogens based on immunoinformatics approach [J]. BMC Bioinformatics, 2023, 24(1): 65.

［16］ Li B, Perabekam S, Liu G, et al. Experimental and bioinformatics comparison of gene expression between T cells from TIL of liver cancer and T cells from UniGene [J]. J Gastroenterol, 2002, 37(4): 275-282.

［17］ Jacob F, Ming GL, Song H. Generation and biobanking of patient-derived glioblastoma organoids and their application in CAR T cell testing [J]. Nat Protoc, 2020, 15(12): 4000-4033.

［18］ Li B, Ding JQ, Larson A, et al. Tumor Tissue Recycling-A new combination therapy for solid tumor: experimental and Preliminarily clinical research [J]. Anticancer (IN VIVO), 1999, 13(5): 1-6.

［19］ Bertin H, Peries S, Amiaud J, et al. Characterization of the Tumor Microenvironment in Jaw Osteosarcomas, towards Prognostic Markers and New Therapeutic Targets [J]. Cancers (Basel). 2023, 15(4): 1004.

［20］ Omran MM, Abdelfattah R, Moussa HS, et al. Association of the Trough, Peak/Trough Ratio of Imatinib, Pyridine-N-Oxide Imatinib and ABCG2 SNPs 34 G>A and SLCO1B3 334 T>G With Imatinib Response in Egyptian Chronic Myeloid Leukemia Patients [J]. Front Oncol, 2020, 10: 1348.

［21］ Li B, Chang TF, Larson A, et al. Identification of mRNAs expressed in tumor-infiltrating lymphocytes by A strategy for rapid and high throughput screening [J]. GENE, 2000, 255: 273-279.

［22］ Tschigg K, Consoli L, Biasiotto R, et al. Ethical, legal and social/societal implications (ELSI) of recall-by-genotype (RbG) and genotype-driven-research (GDR) approaches: a scoping review [J]. Eur J Hum Genet, 2022, 30(9): 1000-1010.

［23］ Tebbakha R. Biobank-Short Message Service for Linking Patients and Samples [J]. Telemed e-Health, 2013, 19(9): 717-721.

［24］ Ravid R. Standard Operating Procedures, ethical and legal regulations in BTB (Brain/Tissue/Bio) banking: what is still missing? [J]. Cell Tissue Bank, 2008, 9(2): 121-137.

［25］ Williams RR, Gupta D, Yong WH. Orientation and Training of New Biobank Personnel [J]. Methods Mol Biol, 2019, 1897: 51-63.

［26］ Otali D, Al Diffalha S, Grizzle WE. Biological, Medical, and Other Tissue Variables Affecting Biospecimen Utilization [J]. Biopreserv Biobank, 2019, 17(3): 258-263.

［27］ Albarakati N, Al-Shareeda A, Ramadan M, et al. Interaction between HER2 and ATM predicts poor survival in bladder cancer patients [J]. J Cell Mol Med, 2022, 26(19): 4959-4973.

［28］ Hartman V, Matzke L, Watson PH. Biospecimen Complexity and the Evolution of Biobanks [J]. Biopreserv Biobank, 2019, 17(3): 264-270.

［29］ Li B. (2020). Chapter-13: Biobank for personalized immunotherapy. Li B, Larson A, Li Shen (Eds.). Personalized Immunotherapy for Tumor Diseases and Beyond. (pp. 224-247). Bentham Books. DOI: 10. 2174/97898114827551200101.

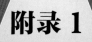

附录 1
转移性心脏肉瘤个体化化疗病例报告

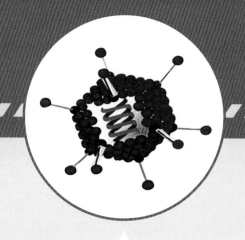

患者为41岁女性。2012年7月，她突然感到胸痛，PET-CT检查发现右心房有心脏肉瘤。病理报告显示CD34$^+$细胞心肌肉瘤（CD34细胞占90%，CD99占40%，肌红蛋白占50%）。2012年7月，手术切除肉瘤8个月后，PET-CT报告右心房、胸椎（6、9）和腰椎（5）及左肱骨上部多发性转移。选择TOMO放射治疗18天。由于放射治疗不能控制肿瘤的转移，患者在放疗1年后决定进行个体化化疗。

第一节　概　述

　　个体化治疗是一种可以让医师直接根据患者个人基因组谱而为其量身定制疗法的新的医疗模式[1]。它通常被称为"在正确的时间为正确的人提供正确的治疗"。大多数成功的个体体化治疗的案例都有赖于正确的临床基因组分析结果[2]。自2007年以来，随着临床基因组技术和分析的研究与开发（R&D），临床基因组谱和系统建模已越来越多地应用于个体化治疗中[3]。在这里，我们介绍一例临床基因组分析的病例报告，包括从FFPE组织（福尔马林固定石蜡包埋的组织）中采集心脏肉瘤细胞和正常细胞，分析mRNA基因组表达水平，通过系统建模发现GES，以及从药物库中发现心脏肉瘤转移患者的敏感药物的过程。

　　临床基因组分析由一对基因组数据组成，这些数据来自一对通过手术从患者体内采集的肿瘤组织样本与正常组织样本，或来自一对通过LCM原位采集的肿瘤细胞样本与正常细胞样本，或来自一对从临床样本中分离出的通过离体培养的细胞样本[4]。在这里，通过LCM获得的一对心脏肉瘤细胞样本和正常心脏细胞样本对临床患者进行基因组分析。此外，与GES相关的系统建模能够提供治疗靶向识别和药物发现所需的一些信息。将临床基因组数据库与定量生物信息学分析相结合后，GES基因为我们确定治疗靶点和发现对肿瘤疾病敏感的药物提供了依据。在这里，为了清楚地介绍个体化治疗的基因组分析和诊断，我们介绍了从一对心脏肉瘤细胞样本和正常心脏细胞样本中获得微阵列数据的挖掘过程，用于发现GES的定量生物信息学分析和用于患者的敏感药物发现。遵循三个步骤，即挖掘基因组谱、发现治疗靶点和找到敏感药物，最终得到一份针对心脏肉瘤的敏感药物列表，用于患者的个体化化疗。

第二节 临床样本和方法

○ 一、患者和样本 ○

根据临床标准对患者进行诊断。肿瘤组织取样前须征得患者知情同意。激光捕获显微镜下获取心肌肉瘤细胞和正常心肌细胞，根据细胞类型的常规病理对心脏肉瘤进行诊断和分类。

○ 二、微阵列分析 ○

从FFPE样本中提取RNA进行微阵列分析，对肉瘤细胞和正常心脏细胞的每个样本进行三重芯片分析。按照制造商说明书（Affymetrix表达分析技术手册，Affymetrix公司，加利福尼亚州圣克拉拉市）提取RNA并进行微阵列分析[5]。简单地说，用Trizol试剂（Invitrogen公司，加利福尼亚州卡尔斯巴德市）提取心脏肉瘤细胞和正常心脏细胞的RNA样本，并用RNeasy柱（Qiagen公司，加利福尼亚州瓦伦西亚市）纯化。连续洗涤后，总RNA在无RNase的水中洗脱。对分离的总RNA进行定量，并在2100生物分析仪上确认其完整性。将三重RNA样本的每份样本取1μg，用Ambion的MessengeAmp Ⅱ生物素增强试剂盒（Ambion公司，得克萨斯州奥斯汀市）制备生物素化反义RNA（cRNA），并将15μg片段生物素化cRNA与人类基因组U133-plus2基因芯片杂交，用于三重实验[6]。

◦三、生物信息学分析◦

通常，至少有三种方法可以用来挖掘异质细胞的临床基因组数据，即层次聚类、主成分分析（PCA）和自组织映射（SOM）[7]。在这些分析中，在用MAS5对微阵列表达数据进行归一化处理之后，使用层次聚类和微阵列显著性分析（SAM）进行挖掘。所有的层次聚类和SAM都由BRB平台执行[8]。简言之，为了从心脏肉瘤转移中挖掘特异的基因谱，我们首先通过SAM和层次聚类，根据2倍变化增加的表达模式，通过SAM和层次聚类比较了心脏肉瘤细胞的三重图谱和正常心脏细胞的三重图谱。在发现了增加2倍以上的基因组图谱后，将患者样本的基因谱分为上调和下调。用15个上调基因进行敏感度测试，15个下调基因进行特异性测试。经敏感度和特异性测试后，我们利用上调基因的基因谱挖掘GES基因，或者称为治疗靶向识别（TI），其中一些基因与肿瘤细胞大部分或全部功能有较高的关联。我们对网络拓扑的定量分析方法称为QM（quantitative analysis method），重点关注BC和DC。使用QM的治疗靶向识别是由我们之前报道的Python脚本提供的识别技术进行的[9]。为了根据特异性分析的结果提供正确的基因组图谱，我们还使用了基于相关性的方法（correlation based method，CBM）进一步从心脏肉瘤细胞中挖掘出第二个基因组图谱，如先前的文献所述[10]。然后将来自特定心脏肉瘤的QM和CBM数据的上调谱中的GES基因输入GeneGo软件和Genebank中进行药物搜索，发现了一系列针对心脏肉瘤的敏感药物。

◦四、GES及其药物的临床应用验证◦

在发现QM和CBM谱及其敏感药物之后，我们用Q-rtPCR进一步证实了靶向基因的表达情况。此外，还使用Python脚本[11]通过计算模拟分析来确定与治疗识别基因相关的特异性靶向心脏肉瘤细胞的药物。

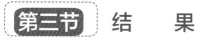

第三节　结　果

◦ 一、微阵列和基因组谱结果 ◦

为了从患者样本中挖掘基因谱，我们选择Affymetrix人类基因组U133-plus2芯片进行分析，步骤包括从FFPE组织通过LCM取样，从中获得一对心脏肉瘤细胞和正常心脏细胞的三重样本。在各进行三重微阵列测试后，使用微阵列显著性分析（SAM）挖掘基因，如图附录1-1A所示，1308个基因表达上调，1935个基因表达下调。用上调基因（1308个）其中的15个基因进行敏感度测试，下调基因（1935）其中的15个进行特异性测试。结果表明，敏感度测试阳性率为87%，特异性测试阳性率为37.5%，R值分别为0.712和0.583。特异性测试组有一个基因*FABP4*未能进行PCR扩增。

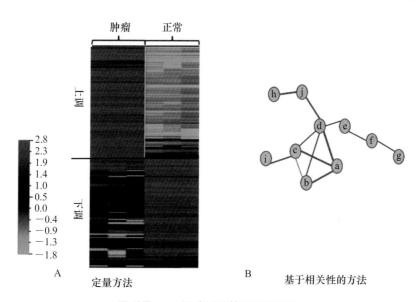

图附录 1-1　微阵列和基因组谱结果

A是基因谱挖掘的热图。将1308个上调基因及1935个下调基因表达值与正常对照簇比较，所得的log2比值被平均化，并显示在热图中，红色条表示log2变化比增加2倍以上，绿色表示向下调节值；B是基于相关性的上调减去基因下调的方法，红色线表示正变化，蓝色线表示负变化

附录 1　转移性心脏肉瘤个体化化疗病例报告

255

◦二、治疗靶向识别的结果◦

在获得表达为上调基因的基因组谱后，我们在治疗靶向识别方面挖掘了GES基因，如我们先前的报告中所述，这些基因与Python脚本识别的肿瘤细胞的大部分或全部功能有较高的关联。这里用高BC和低DC挖掘GES，或称治疗靶向识别。如表附录1-1所示，基于靶向患者转移性肿瘤的定量网络分析，Python软件将1308个基因中的19个认定为GES。由于结果显示出37.5%的特异性（R值为0.583），因此从心脏肉瘤细胞的CBM谱中进一步挖掘出了另外19个GES基因，如表附录1-2和图附录1-1B所示。

表附录1-1　定量网络分析结果

基因	BC（100%）	DC	CC	基因描述
VIM	0.34	1	0.02	波形蛋白
UCP2	0.28	1	0.02	解偶联蛋白2（线粒体、质子载体）
GRB1	0.23	1	0.05	磷酸肌醇-3-激酶，调节亚基1（α）
BRCA1	0.23	1	0.04	乳腺癌1，早发
ESR1	0.22	1	0.04	雌激素受体1
MAP3K3	0.17	1	0.02	丝裂原活化蛋白激酶3
KPNB1	0.14	1	0.11	核转运蛋白（输入蛋白）β1
CPSF4	0.14	1	0.02	裂解和聚腺苷酸化特异性因子4，30kDa
HSP	0.14	1	0.05	90kDa热休克蛋白α（胞质），A类成员1
CCDC85B	0.14	1	0.01	含有85B的卷曲螺旋结构域
UBE2I	0.13	1	0.04	泛素结合酶E2I（UBC9同源物，酵母）
FXR2	0.13	1	0.02	脆性X智力低下蛋白，常染色体同源物2
ATXN1	0.12	1	0.01	共济失调蛋白1
EWSR1	0.12	1	0.02	尤因肉瘤断点区域1
HGS	0.12	1	0.03	肝细胞生长因子调节的酪氨酸激酶底物
RPS27A	0.12	1	0.34	核糖体蛋白S27a
CALM1	0.11	1	0.01	钙调蛋白1（磷酸化酶激酶，δ）
HSPA8	0.1	1	0.05	70kDa热休克蛋白8
TBP	0.1	1	0.1	TATA盒结合蛋白

表附录1-2 基于相关性方法的结果

基因	倍数	SC-1	SC-2	SC-3	N-1	N-2	N-3	分数	BC	DC	CC
NMUR2	2.13	6.89	6.45	6.79	5.87	5.56	5.42	1.00	100.00	1.00	0.00
GNAI3	2.14	10.83	10.66	11.05	9.81	9.88	9.56	1.00	0.33	64.12	0.03
KPNA2	4.08	13.51	13.03	13.38	11.12	11.28	11.45	1.25	0.19	69.33	0.06
RACGAP1	3.65	9.98	10.30	9.81	7.93	8.00	8.52	1.00	0.18	91.88	0.37
PTPN12	2.05	10.81	10.54	10.69	9.83	9.68	9.42	1.00	0.18	42.79	0.09
EZH2	4.08	10.13	10.41	10.31	8.37	7.97	8.39	1.25	0.17	27.35	0.04
TSC22D1	2.12	8.02	7.78	7.75	6.66	6.58	7.02	1.00	0.16	56.32	0.04
PCM1	3.33	13.29	13.43	13.28	11.63	11.72	11.43	1.00	0.15	126.39	0.08
MTMR9	4.84	11.20	11.58	11.30	9.18	8.68	9.35	1.25	0.14	13.83	0.00
NDC80	2.87	8.85	8.70	9.33	7.05	7.83	7.41	1.00	0.14	113.88	0.15
ZHX1	2.72	8.73	8.49	8.37	7.24	7.19	6.82	1.00	0.13	33.85	0.05
MAD2L1	4.19	8.94	8.70	9.12	6.92	6.92	6.75	1.25	0.13	91.48	0.33
TK1	3.52	9.40	9.46	9.22	7.21	7.77	7.60	1.00	0.12	81.30	0.05
MSX1	2.52	9.63	9.28	9.24	7.79	7.96	8.37	1.00	0.12	107.06	0.14
KIF5B	2.09	11.89	11.80	11.56	10.56	10.65	10.85	1.00	0.11	84.68	0.08
FANCG	2.33	9.76	9.46	9.50	8.19	8.45	8.43	1.00	0.11	48.00	0.09
CDH5	2.66	13.13	13.21	13.22	11.66	11.95	11.70	1.00	0.11	46.37	0.15
CHEK1	4.21	9.95	9.55	10.07	7.38	7.91	8.03	1.25	0.11	82.66	0.26
CNOT7	6.15	10.70	10.85	10.79	7.97	7.94	8.50	1.50	0.10	41.20	0.02

◦ 三、药 物 发 现 ◦

在QM图谱和CBM图谱中发现了心脏肉瘤细胞的GES基因后，将这两组基因输入GeneGo软件和Drug-bank数据库中，发现了几种对肉瘤细胞敏感的药物，如表14-3-3所示（QM敏感药物）。参见表14-3-3，他莫昔芬、顺铂、多西紫杉醇和紫杉醇对靶向 BRAC1 敏感，硼替佐米对抑制RPS27A敏感，顺铂和伊立替康可抑制UBE21。由于基因组谱特异性低，为了进一步挖掘与药物发现相关的治疗靶向识别，我们进一步从CBM数据库中挖掘敏感度药物，结果如表附录1-4所示。诺考达唑（Nocodazole）、顺铂和紫杉醇对靶向MAD2L1敏感，丝裂霉素（mitomycin）和顺铂对抑制FANCG敏感。来那度胺（Lenalidomide）抑制血管生物标志物CDH5。

表附录1-3　由QM发现的药物

基因	BC（100%）	基因特征	药物发现	FDA批准与否
VIM	0.34	肉瘤标志物	福司曲星（Fostriecin）	临床试验
UCP2	0.28	肉瘤/肿瘤标志物	不适用	不适用
GRB1	0.23	肿瘤标志物	槲皮素	非FDA常用药
BRCA1	0.23	肿瘤标志物	他莫昔芬、丝裂霉素、顺铂、多西紫杉醇、紫杉醇	FDA
ESR1	0.22	肿瘤标志物	氟维司琼	FDA
MAP3K3	0.17	肿瘤标志物	不适用	不适用
KPNB1	0.14	肿瘤标志物	不适用	不适用
CPSF4	0.14	肿瘤标志物	不适用	不适用
HSP	0.14	肿瘤标志物	不适用	不适用
CCDC85B	0.14	非肿瘤标志物	吡拉西坦	FDA
UBE2I	0.13	肿瘤标志物	顺铂/伊立替康	FDA
FXR2	0.13	非肿瘤标志物	不适用	不适用
ATXN1	0.12	肿瘤标志物	不适用	不适用
EWSR1	0.12	肿瘤标志物	不适用	不适用
HGS	0.12	肿瘤标志物	不适用	不适用
RPS27A	0.12	肿瘤标志物	硼替佐米	分子治疗
CALM1	0.11	非肿瘤标志物	吩噻嗪类	FDA
HSPA8	0.10	肿瘤标志物	格尔德霉素	FDA
TBP	0.10	非肿瘤标志物	普鲁兰霉素	FDA

表附录1-4　由CBM发现的药物

基因	基因特征	药物	FDA批准与否
NMUR2	非肿瘤相关标志物	不适用	不适用
GNAI3	肿瘤相关标志物	黄蜂毒素（Mastoparan）X	未经FDA批准
KPNA2	肿瘤相关标志物	不适用	不适用
RACGAP1	肿瘤相关标志物	不适用	不适用
PTPN12	肿瘤相关标志物	不适用	不适用
EZH2	肿瘤相关标志物	不适用	不适用
TSC22D1	肿瘤相关标志物	维那利酮	FDA批准
PCM1	肿瘤相关标志物	不适用	不适用
MTMR9	肿瘤相关标志物	不适用	不适用
NDC80	肿瘤相关标志物	不适用	不适用

基因	基因特征	药物	FDA 批准与否
ZHX1	肿瘤相关标志物	不适用	不适用
MAD2L1	肿瘤相关标志物	诺考达唑/单星素/紫杉醇/顺铂	FDA 批准
TK1	非肿瘤相关标志物	5-胸苷酸	FDA 批准
MSX1	非肿瘤相关标志物	视黄酸	FDA 批准
KIF5B	肿瘤相关标志物	不适用	不适用
FANCG	肿瘤相关标志物	丝裂霉素 c/ 顺铂	FDA 批准
CDH5	血管生物标志物	来那度胺	FDA 批准
CHEK1	肿瘤相关标志物	卡列特星（Karenitecin）	新药
CNOT7	非肿瘤相关标志物	不适用	不适用

⊙ 四、药物验证与临床结果 ⊙

根据治疗靶向识别和药物发现的结果，最后用 Q-rtPCR 对两组 GES 基因都进行了确认。通过 Python 脚本的计算分析，确定与治疗靶向基因相关的药物，可以特异性靶向心脏肉瘤细胞，如图附录 1-2 所示。

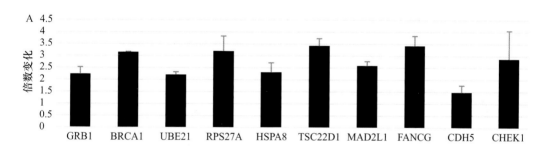

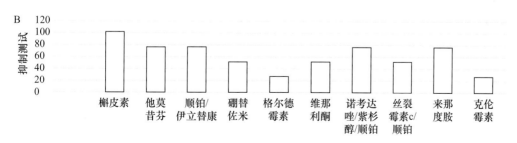

图附录 1-2　特异性靶向心脏肉瘤细胞相关药物的确定

A 是 Q-rtPCR 检测 GES 基因表达水平的均值分析；B 显示了在网络分析中适用于不同药物的计算模型的抑制结果

附录 1　转移性心脏肉瘤个体化化疗病例报告

共有10个GES基因被发现具有经FDA批准的靶向药物。*GRB1*、*BRCA1*、*UBE21*、*RPS27A*和*HSPA8*是通过QM挖掘的药物靶点，*TSC22D1*、*MAD2L1*、*FANCG*、*CDH5*和*CHEK1*是由CBM发现的药物靶点，如表附录1-5所示。所有靶向基因和药物均经Q-rtPCR证实，如图14-3-2A所示，计算分析结果如图附录1-2B所示。

紫杉醇和卡铂（新一代顺铂）被用于患者是因为联合治疗显示出比单独治疗更好的效果。如图附录1-3所示患者接受了5个疗程的紫杉醇和卡铂治疗后，经过2个月的个体化治疗和随后3个月的观察，右侧心脏肉瘤、胸椎和腰椎以及左侧肱骨上部的转移有部分缓解。患者的副作用如表附录1-5所示。

A
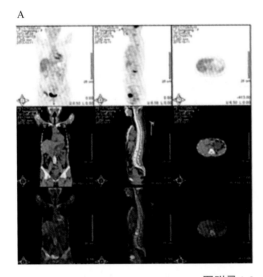

B
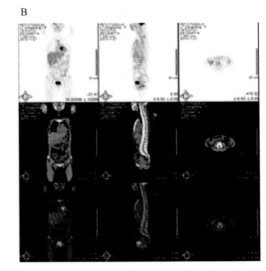

图附录1-3　治疗前后对比

A显示了PET/CT结果，表明在右心房、胸椎（6、9）、腰椎（5）及左肱骨上部多发性转移；B显示了个体化化疗3个月后，在右心房、胸椎（6、9）、腰椎（5）和左肱骨上部表现出部分缓解

表附录1-5　用药及副作用

	药物	FDA批准与否	剂量	疗程	应用方法	结果
药物	紫杉醇	批准	250mg	5	静脉注射	部分有效
	卡铂	批准	650mg	5	静脉注射	
	疗程	1	2	3	4	5
	心律失常	有	有	有	有	有
	白细胞减少	有	有	无	无	无
	血小板减少	有	有	无	无	无
副作用	肝痛	有	有	有	有	有
	肝功能异常	有	有	有	有	有
	恶心和呕吐	有	有	有	有	有
	体重增加	无	无	有	有	有
	水肿	无	无	有	有	有

第四节 病例讨论

通常，临床诊断和管理的重点是关注患者的病史以及来自实验室和影像学评估的数据，以便诊断和治疗疾病。2003年以后，新技术的发展为我们提供了对个体疾病更详细的了解，如SNP和GWAS[12, 13]。基于这一新的发展，在临床应用中出现了针对耐药肿瘤疾病和未知遗传病及一些罕见疾病的个体化治疗[14]。此外，源于基因型改变（如SNP）的蛋白质组学和转录组最终也会对新药产生了重大的影响[15, 16]。这是因为虽然DNA基因组是遗传信息档案库，但转录本和蛋白质才是细胞工作的基础；细胞的功能是由蛋白质控制，而不是由基因的DNA水平控制[17, 18]。此外，大多数FDA批准的药物都是针对蛋白质的，而不是DNA档案。药物干预的目的是调节异常的蛋白质活性，而不是基因缺陷。由于对蛋白质分析基本上没有发现SNP档案和蛋白质组表达之间的一致性，又由于从转录组中获得数据的方法稳定且可行，因此临床科学家正在对转录组进行间接分析，以寻找基因表达和DNA档案之间的一致性[19, 20]。

对转移性心脏肿瘤没有统一的方法治疗，辅助治疗的其他益处尚不清楚。在这里，我们报告了一例在医院治疗的心脏肉瘤，放射治疗对其没有任何效果。因此，依靠治疗靶向和敏感药物的发现来进行个体化化疗是一个理想的选择。本例中，我们从LCM中获得心肉瘤细胞和正常心肌细胞。在MAS5对微阵列数据进行归一化后，采用微阵列显著性分析（SAM）和层次聚类方法挖掘基因表达谱。与正常样本相比，1308个基因在肿瘤细胞中的表达要高出2倍。为了确定这些基因谱，我们分别使用了15个基因来研究基因组数据的敏感度和特异性。由于特异性测试结果只有37.5%，R值为0.583，因此我们添加了一种基于相关性的方法来挖掘基因谱，因为CBM可以通过使用上调基因减去下调基因来排除针对正常细胞的靶向基因。在我们从QM和CBM中获得基因组谱后，我们继续通过定量网络分析或DC和BC分析的拓扑结构来确定治疗靶向[21]，BC是通过蛋白质的最短路径，DC是连接蛋白质的蛋白质数量[22~24]。根据拓扑结构定义或治疗靶向识别（TI），最终通过定量网络分析，从QM组中筛选出19个基因（转移组织中获得的中介中心度较高的）作为TI结果，用于治疗转移瘤。从CBM中获得了另外19个GES基因。在GeneGo软件和Drug-bank中输入两组GES基因后，发现了两组治疗心脏肉瘤转移的药物列表。根据FDA批准的肿瘤临床应用药物

附录 1　转移性心脏肉瘤个体化化疗病例报告

261

列表，最终医师选择了紫杉醇和卡铂联合应用于患者的治疗方案。经过紫杉醇与卡铂联合五个疗程的个体化化疗，成功地实现了右心房、胸椎、腰椎、左上肱骨多发性转移的部分缓解。

（肖华胜　高　勇　李　申　张晓娜　韩峻松　李彪如）

参考文献

［1］ Schilsky R L. Opinion: Personalized medicine in oncology: the future is now [J]. Nature Reviews Drug Discovery, 2010, 9: 363-366.

［2］ Hudson T J. Genome variation and personalized cancer medicine [J]. J Intern Med, 2013, 274(5): 440-450.

［3］ Li B, Senzer N, Rao D, et al. Bioinformatics Approach to Individual Cancer Target Identification, 11th Annual Meeting of the American Socicty of Gene Therapy [J], 2008, 8: 45-46.

［4］ Li B. Clinical Genomic Analysis and Diagnosis-Genomic Analysis Ex Vivo, in Vitro and in Silico [J]. Clinical Medicine and Diagnostics, 2012, 2(4): 37-44.

［5］ Modesitt S C, Hsu J Y, Chowbina S R, et al. Not all fat is equal: Differential gene expression and potential therapeutic targets in subcutaneous adipose, visceral adipose, and endometrium of obese women with and without endometrial cancer [J]. International Journal of Gynecological Cancer, 2012, 22(5): 732-741.

［6］ Coda A B, Icen M, Smith J R, et al. Global transcriptional analysis of psoriatic skin and blood confirms known disease-associated pathways and highlights novel genomic "hot spots" for differentially expressed genes [J]. Genomics, 2012, 100(1): 18-26.

［7］ Spetsieris P G, Ma Y, Dhawan V, et al. Differential diagnosis of parkinsonian syndromes using PCA-based functional imaging features [J]. NeuroImage, 2009, 45(4): 1241-1252.

［8］ Zhao Y, Simon R. BRB-Array Tools Data Archive for human cancer gene expression: A unique and efficient data sharing resource [J]. Cancer Informatics, 2008, 6(6): 9-15.

［9］ Narayanan T, Gersten M, Subramaniam S, et al, Modularity detection in protein-protein interaction networks [J]. BMC Research Notes, 2011, 4(1): 569.

［10］ Lin D, Cao H, Calhoun V D, et al. Sparse models for correlative and integrative analysis of imaging and genetic data [J]. J Neurosci Methods, 2014, 237: 69-78.

［11］ Zheng J, Zhang D, Przytycki P F, et al. SimBoolNet-a Cytoscape plugin for dynamic simulation of signaling networks [J]. Bioinformatics (Oxford, England), 2010, 26(1): 141-142.

［12］ Manolio T A. Genomewide association studies and assessment of the risk of disease [J]. New England Journal of Medicine, 2010, 363(2): 166-176.

［13］ Pearson T A, Manolio T A. How to interpret a genome-wide association study [J]. JAMA-Journal of the American Medical Association, 2008, 299(11): 1335-1344.

[14] Quayle A P, Siddiqui A S, Jones S J M, Perturbation of interaction networks for application to cancer therapy [J]. Cancer Informatics, 2007, 5: 45-65.

[15] Mansour J C, Schwarz R E. Molecular Mechanisms for Individualized Cancer Care [J]. Journal of the American College of Surgeons, 2008, 207(2): 250-258.

[16] Veer L J V, Bernards R. Enabling personalized cancer medicine through analysis of gene-expression patterns [J]. Nature, 2008, 452(7187): 564-570.

[17] Saglio G, Morotti A, Mattioli G, et al. Rational approaches to the design of therapeutics targeting molecular markers: The case of chronic myelogenous leukemia [J]. Annals of the New York Academy of Sciences, 2004, 1028: 423-431.

[18] Oldenburg J, Watzka M, Rost S, et al. VKORC1: Molecular target of coumarins [J]. Journal of Thrombosis and Haemostasis, 2010, 5(1): 1-6.

[19] Anderson N L, Anderson N G. Proteome and proteomics: New technologies, new concepts, and new words [J]. Electrophoresis, 1998, 19(11): 1853-1861.

[20] Subramanian A, Tamayo P, Mootha V K, et al. Gene set enrichment analysis: A knowledge-based approach for interpreting genome-wide expression profiles [J]. PNAS, 2005, 102(43), 15545-15550.

[21] Wang Z, Gerstein M, Snyder M. RNA-Seq: A revolutionary tool for transcriptomics [J]. Nature Reviews Genetics, 2009, 10(1): 57-63.

[22] Letwin N E, Kafkafi N, Benjamini Y, et al. Combined application of behavior genetics and microarray analysis to identify regional expression themes and gene-behavior associations [J]. Journal of Neuroscience, 2006, 26(20): 5277-5287.

[23] Zielinski R, Przytycki P F, Zheng J, et al. The crosstalk between EGF, IGF, and Insulin cell signaling pathways-Computational and experimental analysis [J]. BMC Systems Biology, 2009, 3(1752): 88.

[24] Carlson S M, White F M. Using small molecules and chemical genetics to interrogate signaling networks [J]. ACS Chemical Biology, 2011, 6(1): 75-85.

附录1

转移性心脏肉瘤个体化化疗病例报告

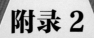

附录 2
转移性小细胞肺癌个体化治疗病例报告

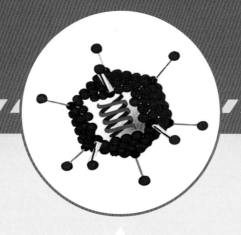

　　患者为58岁男性，2015年12月因咳嗽伴血丝痰就诊。PET-CT检查发现左肺下叶多发肿块，FDG摄取增加，提示肿瘤存在。同时，影像学检查显示多处骨质破坏，考虑为肿瘤转移。经过液基膀胱镜活检，确诊为小细胞肺癌（SCLC）。考虑到SCLC的高转移性和较差的预后，本病例采取了个体化治疗策略。

第一节　概　　述

　　个体化治疗代表了一种创新的医疗方法，它根据患者的个体基因组特征量身定制治疗方案。这种策略被形象地描述为"为合适的患者，在合适的时间，提供合适的治疗"，其成功实施依赖于精确的临床基因组分析[1]。自2007年起，临床基因组学的研究与开发（R&D）推动了基因组谱分析和系统建模在个体化治疗中的应用[2, 3]。本病例报告聚焦于一例小细胞肺癌（SCLC）患者，该患者通过全基因组关联研究（GWAS）分析方法，筛选并确定了个体化治疗方案。我们从患者的FFPE样本中提取了SCLC细胞和正常细胞，进行了SNP图谱分析，并通过定量网络分析确定了与治疗靶向相关的SNP特征，进而筛选出潜在的敏感药物。

　　肿瘤细胞基因组分析的临床取样包括通过外科手术从体内获得配对的肿瘤组织与正常组织，或通过LCM从原位获得配对的肿瘤细胞与正常细胞，或通过离体培养临床样本中取得的细胞而获得配对的肿瘤细胞与正常细胞[4]。本案例通过LCM从SCLC患者样本中获得了配对的SCLC细胞与正常对照细胞，并对其进行了GWAS和SNP分析。此外，与SNP特征相关的系统建模能够提供治疗靶向识别和药物发现所需的一些重要信息[5]。SNP特征数据库与定量生物信息学分析相结合后，SNP相关基因可以为我们识别出肿瘤疾病患者的治疗靶向基因，并为对药物敏感的患者提供治疗药物的信息[6]。在这里，为了介绍一个利用基于通路的GWAS方法筛选多发转移性SCLC患者的药物的病例报告，我们建立了一个挖掘流程，包括获得配对的SCLC细胞和正常对照细胞，进行SNP微阵列分析，挖掘重要的SNP或功能性SNP以便识别SNP特征，最后找到用于患者治疗的敏感度药物。通过临床取样、SNP分析及SNP图谱挖掘、发现SNP特征相关基因、发现敏感药物四个步骤，最后，将得到的SCLC的敏感药物列表用于患者的个体化化疗中。

◦ 一、患者和样本 ◦

根据临床标准对患者进行诊断。在肿瘤组织取样前征得患者的知情同意。采用常规病理学方法对小细胞肺癌进行诊断和分类。用光May-Grunwald-Giemsa染色法（MMG）对嵌入在约10μm切片上的SCLC组织进行染色，如我们之前报道所述，用激光捕获显微镜（Zeiss Palm Microbeam Ⅳ激光捕获显微镜）识别出肿瘤细胞富集区和正常细胞富集区[7]。用LCM分离肿瘤细胞和正常细胞，以便获取样本DNA。

◦ 二、基因组DNA与QC分析 ◦

由于我们发现FFPE载玻片上的DNA会降解，因此我们采用了两个步骤来扩增和拯救DNA。根据制造商提供的方案[8]，使用Genome Plex单细胞全基因组扩增试剂盒（Sigma-Aldrich）进行了全基因组扩增（WGA）。简而言之，在试管中收集降解的DNA后，将样品加入9μl无核酸酶水和1μl含蛋白酶K的混合液中进行单细胞裂解。随后根据制造商的说明书进行细胞裂解孵育（50℃，1小时）。WGA产物用GenElute PCR Clean-Up试剂盒（Sigma-Aldrich）纯化。在扩增SCLC和正常对照细胞的DNA样本后，我们再根据制造商提供的方案，使用FFPER restore Protocol Kit（Illumina公司，加利福尼亚州圣克拉拉市）进行了DNA拯救[9]。用Nano-Drop 2000对扩增和拯救的DNA进行定量，设计PCR扩增引物，对GAPDH的扩增子进行100bp、500bp和1kb的扩增，然后进行DNA凝胶电泳，并通过DNA紫外（UV）定量进行拯救分析。

◦ 三、SNP微阵列分析 ◦

将DNA送到堪萨斯大学医学中心的基因组中心（genomic core）进行SNP6.0微阵列分析（Affymetrix SNP6.0，含906600个SNP）[10]，每800ng DNA使用一块芯片。Affymetrix SNP 6.0采用基因组改变打印法（genome alteration print method）进行处理，获得绝对SNP和拷贝数图谱。使用Affymetrix基因分型控制台3.0.2将信号强度转换成CEL文件并确定信号强度。样本通过了Affymetrix QC阈值（QC调用率＞87%），使用Birdseed v2（Affymetrix GTC软件）调用CEL文件的基因型。

◦ 四、生物信息学分析 ◦

我们首先从配对肿瘤细胞和正常细胞样本的基因型调用中发现了重要的SNP，通过这些基因型调用结果我们排除了所有从正常对照细胞获得的SNP，将肿瘤SNP留作进一步分析。此外，由于进行了基因组DNA扩增和拯救，以及个体化治疗更注重基于SNP的基因型改变，我们从全部的肿瘤细胞中排除了所有杂合性丢失（loss of heterozygosity，LOH）和拷贝数变异（copy number variation，CNV），因此只有来自肿瘤细胞的SNP改变才需要进一步研究基于SNP的靶向治疗。利用SNP注释软件对SNP相关的关键基因进行重要性和功能性分析。为了研究SNP靶向治疗，我们采用了两种方法来挖掘SNP相关靶向：基于通路的SNP靶向和SNP直接药物靶向。

在基于通路的SNP靶向分析中，已经实现了通过插入Cytoscape 3.3平台的PINBPA软件进行分析[11]。所有基因相关的功能性SNP均按其基因组坐标进行排序，并通过具有阈值临界值（p值＜0.05）的平台来定义特征性SNP（signature SNP）。在获得了特征性SNP相关基因之后，利用我们已发布的python平台[12]发现特征性SNP相关基因和药物。我们的定量分析和网络拓扑集中在中介中心度（BC）和度中心度（DC）上，正如我们之前报告所述的那样[13]。

◦ 五、临床应用中特征性SNP及其药物的验证 ◦

1. SNP直接药物靶向

在发现特征性SNP谱后，利用GeneGo软件和Genebank搜索药物[14]，直接发现了几种与SCLC的特征性SNP相关的敏感药物，用于SCLC的靶向治疗。

2. 基于通路的SNP靶向

与治疗靶向识别SNP和基因相关的药物是通过我们已经发布的基于Python的平台来识别的，该平台专门用于针对SCLC的网络拓扑结构和计算分析[15]。

3. 特征性SNP的验证

使用TaqMan基因型技术确认SNP，并使用Sangers测序进行与特异性和敏感度测定相关的SNP检测。两种技术都是根据制造商和设备说明书（Thermo Fisher Scientific公司）[16]进行的。

第三节 结 果

◦ 一、基因组DNA和SNP微阵列分析结果 ◦

为了从患者样本中挖掘SNP图谱，我们使用LCM技术在MMG染色1分钟后收集配对细胞，如图附录2-1A-Ⅰ所示；共收集28个SCLC细胞簇，其中93%的肿瘤细胞如图附录2-1A-Ⅱ所示；15个正常对照细胞簇如图附录2-1A-Ⅲ所示。因为已发现FFPE玻片上的DNA降解，如图附录2-1B-Ⅰ所示；在进行了WGA和DNA拯救之后，如

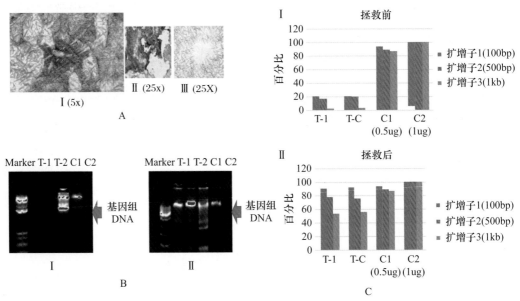

图附录2-1 患者的样本质控情况

A为Giemsa染色1分钟后，在LCM下的组织照片，A-Ⅰ为5倍放大镜下，A-Ⅱ为25倍放大镜下小细胞肺癌细胞簇，A-Ⅲ为25倍放大镜下正常对照细胞簇；B-Ⅰ为拯救前的DNA凝胶电泳图，T1和T2证明了DNA降解，用C1（LCM下取得的Hela细胞作为固定Hela细胞）和C2（培养的Hela细胞作为活细胞）进行比较；B-Ⅱ是拯救后的DNA凝胶电泳图，T1和T2证明了DNA被拯救，用C1（LCM下取得的Hela细胞）和C2（培养的Hela细胞）进行比较；C显示了用GAPDH基因的DNA扩增子扩增后的DNA百分比，扩增子设计长度为100bp、500bp和1000bp；C-Ⅰ显示在100bp、500bp和1kb处DNA降解，C-Ⅱ显示了在100bp、500bp和1kb处DNA被拯救，用C1（LCM下取得的Hela细胞）和C2（培养的Hela细胞）进行比较

图附录2-1B-Ⅱ所示。被扩增和拯救的DNA在100bp扩增子中的回收率为90%～92%，在500b扩增子中的回收率为78%～79%，在1kb中的回收率为56%～58%，如图附录2-1C所示。用SNP 6.0微阵列（Affymetrix SNP 6.0，含906 600个SNP）进行DNA（SCLC细胞组T-1和正常对照细胞组T-2）检测（每800ng一块芯片）。使用Affymetrix基因分型控制台3.0.2在Birdseed v2（Affymetrix GTC软件）下进行SNP和CNV挖掘及QC（QC调用率＞87%），如表附录2-1所示。

表附录2-1　GWAS的QC结果

	文件	边界	比较QC	QC调用率	CHP/CEL
1	T1_061416_（GenomeWideSNP_6）.CEL	In	0.82	93.75	1
2	T2_061416_（GenomeWideSNP_6）.CEL	In	1.71	93.85	1

○ 二、GWAS结果 ○

在通过Affymetrix SNP 6.0芯片（每块芯片含906 600个SNP）同时完成SCLC细胞SNP（称为T-1）检测和正常对照细胞SNP（称为T-2）检测后，共发现1425个SNP（仅来自肿瘤细胞），其结果如图附录2-2所示。我们还从所有肿瘤细胞和正常对照细胞中挖掘了CNV（拷贝数变异），如图附录2-3A和图附录2-3B所示，其中蓝色表示

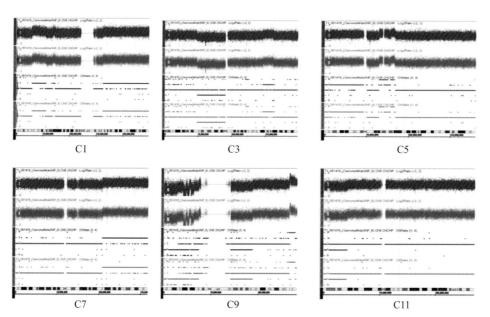

图附录2-2　SNP和CNV微阵列分析结果

T1（蓝色）和T2（绿色），表明染色体在肿瘤来源和正常对照来源之间存在差异。由于染色体在1、3、5、7、9、11号染色体上有很大差异，因此本图显示了C1、C3、C5、C7、C9、C11在CNV和SNP上的变化

增加变异，红色表示减少变异。所有肿瘤细胞中共发现1104个CNV，如图附录2-3C所示。由于目前的个体化治疗是通过基于通路的GWAS方法设计的，因此此处使用了肿瘤细胞中基于SNP的基因型变化来进行分析，发现了924个与SNP相关的基因（称为功能性SNP）。在针对特征SNP的基于通路的方法中，它们的基因分析是通过插入cytoscape3.3的PINBPA软件来实现的。所有基因相关的功能性SNP均按其基因组坐标排序，并在用户定义的阈值（$p<0.05$）下定义关联区块。

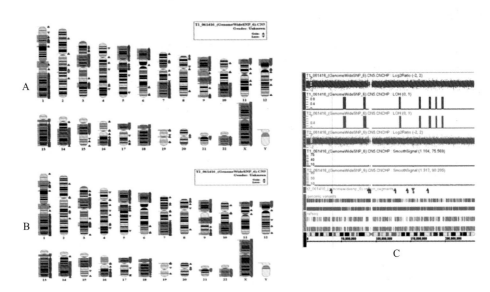

图附录2-3　肿瘤细胞和正常细胞的CNV结果

A显示了T-1的CNV，B显示了T-2的CNV，其中蓝色表示增加变异，红色表示减少变异，C显示

◦三、药物发现◦

在获得了特征性SNP相关基因后，利用GeneGo软件和Genebank发现了SNP直接药物靶向（SNP-direct-drug targeting）。在SNP直接药物靶向中，我们发现了靶向KLF、KRAS、EGF和TP53I3相关SNP的几种药物和分子疗法，如表附录2-2中的卡铂。

表附录2-2　SNP直接靶向的基因和药物

相关基因	dbSNP-RS-ID	染色体	靶向药物	靶向分子治疗
ALK	rs12052994	2	卡铂	克唑替尼、色瑞替尼
KRAS	rs10505978	12	卡铂、紫杉醇、培美曲塞、多西紫杉醇	厄洛替尼
MEGF10/11	rs9327438/ rs10518678	5_15		厄洛替尼、吉非替尼、阿法替尼
TP53I3	rs2303287	2	多西紫杉醇	

为了研究一个实用的平台，在基于Python的平台上，BC表示效果，DC表示效果和副作用。我们利用基于通路的SNP靶向来分析敏感药物和特异性药物，从中我们通过网络拓扑结构发现了一个敏感药物列表，如表附录2-3所示。其中，顺铂、伊立替康和依托泊苷对靶向患者的SCLC细胞最敏感的靶向药物。基于通路的GWAS分析（包括靶向基因、药物和SCLC细胞）的结果如图附录2-4A1和图附录2-4A2所示，并通过Python脚本下的计算模拟分析以图附录2-4B的形式进行挖掘，以便确认其特异性靶向患者SCLC细胞。

表附录2-3　基于通路的 GWAS 方法

名称	中介中心度	度中心度	名称	中介中心度	度中心度
顺铂	0.06046899	18	环磷酰胺	0.00361606	4
依托泊苷	0.0139578	10	吉西他滨	0.00355958	6
异环磷酰胺	0.00967844	4	长春地辛	0.00328222	2
伊马替尼	0.00753371	6	表柔比星	0.00154738	4
甲氨蝶呤	0.00741667	7	沙利度胺	0	3
拓扑替康	0.00695399	5	卡铂	0	2
阿霉素	0.00575564	10	甲氧氯普胺	0	2
长春新碱	0.00438819	4	洛莫司汀	0	1
紫杉醇	0.00417765	7			

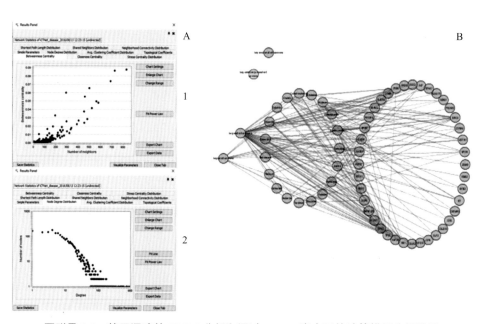

图附录2-4　基于通路的 GWAS 分析和通过 Python 脚本下的计算模拟分析结果

A-1 为中介中心度散点图，A-2 为度中心度散点图；B 是 SCLC 细胞与 SNP 特征相关基因的网络结果图，包括基因、药物和 SCLC 细胞。粉红色为网络，指示与 SCLC 相关的基因 - 药物

附录
2
转移性小细胞肺癌个体化治疗病例报告

◦ 四、药物验证和临床结果 ◦

在挖掘出治疗靶点和发现了药物后，最终用TaqMan-PCR证实了两组SNP特征，且Sanger测序结果证实了SNP敏感度（93%）和特异性（68.3%）。

与SNP特征基因相关的且已被FDA批准的靶向药物被用于治疗患者。根据基于通路的SNP靶向治疗的药物列表，其中FDA批准了顺铂和依托泊苷的联合治疗，对患者施用了6个疗程的顺铂和依托泊苷。如表附录2-4所示，患者接受顺铂和依托泊苷治疗6个疗程后，从X射线的图附录2-5A1和图附录2-5A2可以看出，左肺中的肿瘤块从3×4cm减小到0.8×1.1cm。左肺、胸椎和腰椎的转移瘤经过3个月的个体化治疗后有部分效果，随后3个月的CT观察结果如图附录2-5B和附录2-5C所示。对患者的副作用如表附录2-5所示。

表附录2-4 用药

病例	药物	FDA批准与否	剂量	用法
YZ	VP-16	批准	220mg d1～3×6	静脉注射
	DDP	批准	56mg d1～3×6	静脉注射

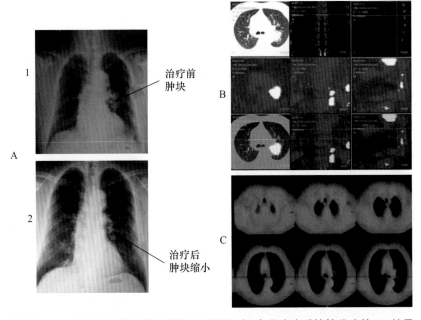

图附录2-5 患者治疗前后的X线结果以及经过3个月治疗后的转移瘤的CT结果

A-1显示治疗前左肺大肿块的X射线拍摄结果，A-2显示治疗后左肺肿块缩小的X射线拍摄结果；B显示PET/CT结果，其中显示左肺、胸椎、腰椎多发性转移；C显示个体化化疗3个月后的CT图像，表现为部分有效

表附录 2-5　药物不良反应

副作用	疗程-1	疗程-2	疗程-3	疗程-4	疗程-5	疗程-6
不良事件等级	3	2	2	2	2	1
白细胞减少	是	是	是	是	是	是
恶心呕吐	是	是	是	是	是	是
体重增加	是	是	是	是	是	是
脱发	是	是	是	是	是	是
心功能异常	否	否	否	否	否	否
水肿	否	否	否	否	否	否
血小板减少	否	否	否	否	否	否
休克、败血症	否	否	否	否	否	否
全身感染	否	否	否	否	否	否

　　人类基因组技术的重大发展使我们能够确定与遗传、肿瘤和一些罕见病流行相关的SNP[17]。根据特定的实验室条件，有三种方法可以检测，它们是RNA-Seq、DNA-Seq和SNP微阵列。RNA-Seq可以发现全局SNP和转录组谱，DNA-Seq可以获得全局和未知的SNP数据，SNP微阵列可以根据先验信息获得全局SNP[18]。用全局方法检测到全部SNP后，用GWAS对配对的疾病-对照样本进行统计分析，可以确定标记处的等位基因是否可以预测表型改变。如果GWAS在多次检测后达到统计学显著性，则认为该变异与疾病有关。现在SNP已经被GWAS成功地应用于疾病风险预测[19]。此外，在对GWAS进行风险预测以确定与特定疾病相关的SNP之后，我们进一步研究了功能性SNP技术以便发现表示因果关系的SNP。与功能性SNP相关的GWAS在疾病的发病机制、预测和预防中起着重要作用[20]。如在2014年中，有近2000份公开文献报道了13 000多个SNP与GWAS目录中近200个表型有关联[21]。这种基因组映射策略的成功纪录包括在常见疾病（如多发性硬化症、1型和2型糖尿病、淋巴瘤、白血病和代谢紊乱）中确定数十个甚至数百个易感等位基因[22]。

　　尽管GWAS已被广泛用于确定常见疾病的易感性，但仍有必要建立全局和个别表型标记与GWAS的关联。这些被称为通路分析的方法旨在确定GWAS相关蛋白与疾病之间的功能关系。幸运的是，在这些数据（如SNP-蛋白质、SNP-表型、蛋白质-蛋白质和基因/蛋白质-药物）被快速整合之后，一个结合了系统生物学、被称为"SNP-基因-蛋白质-表型-药物"的网络在SNP图谱中出现了[23]。现在，与药物基因组学信息相关的个体化药物可以通过单个SNP和GWAS来预测药物反应[24]。跨学科方法可以构建系统来建议个体化治疗的方案。在此，我们首先根据之前的研究建立了"基于通路的全基因组关联研究方法"，即BC值越高，效果越好，而BC和CD值越高，效果越好，副作用也越大。或者说，较高的BC值与较好的效果相关，而只有较低的CD值与较低的毒性相关[25]。

　　本案例中的患者因SCLC发生了多处转移，因此非常适合进行个体化治疗。为了挖掘SCLC细胞特异性SNP图谱，我们采用LCM取样法采集了小细胞肺癌细胞，并与正常对照细胞进行了比较。与大多数GWAS分析一样，我们从SCLC中挖掘了SNP

后，对来自肿瘤细胞的SNP（来自肿瘤细胞的1425个显著SNP）进行了基于通路的GWAS数据的进一步研究。尽管Affymetrix snp6.0芯片上共有906 600个SNP和CNV，但目前的个体化治疗是为以SNP为基础的基于通路的GWAS方法设计的。在基于通路的GWAS方法中，SNP相关基因被用来发现与特异性SNP相关的基因和药物。根据对治疗靶点和药物的挖掘结果，临床上选择经FDA批准的靶向药物进行治疗。由于顺铂和依托泊苷的联合治疗已获FDA批准，故对患者进行了6个疗程的顺铂和依托泊苷联合治疗。患者经顺铂、依托泊苷治疗6个疗程后，在接下来的3个月随访中，观察到左肺肿块缩小，左肺、胸椎、腰椎转移灶部分缓解。本病例报告表明，基于通路的GWAS分析方法可以成功地为临床患者提供良好的疗效。

（陆 静 程树群 李彪如）

参考文献

［1］ Schilsky R L. Opinion: Personalized medicine in oncology, the future is now [J]. Nature Reviews Drug Discovery, 2010, 9: 363-366.

［2］ Hudson T J. Genome variation and personalized cancer medicine [J]. J Intern Med, 2013, 274(5): 440-450.

［3］ Li B, Senzer N, Rao D, et al. Bioinformatics Approach to Individual Cancer Target Identification, 11th Annual Meeting of the American Socicty of Gene Therapy [J], 2008, 8: 45-46.

［4］ Li B. Clinical Genomic Analysis and Diagnosis-Genomic Analysis Ex Vivo, in Vitro and in Silico [J]. Clinical Medicine and Diagnostics, 2012, 2(4): 37-44.

［5］ Yoshida T, Ono H, Kuchiba A, et al. Genome-wide germline analyses on cancer susceptibility and GeMDBJ database: Gastric cancer as an example [J]. Cancer Sci, 2010, 101(7): 1582-1589.

［6］ Hudson T J. Genome variation and personalized cancer medicine [J]. J Intern Med, 2013, 274(5): 440-450.

［7］ Emmert-Buck M R, Bonner R F, Smith P D, et al. Laser capture microdissection [J]. Science, 1996, 274(5289): 998-1001.

［8］ Geigl J B, Speicher M R. Single-cell isolation from cell suspensions and whole genome amplification from single cells to provide templates for CGH analysis [J]. Nat Protoc, 2007, 2: 3173-3184.

［9］ Chung J, Son D S, Jeon H J, et al. The minimal amount of starting DNA for Agilent's hybrid capture-based targeted massively parallel sequencing [J]. Sci Rep, 2016, 6: 26732.

［10］ Demir E, Hasdemir C, Ak H, et al. Genome-Wide Association Study of Copy Number Variations in Patients with Familial Neurocardiogenic Syncope [J]. Biochem Genet,

2016, 54(4): 487-494.

[11] Wang L, Matsushita T, Madireddy L, et al. PINBPA: cytoscape app for network analysis of GWAS data [J]. Bioinformatics, 2015, 31(2): 262-264.

[12] Zheng J, Zhang D, Przytycki P F, et al. SimBoolNet--a Cytoscape plugin for dynamic simulation of signaling networks [J]. Bioinformatics, 2010, 26(1): 141-142.

[13] Narayanan T, Gersten M, Subramaniam S, et al, Modularity detection in protein-protein interaction networks [J]. BMC Research Notes, 2011, 4(1): 569.

[14] Chen K, Wu D, Bai Y, et al. Fuzzy clustering analysis of osteosarcoma related genes [J]. Pathol Oncol Res, 2014, 20: 535-539.

[15] Hu H, Zhang Q, Li S, et al. A Therapeutic Targeting Identification from Microarray Data and Quantitative Network Analysis [J]. The Open Access Journal of Science and Technology, 2015, 3: 1-10.

[16] Burns C C, Kilpatrick D R, Iber J C, et al. Molecular Properties of Poliovirus Isolates: Nucleotide Sequence Analysis, Typing by PCR and Real-Time RT-PCR [J]. Methods Mol Biol, 2016, 1387: 177-212.

[17] Rodríguez-Antona C, Taron M. Pharmacogenomic biomarkers for personalized cancer treatment [J]. J Intern Med, 2015, 277(2): 201-217.

[18] McBean R S, Hyland C A, Flower R L. Approaches to determination of a full profile of blood group genotypes: single nucleotide variant mapping and massively parallel sequencing [J]. Comput Struct Biotechnol J, 2014, 11(19): 147-151.

[19] Hollegaard M V, Grauholm J, Nielsen R, et al. Archived neonatal dried blood spot samples can be used for accurate whole genome and exome-targeted next-generation sequencing [J]. Mol Genet Metab, 2013, 110(1~2): 65-72.

[20] Kim Y S, Kim Y, Choi J W, et al. Genetic variants and risk of prostate cancer using pathway analysis of a genome-wide association study [J]. Neoplasma, 2016, 63(4): 629-634.

[21] Welter D, MacArthur J, Morales J, et al. The NHGRI GWAS Catalog, a curated resource of SNP-trait associations [J]. Nucleic Acids Res, 2014, 42(Database issue): D1001-D1006.

[22] Smushkin G, Vella A. Genetics of Type 2 Diabetes [J]. CurrOpin Clin NutrMetab Care, 2010, 13(4): 471-477.

[23] Jain P, Vig S, Datta M, et al. Systems Biology Approach Reveals Genome to Phenome Correlation in Type 2 Diabetes [J]. PLoS One, 2013, 8(1): e53522.

[24] Saglio G, Morotti A, Mattioli G. Rational approaches to the design of therapeutics targeting molecular markers: the case of chronic myelogenous leukemia [J]. Ann N Y Acad Sci, 2004, 1028(1): 423-431.

[25] Peng Q, Schork N J. Utility of Network Integrity Methods in Therapeutic Target Identification [J]. Front Genet, 2014, 5: 12.

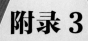

附录3
转移性乳腺癌个体化治疗病例报告

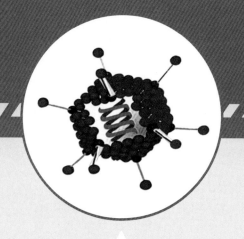

　　55岁女性患者，体重65kg，2007年通过免疫化学染色确诊为三阴乳腺癌［雌激素受体（ER）、孕激素受体（PR）和HER2均呈阴性］。患者接受了右乳腺导管肿瘤切除手术，并完成了6个疗程的化疗（顺铂和多西他赛）以及1个疗程的放疗。2009年，患者因脊柱转移瘤再次接受了6个疗程化疗和1个疗程放疗。2011年，患者针对肝转移接受了介入治疗。至2012年，患者右肝出现新的转移灶，同时伴有多个淋巴结复发，因此被选为个体化治疗的对象。

第一节　概　　述

　　临床基因组分析能够提供 GWAS、GES 及药物发现所需的信息[1~4]。大量的基因组分析可用于不同肿瘤性疾病、遗传性疾病以及不确定治疗方法的罕见疾病的个体化治疗。这些类型的基因组学分析及诊断经常使用一对组织或细胞样本（包括一对手术切除样本，例如活体取样的肿瘤组织与正常组织）的 DNA、RNA 及蛋白质[5]，一对病理样本（例如由 LCM 原位取样的一对肿瘤细胞与正常细胞）[6,7]或从体外培养的临床样本中获得的新鲜细胞[8]。这些临床基因组学数据库与定量基因分析的结合使临床医师与科学家们能识别基因类型特征、基因表达特征并为耐药性肿瘤患者发现药物，或为遗传性疾病、神经系统疾病和罕见疾病中治疗方法不明的患者发现药物[9,10]。我们经常面临的一个主要困难是如何获得一对样本。在此我们介绍一种从肝转移组织中获得的微阵列数据的挖掘过程，并通过下游定量基因分析来识别 GES 并发现与 GES 相关的药物。这是一个三步分析的过程，第一步是挖掘基因组表达谱，第二步是识别基因表达特征，第三步是发现特异性药物。通过三步分析，一组特异性靶向肝转移性肿瘤（set-1）的药物及另一组特异性靶向原发性肿瘤（set-2）的药物被发现并用于一位三阴转移性乳腺癌患者的治疗。

第二节 方 法

⊙ 一、患者与样本 ⊙

按照临床标准对患者进行诊断。在患者同意后对其进行基因组分析及药物靶向分析。在进行手术时取出肿瘤组织（速冻在液氮中）并存储在 -80℃的环境中。对转移到肝脏的乳腺导管肿瘤根据传统病理诊断并进行细胞类型分类。

⊙ 二、微阵列实验 ⊙

对从患者肝转移样本中获得的 RNA 进行微阵列测序。按照生产商说明书（Affymetrix 表达分析技术手册，Affymetrix 公司，加利福尼亚州圣克拉拉市）中的步骤提取 RNA 并进行微阵列操作[11, 12]。简单地说，使用 Trizol 试剂（Invitrogen 公司，加利福尼亚州卡尔斯巴德市）提取三份肝转移 RNA 样本，并用 RNeasy 柱（Qiagen 公司，加利福尼亚州瓦伦西亚市）进行纯化，连续洗涤后，将总 RNA 用无 RNase 的水进行洗脱。对分离的总 RNA 定量，并用安捷伦 2100- 生物分析仪确认其完整性。从三份 RNA 样本中各取 1μg 用 Ambion 公司的 MessengeAmp II-Biotin 增强试剂盒（Ambion 公司，得克萨斯州奥斯汀市）制备生物素化的反义 RNA（cRNA），然后将 15μg 的片段生物素化 cRNA 与 Genechip™ 人类基因组 U133-2A 芯片杂交，用于三重实验。

附录 3 转移性乳腺癌个体化治疗病例报告

◦ 三、基因组数据挖掘 ◦

按照当前的临床基因组方法，至少有三种方式可以用来挖掘异质细胞，它们是层次聚类、主成分分析（PCA）及自组织映射（SOM）[13, 14]。在这些分析中，在通过基于模型的背景校正（MBCB）结合MAS5（我们的同事已经建立）[15]对微阵列表达数据进行归一化后，层次聚类和微阵列显著性分析（significance analysis of microarray，SAM）可用于发现基因组图谱。所有的层次聚类和SAM都是由我们之前报告[16, 17]中的美国国立卫生研究院（NIH）的BRB平台及NIA平台执行的。简单地说，为了仅从转移肝组织中挖掘特异性基因谱，我们首先通过SAM和层次聚类比较了患者三份样本的标准化图谱和三份正常肝组织（来自GEO）的标准化图谱，并以升高2倍作为临界值（cut off）。在发现基因组图谱后，由于原始微阵列数据是组织水平的数据，因此患者样本的图谱仍具有来自血管细胞或淋巴细胞或巨噬细胞的混合基因。为了排除这类基因，我们还对数据库中存储的T细胞和巨噬细胞进行了合并分析，分析方法详见我们之前的报告[18]。在排除了混合物之后，通过将set-1图谱与三重GEO数据相结合，最终将其归类为肝转移谱，类似于乳腺导管癌的肝转移扩散；通过比较患者的基因组谱与GEO中原发性乳腺导管癌的基因组数据，将set-2图谱定义为原发性乳腺导管癌图谱。

◦ 四、基因组表达特征的识别 ◦

我们已经获得了基因组图谱set-1和set-2，但其中部分或大部分不能直接作为药物靶向。我们还需要继续识别出GES，GES中的一些基因与大部分或全部肿瘤细胞的功能有较高的联系。我们对基因网络拓扑结构的定量分析主要集中在"中介度（betweenness）"和"连接度（connectivity）"两个指标上，这两个指标由我们自己开发的Python脚本来识别，即选取较高的中介度和较低的连接度[19, 20]。

五、药物发现

在对通路进行了定量分析后，将特异性肝转移的set-1基因的GES和特异性原发乳腺肿瘤的set-2基因的GES输入GeneGo软件和药物库[21, 22]，以发现药物。最终，发现了set-1药物用于治疗肝转移，set-2药物用于治疗原发性乳腺肿瘤。

六、软件可用性

我们用BRB平台对肝脏组织进行了基因组数据挖掘，如我们之前报道中所述[15]。GES的认定是由我们自己的用于治疗识别的Python脚本处理的。GeneGo软件和药物库用于药物的发现。本项目中还使用了一些公共数据，如GEO。

第三节 结　果

◦ 一、微阵列结果 ◦

为了减少芯片类型的偏差，我们选择了Affymetrix人类基因组U133-2A作为分析芯片，因为用U133-2A微阵列（GSM362951、GSM362953、GSM362955）完成的几个正常肝脏数据库已经存储在GEO数据库中了。在执行了微阵列且获得了三个重复数据以后，转移组织患者的数据和正常肝脏的GEO数据均使用MBCB结合MAS5进行了归一化。这些步骤使用相似的阵列芯片可以大大降低来自不同芯片的偏差。最后，用微阵列显著性分析（SAM）挖掘基因。上述整体的挖掘计划如图附录3-1A所示。共找到患者的1198个基因的表达比GEO数据库中正常肝脏的基因表达高出2倍。层次聚类分析证实了该基因表达模式（图附录3-2）。

◦ 二、基因组挖掘的结果 ◦

在发现了1198个转移性肿瘤中高表达的基因后，原始基因仍有可能混夹着一些来自肿瘤组织中淋巴细胞（TIL）和巨噬细胞的高表达基因。为了研究这些基因，我们使用了特异性的T细胞和巨噬细胞数据库，这些数据库如我们之前的报告中所述都已经保存在我们的数据库中了[18]。幸运的是，在基因表达谱中没有混入与特异性杀伤肿瘤细胞有关的基因，如T细胞或巨噬细胞的TNF-α或FAS-L。为了进一步对基因组进行分类，我们将1198个基因的图谱与GEO数据库中类似类型的由原发性乳腺肿瘤扩散为肝转移瘤的数据（GSM352136、GSM3521139和GSM352146）进行了比较。253个候选基因被定义为set-1基因。鉴于该患者有乳腺导管肿瘤的转移性肿块，为了发现原发性导管乳腺癌的特异性基因，我们还将患者的基因组图谱与GEO数据库中

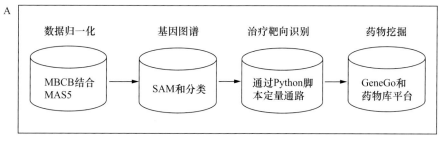

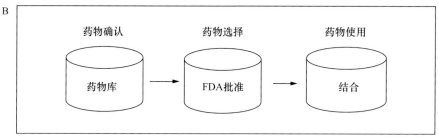

图附录3-1　个体化治疗的治疗靶向认定和药物发现策略

示意图概述了我们的基因组生物信息学方法，图附录3-1A所示为微阵列分析产生数据的过程，
图附录3-1B所示为药物发现和应用的过程

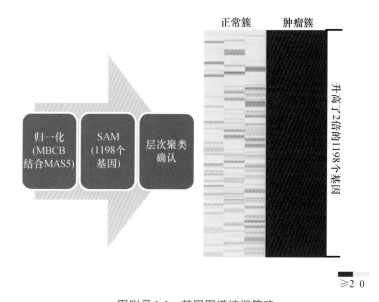

图附录3-2　基因图谱挖掘策略

将正常对照组的表达值归一化为零，与肿瘤组的1198个基因进行比较。得到的log2比值取平均值并显示在热图中。
深色条表示log2比值的增加高于2倍。浅色表示零值，即其基因表达水平与正常对照组相当

的正常导管组织（GSM134584、GSM134588、GSM134687三个正常导管组织）和乳腺导管癌组织（GSM134698、GSM134701和GSM134704三个原发性导管癌组织）的数据进行了比较。表附录3-1所示的16个基因（set-2）在乳腺导管肿瘤中的表达高于正常导管组织。

表附录3-1　乳腺肿瘤和正常乳腺导管set-2图谱的基因表达水平比较

基因名	基因表达倍数变化（转移性肝/正常肝）	GEO数据库中乳腺肿瘤的基因表达（log）			GEO数据库中正常乳腺导管的基因表达（log）		
		GSM 134698	GSM 134701	GSM 134704	GSM 134584	GSM 134588	GSM 134687
AGTPBP1	3.43	7.57	7.57	7.62	5.81	5.59	5.99
CCT6A	2.89	9.09	8.91	8.95	6.98	7.4	7.95
CENPF	12.48	8.1	8	8.17	3.89	3.72	5.8
COPB2	2.36	9.35	9.33	9.35	8.3	7.98	8.02
CUX1	3.31	7.59	7.42	7.71	5.7	5.44	6.29
DDX21	3.45	8.84	8.94	8.77	7.12	7.52	6.56
FAM60A	10.1	9.15	9.08	9.06	5.32	6.01	5.91
ISG15	12.25	10.7	10.85	10.74	7.29	7.38	6.79
MXRA5	6.41	9.21	9.28	8.96	6.16	7.21	5.99
NCBP1	4.28	6.96	6.78	6.53	5.52	5.07	5.23
OSBPL10	3.38	6.2	6.4	6.41	3.8	5.01	4.94
PLP2	6.39	8.41	8.42	8.45	5.93	5.49	5.87
RBMS1	3.59	9.49	9.65	9.64	7.35	8.35	7.53
SULF1	47.15	9.37	9.39	9.36	3.32	3.82	4.28
SYNCRIP	6.25	8.79	8.73	8.86	5.99	5.74	6.71
TAF1D	6.73	8.33	8.59	8.12	5.49	6.93	6.47

◦ 三、基因组特征的识别结果 ◦

　　在获得基因组图谱后，由于其中的大多数不能直接作为药物靶点，因此我们需要确定有效的治疗靶点。这种分析需要探索网络的特性，特别是单个网络节点的重要性。网络中有许多利用节点重要性的度量方法，如中介中心度（betweenness centrality，BC）和度中心度（也叫连接度，degree centrality/connectivity，DC）。虽然这两个高值都可以作为有效的药物靶点，但DC也可能因其系统范围的影响而具有毒性，因此我们寻找具有较高BC（＞1.0%）的有效药物的治疗靶点，以及具有较低DC（＜30）的低毒性的治疗靶点，因为其系统范围的影响较小。如表附录3-2所示，我们使用Python脚本根据定量通路拓扑进行计算分析，从set-1的253个蛋白质中确定了10个"基因表达特征"作为患者转移瘤的靶点。

表附录3-2　Set-1谱的基因表达特征结果

基因名	基因表达倍数变化（转移性肝/正常肝）	连接度	中介中心度
HSPA1A	3.41	6	0.015
HIST1H2BG	7.45	3	0.050
EIF3H	3.86	6	0.012
SET	3.50	21	0.042
ST14	4.72	5	0.158
S100A6（Calcyclin）	16.41	6	0.021
RACGAP1	5.95	17	0.052
ORC3L	4.08	12	0.095
AGTPBP1	3.46	6	0.015
CBX5	3.64	28	0.126

◦四、药 物 发 现◦

在确定了特异性肝转移的set-1和原发性乳腺肿瘤的set-2基因表达特征后，将所有靶向基因输入基因库（Gene-bank）数据库，发现了几种特异性靶向肝转移和原发性乳腺肿瘤的药物，如表附录3-3所示。阿霉素（doxorubicin）靶向DDX21，GSK923295抑制set-1基因的CENP-E。甲孕酮（MPA）抑制钙环素，戊脒（pentamidine）特异性攻击set-2基因的基质酶（matriptase）。有趣的是，还发现非肿瘤疾病药物司可巴比妥（secobarbital）和戊巴比妥（pentobarbital）可以抑制set-2蛋白RacGAP。为了使与药物发现相关的GES靶向识别可视化，原发性乳腺肿瘤表达特征的映射识别图如图附录3-3A所示，肝转移表达特征的映射识别图如图附录3-3B所示。

表附录3-3　GeneGo和Genebank平台的药物发现结果

药物靶向	药物名称	药物靶向蛋白	药物靶向功能
原发性乳腺导管肿瘤	GSK923295	CENP-E	抑制
肝转移	戊巴比妥	RacGAP1	抑制
肝转移	戊脒	ST14（基质酶matriptase）	抑制
原发性乳腺导管肿瘤	阿霉素	DDX21	抑制
肝转移	甲孕酮（MPA）	钙环素（S100A6）	抑制
肝转移	司可巴比妥	RacGAP1	抑制

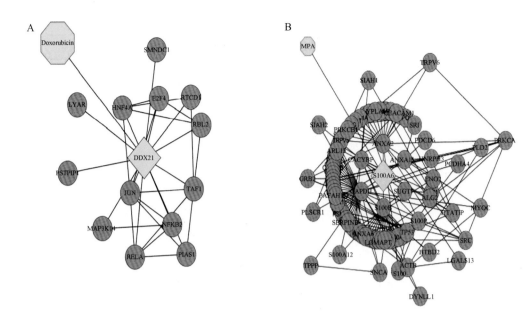

图附录 3-3　与基因组表达特征和药物靶向相关的通路和网络分析

图附录 3-3A 显示了与 DDX21 相关的阿霉素靶向的原发性乳腺导管肿瘤通路，
图附录 3-3B 显示了与 MPA 相关的肝转移 S100A6 网络

◦ 五、临床应用及结果 ◦

　　根据对 GES 的挖掘和发现的药物，最终选择治疗肿瘤患者的药物取决于 FDA 批准的药物和临床的综合考虑。由于阿霉素已获 FDA 批准用于治疗晚期乳腺肿瘤，MPA 也已获得 FDA 批准用于治疗某些女性疾病。临床资料表明，大剂量的 MPA 给药明显优于小剂量的 MPA 给药[23]。此外，阿霉素与多西紫杉醇和环磷酰胺联合用药比单纯用阿霉素治疗的疗效好[24~27]。对患者进行了 5 个疗程的阿霉素与多西紫杉醇和环磷酰胺的联合治疗，以及每日的 MPA 给药（表附录 3-4）。经过测序和联合治疗，如图附录 3-4A 和图附录 3-4B 所示，在 5 个月的个体化治疗后，且在随后的 3 个月观察期内，右肝和多处淋巴结的转移有部分或完全起效，其副作用患者也可以耐受。

表附录 3-4　药物治疗计划及应用

药物	FDA 批准情况	剂量	用法
MPA	FDA 批准	4×250mg/d，6 个月	口服
阿霉素	FDA 批准	60mg/m², 21d, 5 周期	静脉注射
多西紫杉醇	FDA 批准	75mg/m², 21d, 5 周期	静脉注射
环磷酰胺	FDA 批准	500mg/m², 21d, 2 周期	静脉注射

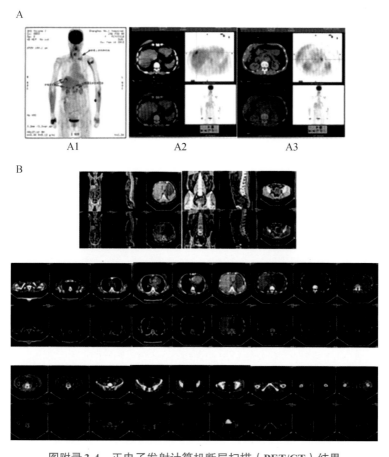

A1 A2 A3

图附录3-4　正电子发射计算机断层扫描（PET/CT）结果

图附录3-4A 显示了个体化治疗前的多个转移灶。图附录3-4A1 显示肝脏多处转移，锁骨下和腹膜后位置多处淋巴结；
图附录3-4A2 显示肝脏转移的红色肿块高代谢区；图附录3-4A3 显示腹膜后位置的红色肿块高代谢区。
图附录3-4B 显示经过 5 个月的个体化治疗后，患者反应良好

第四节 病例讨论

　　传统的临床诊断和管理方法侧重于用个体患者的症状、病史以及实验室和影像学信息来诊断和治疗疾病。人类疾病研究的最新发展为我们提供了对个体疾病更详细的了解，如 SNP 和 GWAS[28, 29]。基于这一新的扩展，靶向识别和药物发现成为了一个新兴的临床应用领域，可用于治疗耐药性肿瘤疾病、未知治疗的遗传性疾病和一些罕见疾病，被称为个体化治疗[30]。由于基因型的改变，蛋白质组学和转录组会发生变化（例如 SNP）可能最终会对新药产生重大影响[31, 32]。因为 DNA 基因组是遗传信息档案，基因表达的蛋白质和 RNA 负责细胞的工作，因此细胞的功能方面是由蛋白质和 RNA 控制的，而不是由基因的 DNA 水平控制的[33~35]。此外，大多数 FDA 批准的靶向治疗是针对蛋白质或 RNA 的，而不是 DNA 档案，因此药物干预的目的是调节异常的蛋白质活性，而不是基因缺陷。此外，由于对蛋白质的分析在很大程度上发现 SNP 档案和蛋白质组表达之间几乎没有一致性，因此临床科学家根据稳定、可行的 RNA-seq 和 mRNA 微阵列等转录组水平的数据和图谱对转录组进行间接分析，以寻找基因表达和 DNA 档案之间的一致性[36, 37]。

　　三阴乳腺癌（雌激素受体、孕激素受体和 HER2 阴性）对内分泌药物或某些分子治疗无应答，可用的治疗药物很少[38~40]。幸运的是，一些针对三阴性乳腺癌的最新治疗方法已经纳入了基因组学分析。一些科学家根据基因组数据对三阴乳腺癌进行了评估[41]。我们希望，基于基因组分析的靶向治疗和化疗优化的进展将为这一侵袭性乳腺癌亚型提供更有效的治疗并改善预后。通过传统化疗、放疗和介入疗法治疗的患者往往会复发，因此依靠基因表达特征的识别和敏感药物的发现来进行个体化治疗是很好的选择。

　　一般来说，我们需要把离肿瘤块 2cm 距离的正常组织作为阴性对照，但是对于本病例，手术获得的肿瘤样本没有足够的条件来收集阴性对照，因此我们不能同时拥有肿瘤样本和正常对照。唯一的方法是从人类正常肝脏中选择 GEO 数据作为阴性对照（GSM362951、GSM362953 和 GSM362955）。由于 Affymetrix 人类基因组 U133-2A 芯片已经采集了三个阴性对照样本的数据，所以我们也选择了 U133-2A 作为检测患者样本的芯片，以减少不同芯片数据之间的差异。

在对微阵列数据进行归一化处理后，使用微阵列显著性分析（SAM）和层次聚类法来挖掘基因表达谱。与正常肝样本相比，1198个基因的表达量增加了2倍（尽管我们有2倍的下降谱，但它们与GES的关联性并不强，因此此处我们忽略了它们）。为了确定这些图谱，我们将1198个基因与GEO基因谱（类似于乳腺导管肿瘤肝转移的三次重复数据库）进行了比较，最后挖掘出253个基因作为患者的转移基因谱，称为set-1基因。为了寻找乳腺导管肿瘤的靶向谱，将1198个基因与乳腺导管肿瘤GEO数据库进行了二次比较，发现了一组包含16个基因的集合，称为set-2基因。

我们将基因组谱定义为set-1和set-2，然而大多数基因不能直接用作药物靶向。原因是，虽然一个基因在肿瘤细胞中表达很高，但它可能不是连接肿瘤细胞所有功能的关键基因。也就是说，即使基因在动物体内被敲除或细胞内被敲减，细胞可能仍然存活，因为细胞中的细胞功能没有被完全破坏。另一方面，如果发现一个连接所有细胞功能的基因，那么动物模型中的蛋白质敲除或细胞模型中的敲减将会杀死细胞。基于这些基本的原理，我们需要通过定量网络分析或拓扑结构来识别基因组表达特征。目前已有几种定量网络可以用于拓扑结构。本文采用了一种常规的挖掘GES的拓扑"中介中心度（BC）"和"连接度或度中心度（DC）"进行分析[42]。"BC"是通过该基因的最短路径，"DC"是指连接该基因的基因数量[43~45]。通过拓扑分析，两者都具有有效的影响细胞功能。由于DC也可能由于其对整个系统的影响而具有毒性，因此我们使用较高的BC和较低DC来定义GES[46]。最后，从set-1中筛选出了253个基因中的10个（转移组织中较高的中介中心度和较低的连接度）作为转移瘤靶向基因。从set-2中选择了16个作为乳腺导管肿瘤的特异性靶向基因。

因此，从GeneGo软件和GeneBank中发现了两组治疗肝转移和乳腺导管肿瘤的药物。我们挖掘出了甲孕酮（MPA）、戊脒、戊巴比妥和司可巴比妥靶向set-1基因，并发现了阿霉素和GSK923295靶向set-2基因。由于MPA和阿霉素已被FDA批准用于不同肿瘤的临床应用，因此选择MPA和阿霉素治疗患者。另外，从临床综合考虑，阿霉素联合治疗比单纯用阿霉素治疗效果好得多，故用阿霉素联合多西紫杉醇、环磷酰胺来治疗患者。经过阿霉素（5个疗程）、多西紫杉醇（5个疗程）、环磷酰胺（2个疗程）以及MPA每日给药的5个疗程个体化治疗后，对患者的肝转移复发和多发淋巴结转移均取得了良好的疗效。

第五节 小 结

　　从肝转移组织中提取mRNA并获得微阵列数据，通过定量网络发现GES，并通过药物库挖掘与GES相关的靶向药物，筛选出几种已获FDA批准的药物进行治疗。最后，我们发现了一些对转移性肝癌和多发转移性淋巴结复发敏感的药物。

（胡洪亮　张庆华　李　申　张晓娜　韩峻松

肖华胜　闫大卫　郑　洁　李彪如）

参考文献

［1］ Besançon R, Valsesia-Wittmann S, Puisieux A, et al, Cancer stem cells: The emerging challenge of drug targeting [J]. Current Medicinal Chemistry, 2009, 16(4): 394-416.

［2］ Koehn F E. High impact technologies for natural products screening [J]. Progress in Drug Research, 2008, 65: 175-210.

［3］ Lenz H J, Colon cancer stem cells: a new target in the war against cancer [J]. Gastrointest Cancer Res, 2008, 2(4): 203-204.

［4］ Steinert R, Buschmann T, Van der Linden M, et al, The role of proteomics in the diagnosis and outcome prediction in colorectal cancer [J]. Technology in Cancer Research and Treatment, 2002, 1(4): 297-304.

［5］ Lähdesmäki H, Shmulevich L, Dunmire V, et al. In silico microdissection of microarray data from heterogeneous cell populations [J]. BMC Bioinformatics, 2005, 6: 54.

［6］ Edwards R A. Laser capture microdissection of mammalian tissue [J]. Journal of Visualized Experiments, 2007,(8): 309.

［7］ Chiu K, Lau W M, Lau H T, et al. Micro-dissection of rat brain for RNA or protein extraction from specific brain region [J]. Journal of Visualized Experiments, 2007, 7(7): 269.

［8］ Demou ZN, Time-lapse analysis and microdissection of living 3D melanoma cell cultures for genomics and proteomics [J]. Biotechnology and Bioengineering, 2008, 101(2): 307-316.

［9］ Liu G, Yuan X, Zeng Z, et al. Analysis of gene expression and chemoresistance of

CD133$^+$cancer stem cells in glioblastoma [J]. Molecular Cancer, 2006, 5(67): 1-12.

[10] Bernheim A. Cytogenetics, cytogenomics and cancer [J]. Bulletin du Cancer, 2002, 89(2): 161-165.

[11] Modesitt S C, Hsu J Y, Chowbina S R, et al. Not all fat is equal: Differential gene expression and potential therapeutic targets in subcutaneous adipose, visceral adipose, and endometrium of obese women with and without endometrial cancer [J]. International Journal of Gynecological Cancer, 2012, 22(5): 732-741.

[12] Coda A B, Icen M, Smith J R, et al. Global transcriptional analysis of psoriatic skin and blood confirms known disease-associated pathways and highlights novel genomic "hot spots" for differentially expressed genes [J]. Genomics, 2012, 100(1): 18-26.

[13] Spetsieris P G, Ma Y, Dhawan V, et al. Differential diagnosis of parkinsonian syndromes using PCA-based functional imaging features [J]. NeuroImage, 2009, 45(4): 1241-1252.

[14] Tuoya, Sugii Y, Satoh H, et al. Spherical self-organizing map as a helpful tool to identify category-specific cell surface markers [J]. Biochemical and Biophysical Research Communications, 2008, 376(2): 414-418.

[15] Li B, Ding L, Li W, et al. Characterization of the transcriptome profiles related to globin gene switching during in vitro erythroid maturation [J]. BMC Genomics, 2012, 13(1): 153.

[16] Zhao Y, Simon R. BRB-ArrayTools Data Archive for human cancer gene expression: A unique and efficient data sharing resource [J]. Cancer Informatics, 2008, 6(6): 9-15.

[17] Sharov A A, Dudekula D B, Ko M S H. A web-based tool for principal component and significance analysis of microarray data [J]. Bioinformatics, 2005, 21(10): 2548-2549.

[18] Zhang W, Ding J, Qu Y, et al. Genomic expression analysis by singlecell mRNA differential display of quiescent CD8 T cells from tumour-infiltrating lymphocytes obtained from in vivo liver tumours [J]. Immunology, 2009, 127(1): 83-90.

[19] Narayanan T, Gersten M, Subramaniam S, et al, Modularity detection in protein-protein interaction networks [J]. BMC Research Notes, 2011, 4(1): 569.

[20] Carroll C, Mcrae B H, Brookes A. Use of Linkage Mapping and Centrality Analysis Across Habitat Gradients to Conserve Connectivity of Gray Wolf Populations in Western North America [J]. Conservation Biology, 2012, 26(1): 78-87.

[21] TolvanenM, Ojala P J, Törönen P, et al, Interspliced transcription chimeras: Neglected pathological mechanism infiltrating gene accession queries? [J]. Journal of Biomedical Informatics, 2009, 42(2): 382-389.

[22] Henderson-MacLennan N K, Papp J C, Talbot C C, et al. Pathway analysis software: Annotation errors and solutions [J]. Molecular Genetics and Metabolism, 2010, 101(2~3): 134-140.

[23] Abrams J S, Parnes H, Aisner J. Current status of high-dose progestins in breast cancer [J]. Seminars in Oncology, 1990, 17(9): 68-72.

[24] Loibl S, Kaufmann M, Maataoui V, et al. Darbepoetin alfa as primary prophylaxis of anemia in patients with breast cancer treated preoperatively with docetaxel/doxorubicin/cyclophosphamide [J]. Supportive Cancer Ther, 2006, 3(2): 103-109.

[25] Sato Y, Takayama T, Sagawa T, et al. An advanced metastatic breast cancer patient successfully treated with combination therapy including docetaxel, doxorubicin and cyclophosphamide (TAC) as salvage therapy [J]. Gan to kagakuryoho Cancer &

chemotherapy, 2008, 35(3): 471-473.

［26］ Piccart-Gebhart M J, Burzykowski T, Buyse M, et al. Taxanes alone or in combination with anthracyclines as first-line therapy of patients with metastatic breast cancer [J]. Journal of Clinical Oncology, 2008, 26(12): 1980-1986.

［27］ Puhalla S, Mrozek E, Young D, et al, Randomized phase II adjuvant trial of dose-dense docetaxel before or after doxorubicin plus cyclophosphamide in axillary node-positive breast cancer [J]. Journal of Clinical Oncology, 2008, 26(10): 1691-1697.

［28］ Manolio T A, Genomewide association studies and assessment of the risk of disease [J]. New England Journal of Medicine, 2010, 363(2): 166-176.

［29］ Pearson T A, Manolio T A. How to interpret a genome-wide association study [J]. JAMA-Journal of the American Medical Association, 2008, 299(11): 1335-1344.

［30］ Shastry B S. Pharmacogenetics and the concept of individualized medicine [J]. Pharma-cogenomics Journal, 2006, 6(1): 16-21.

［31］ Mansour J C, Schwarz R E. Molecular Mechanisms for Individualized Cancer Care [J]. Journal of the American College of Surgeons, 2008, 207(2): 250-258.

［32］ Veer L J V, Bernards R. Enabling personalized cancer medicine through analysis of gene-expression patterns [J]. Nature, 2008, 452(7187): 564-570.

［33］ Saglio G, Morotti A, Mattioli G, et al. Rational approaches to the design of therapeutics targeting molecular markers: The case of chronic myelogenous leukemia [J]. Annals of the New York Academy of Sciences, 2004, 1028: 423-431.

［34］ Oldenburg J, Watzka M, Rost S, et al. VKORC1: Molecular target of coumarins [J]. Journal of Thrombosis and Haemostasis, 2010, 5(1): 1-6.

［35］ Anderson N L, Anderson N G. Proteome and proteomics: New technologies, new concepts, and new words [J]. Electrophoresis, 1998, 19(11): 1853-1861.

［36］ Subramanian A, Tamayo P, Mootha V K, et al. Gene set enrichment analysis: A knowle-dge-based approach for interpreting genome-wide expression profiles [J]. PNAS, 2005, 102(43), 15545-15550.

［37］ Wang Z, Gerstein M, Snyder M. RNA-Seq: A revolutionary tool for transcriptomics [J]. Nature Reviews Genetics, 2009, 10(1): 57-63.

［38］ Hudis C A, Gianni L. Triple-negative breast cancer: an unmet medical need [J]. The oncologist, 2011, 16: 1-11.

［39］ Cheang M C U, Voduc D, Bajdik C, et al, Basal-like breast cancer defined by five biomarkers has superior prognostic value than triple-negative phenotype [J]. Clinical Cancer Research, 2008, 14(5): 1368-1376.

［40］ Jiralerspong S, Angulo A M G, Hung M. Expanding the arsenal: Metformin for the treatment of triple-negative breast cancer? [J]. Cell Cycle, 2009, 8(17): 2681.

［41］ Schulz D M, Böllner C, Thomas G, et al. Identification of differentially expressed proteins in triple-negative breast carcinomas using DIGE and mass spectrometry [J]. Journal of Proteome Research, 2009, 8(7): 3430-3438.

［42］ Letwin N E, Kafkafi N, Benjamini Y, et al. Combined application of behavior genetics and microarray analysis to identify regional expression themes and gene-behavior associations [J]. Journal of Neuroscience, 2006, 26(20): 5277-5287.

［43］ Zielinski R, Przytycki P F, Zheng J, et al. The crosstalk between EGF, IGF, and Insulin cell signaling pathways -Computational and experimental analysis [J]. BMC Systems

Biology, 2009, 3(1752): 88.

［44］ Zheng J, Zhang D, Przytycki P F, et al. SimBoolNet-a Cytoscape plugin for dynamic simulation of signaling networks [J]. Bioinformatics (Oxford, England), 2010, 26(1): 141-142.

［45］ Carlson S M, White F M. Using small molecules and chemical genetics to interrogate signaling networks [J]. ACS Chemical Biology, 2011, 6(1): 75-85.

［46］ Quayle A P, Siddiqui A S, Jones S J M, Perturbation of interaction networks for application to cancer therapy [J]. Cancer Informatics, 2007, 5: 45-65.

感谢人名录
（感谢人单位与名称以论文发表的时间为准）

B

B J. Bayer，凯斯西储大学生物化学系，美国俄亥俄州克利夫兰44106

Su-Cai Bi，拉什癌症研究所，拉什长老会圣卢克医疗中心，1725 W。美国伊利诺伊州芝加哥市哈里森街809室60612

C

程树群，上海东方肝胆外科医院，中国上海200438

陈婷婷，上海第二医科大学微生物学教研室，上海200025

陈诗书，上海第二医科大学生物化学教研室，上海200025

陈金斗，松江人民医院，中国上海

Harpreet Copra，拉什癌症研究所，拉什长老会圣卢克医疗中心，1725 W。美国伊利诺伊州芝加哥市哈里森街809室60612

Ying-Chi Chu，凯斯西储大学生物化学系，美国俄亥俄州克利夫兰44106

D

Emanuel Devemy，拉什癌症研究所，拉什长老会圣卢克医疗中心，1725 W。美国伊利诺伊州芝加哥市哈里森街809室60612

David Deng，广东国盛医疗科技有限公司，中国广东

L. Ding，美国得克萨斯州达拉斯市得克萨斯大学西南医学中心放射肿瘤学系和西蒙斯综合癌症中心

丁健青，上海第二医科大学微生物学教研室，上海200025

G

Xue-Zhi Gao，拉什癌症研究所，拉什长老会圣卢克医疗中心，1725 W。美国伊利诺伊州芝加哥市哈里森街809室60612

高清静，上海第二医科大学微生物学教研室，上海200025

顾琴龙，上海瑞金医院外科，上海200025

H

韩峻松，上海生物技术有限公司，上海市利冰路151号，201203

Kun Huang，凯斯西储大学生物化学系，美国俄亥俄州克利夫兰44106

Qing-Xin Hua，凯斯西储大学生物化学系，美国俄亥俄州克利夫兰44106

华祖德，上海瑞金医院妇产科，上海200025

Erzsebet Horvath，拉什癌症研究所，拉什长老会圣卢克医疗中心，1725 W。美国伊利诺伊州芝加哥市哈里森街809室60612

胡洪亮，上海交通大学医学院附属仁济医院，上海200025

L

Alan Larson，拉什癌症研究所，拉什长老会圣卢克医疗中心，1725 W。美国伊利诺伊州芝加哥市哈里森街809室60612

李申，美国匹兹堡大学医学院外科，宾夕法尼亚州匹兹堡15224

林言箴，上海瑞金医院外科，上海200025

Ge Liu，USDA，ARS，ANRI，牛功能基因组学实验室，贝尔茨维尔农业研究中心（BARC）-东部，贝尔茨维尔，马里兰州，美国

Shun-He Liu，凯斯西储大学生物化学系，美国俄亥俄州克利夫兰44106。

陆德源，上海第二医科大学微生物教研室，上海200025

M

L. H. Makala，奥古斯塔大学癌症中心儿科，美国佐治亚州奥古斯塔30912

P.M. Martin，奥古斯塔大学肿瘤中心分子与细胞生物系，美国佐治亚州奥古斯塔30912

街809室60612

尹浩然，上海瑞金医院外科，上海200025

Mei Yin，克利夫兰诊所，美国俄亥俄州克利夫兰44106-4935

余贺，上海第二医科大学微生物学教研室，上海200025

Z

张腾飞，上海第二医科大学生物化学教研室，中国上海200025

张庆华，上海生物技术有限公司，上海市利冰路151号，201203

张晓娜，上海生物技术有限公司，上海市利冰路151号，201203

张希衡，上海第二医科大学微生物学教研室，上海200025

Jie Zheng，南洋理工大学计算机工程学院，新加坡639798

朱佑明，上海第二医科大学微生物学教研室，上海200025

朱上林，上海瑞金医院外科，上海200025

朱正纲，上海瑞金医院外科，上海200025

周霞秋，上海瑞金医院感染科，上海200025

索　引

索
引

索引

304

索引

肿瘤精准医学：基因组临床分析与诊断

索引

索
引